Mosaik
bei GOLDMANN

Buch

Dieses Gesundheitsbuch speziell für Frauen beschäftigt sich mit allen Aspekten weiblicher Gesundheit und weiblichen Wohlbefindens. Es bietet Tipps für die richtige Ernährung und wertvolle Informationen aus Schulmedizin und Naturheilkunde zu Menstruation und Pubertät, Verhütung und Fruchtbarkeit, Schwangerschaft und Geburt, Wechseljahre und Frauenkrankheiten. Auf der Grundlage dieses ausführlichen und kompetenten Ratgebers können Frauen ihre Gesundheit selbst in die Hand nehmen und entscheiden, was am besten für sie ist.

Autorin

Deborah Cooper lebt und arbeitet in Sydney. Sie beschäftigt sich seit vielen Jahren mit den Themen Frauengesundheit, Schwangerschaft und Säuglingspflege.

DEBORAH COOPER

Frauen-gesundheit

So nehmen Sie Ihr
Wohlbefinden selbst in die Hand
Wichtige Informationen
zu frauenspezifischen Fragen

Aus dem Englischen
von Renate Weinberger

Mosaik
bei GOLDMANN

Die hier vorgestellten Informationen sind nach bestem Wissen und Gewissen geprüft, dennoch übernehmen Autorin und Verlag keinerlei Haftung für Schäden irgendeiner Art, die sich direkt oder indirekt aus dem Gebrauch der hier vorgestellten Anwendungen ergeben. Bitte beachten Sie in jedem Fall die Grenzen der Selbstbehandlung und nehmen Sie bei Krankheitssymptomen professionelle Diagnose und Therapie durch ärztliche oder naturheilkundliche Hilfe in Anspruch.

Umwelthinweis:
Alle bedruckten Materialien dieses Taschenbuches
sind chlorfrei und umweltschonend.

Deutsche Erstausgabe April 2001

Originaltitel: Women's Health in Women's Hands
Originalverlag: Random House, Australien
Illustrationen: Amanda Upton
Umschlaggestaltung: Design Team München
unter Verwendung folgender Fotos:
Umschlag: Mauritius/Power Stock
Umschlaginnenseiten: Bavaria/VCL
Redaktion: Renate Weinberger
Satz: Max Vornehm GmbH, München
Druck: Elsnerdruck, Berlin
Verlagsnummer: 16306
kö · Herstellung: Max Widmaier
Made in Germany
ISBN 3-442-16306-4
www.goldmann-verlag.de

1 3 5 7 9 10 8 6 4 2

Inhalt

Ein positiver Übergang

Heilkunde für Frauen

Einleitung

Dieses Buch ist ein praktischer und motivierender Leitfaden für alle Frauen, die mehr für ihre Gesundheit tun wollen. Hier erlangen Frauen Wissen über ihren Körper, das sonst oft nur schwierig zu bekommen ist. Und sie erfahren, wie man die Ernährung als Medizin einsetzen kann. Sie lernen sehr wirksame Behandlungen von Gesundheitsstörungen, unter denen zahlreiche Frauen leiden, kennen. Viele davon können Sie selbst durchführen.

Ich habe eine ganze Reihe Möglichkeiten für die Erhaltung und Verbesserung Ihrer Gesundheit aufgezeigt und dabei die unterschiedlichen medizinischen Richtungen zusammengeführt. Ich möchte eine Brücke schlagen zwischen traditioneller Medizin und Schulmedizin und eine ausgewogene Übersicht geben. Die traditionellen Heilweisen sind jene, die seit Jahrhunderten von Generation zu Generation weitergegeben wurden, während die Schulmedizin das allgemein anerkannte westliche medizinische System ist.

Ich habe eine Reihe von Jahren in Kliniken für Frauen gearbeitet, die nach beiden Methoden vorgehen. Dies hat mir die Gelegenheit geboten, ein tiefes Verständnis für die moderne Medizin in Bezug auf Frauen zu entwickeln und so meine Rolle als traditionelle Therapeutin zu ergänzen.

In diesem Buch gebe ich aktuelle Informationen für Frauen, die auch traditionelle Heilweisen einbeziehen, außerdem Ratschläge zur Ernährung und praktische Selbsthilfe-Tipps für viele Gesundheitsprobleme. Ich habe auch Grundwissen zur weiblichen Anatomie und Physiologie eingefügt, damit Frauen verstehen, wie ihr Körper funktioniert. Ich hoffe, dieses Buch wird Ihnen helfen, Selbstvertrauen zu entwickeln, um sich auf Diskussionen mit Ihrem Arzt oder Heilpraktiker einzulassen. Ferner soll es Ihnen ermöglichen, fundierte Entscheidungen zu Ihrer Gesundheit zu treffen und sich mit Ihrer Wahl wohl zu fühlen. Ein großer Teil des Wissens um traditionelle Heilmethoden stammt von den vielen Frauen, die meinen Lebensweg und meine Arbeit wesentlich beeinflusst haben. Dieses nützliche Wissen möchte ich weitergeben.

Aus Diskussionen und Gesprächen mit Tausenden von Frauen kenne ich die Themen, die sie bewegen. Meine eigenen Erfahrungen haben mich viel über das Leben als Frau gelehrt und ohne Zweifel meinen Entschluss, anderen zu helfen, gefestigt.

Auf Vortragsreisen durch die ländlichen Gegenden Australiens habe ich mit Frauen gesprochen, die in einsamen Gegenden leben und sehr interessiert waren an der praktischen Selbsthilfe und den Vorbeugungsmaßnahmen, die von der traditionellen Medizin angeboten werden. Viele dieser Frauen schreiben mir noch oder rufen mich an, um sich Rat zu holen.

Als ich meine Arbeit als Heilpraktikerin in einem Landstädtchen in New South Wales, Australien, begann, waren 90 Prozent der Menschen, die zu mir kamen, Frauen. Sie suchten Rat für spezielle Frauenprobleme und legten besonderen Wert auf Selbsthilfe und Vorbeugung. Viele interessierten sich sehr für wirksame Alternativen zu Medikamenten und operativen Eingriffen. Und es war ihnen lieber, wenn der Rat von einer Frau kam.

Während es eine Reihe von guten Allgemeinmedizinern gibt, ist es oft schwierig, einen Arzt zu finden, der den weiblichen Problemen und deren Lösung Verständnis entgegenbringt. Langsam verändern die Frauen ein System, das von männlichen Ärzten beherrscht wurde, die kein leidenschaftliches oder auch nur tieferes Interesse an der Gesundheit von Frauen hatten. Diese männliche Vorherrschaft wurde gestützt durch das Erziehungssystem und die weit verbreitete Einstellung, die begabte Jungen dazu ermutigte, Arzt oder Anwalt zu werden, während Mädchen ihre Erfüllung als Lehrerin, Krankenschwester oder Hausfrau suchen sollten. Zum Glück bewegen wir uns heute auf ausgewogenere Verhältnisse zu, in denen Frauen die Kontrolle über ihre eigene Gesundheitsfürsorge übernehmen.

Es wird höchste Zeit, dass Frauen ihre Gesundheit in die eigene Hand nehmen!

Helfen Sie sich selbst!

Es gibt zahlreiche Behandlungsmöglichkeiten, um die Gesundheit von Frauen wiederherzustellen und zu erhalten. Harmonie und Ausgeglichenheit im Körper lässt sich durch die traditionelle Medizin erreichen. Zu lange hat man uns glauben gemacht, dass die westliche Schulmedizin das einzige wirksame System für uns Frauen ist. Doch es stellt nur eine medizinische Schule unter vielen dar. Frauen können wählen zwischen Akupunktur, Kräutermedizin, Homöopathie, Massagetherapie und anderen Körpertechniken, Ayurveda (einem alten Heilverfahren aus Indien), Aromatherapie, Ernährungstherapie, Bach-Blüten-Therapie, Farbtherapie, Kristalltherapie, Naturheilkunde, psychischer Entspannung und Reflexzonenarbeit. All diese Verfahren der Naturmedizin haben sich bei Frauen für viele Leiden als wirksam erwiesen.

Es ist möglich, verschiedene Heilverfahren zu kombinieren. Zum Beispiel können Frauen nach einer notwendigen Operation Hilfe von ihrem Naturheilkundigen bekommen, der ihnen ein Therapieprogramm zusammenstellt, das den Heilungsprozess beschleunigt und die Genesung fördert.

Ein grundlegender Unterschied zwischen den meisten traditionellen Heilverfahren und der Schulmedizin liegt darin, dass der traditionelle Heilkundige die Lebensenergie eines Menschen durch natürliche Methoden wiederherstellt, die dem Körper helfen, die Krankheit zu besiegen. Ihre allgemeine Philosophie lautet, den ganzen Menschen zu behandeln und die natürlichen Heilkräfte des Körpers zu unterstützen – anstatt gegen sie zu arbeiten.

Die Schulmedizin behandelt die Symptome einer Krankheit und hofft, dass die Lebenskraft zurückkehrt. Nicht selten bleiben dabei die Patienten im Krankheitszustand, weil die zugrunde liegenden Ursachen nicht in Angriff genommen werden.

Die Schulmedizin erzielt ihre besten Ergebnisse bei der Behandlung von akuten lebensbedrohenden Krankheiten, bakteriellen Infektionen oder schweren Verletzungen. Ohne Zweifel sind in manchen Fällen medikamentöse Behandlungen oder chirurgische Eingriffe notwendig, ja sogar lebensrettend. Frauen sollten jedoch über die Vorgehensweise und die eventuellen negativen Nebenwirkungen, die zum Beispiel eine Langzeitbehandlung mit Medikamenten haben kann, informiert sein.

Ihr Körper sagt Ihnen normalerweise, wenn etwas nicht stimmt. Wenn Sie darauf achten und rasch handeln, können Sie mit geringfügigen Eingriffen gesunden. Falls Ihr Körper zusätzliche Hilfe braucht, um das Gleichgewicht wiederzuerlangen, und irgendein Medikament benötigt wird, sollten Sie einen anerkannten Naturheilkundigen konsultieren, der die nötige Erfahrung besitzt, um die Ursache der Störung zu diagnostizieren und eine wirksame Behandlung vorzuschlagen.

Frauen als Heilkundige

Frauen mussten hart kämpfen, um im Gesundheitswesen etwas für sich zu erreichen, und man muss anerkennen, dass die Frauenbewegung die Grundlage für viele positive Gesundheitsreformen geschaffen hat. In der Politik und bei der Bereitstellung von Diensten konnten Frauen einige wichtige Neuerungen in die Wege leiten wie Erziehungsreformen, Krebsvorsorge, die Einrichtung von medizinischen Zentren für Frauen und von

Zentren für Vergewaltigungsopfer. Doch noch liegt ein weiter Weg vor uns.
Noch immer ist die Mehrheit aller Ärzte, Frauenärzte und Geburtshelfer männlich. Es erstaunt nicht, dass viele Frauen sich bei Routineuntersuchungen verlegen, verletzlich und erniedrigt fühlen, wenn damit eine Behandlung und ein Eindringen in die intimsten Teile ihres Körpers verbunden ist. Die meisten Routineuntersuchungen sind unangenehm, eingreifend und oft überflüssig. Weil der Sexismus innerhalb der Schulmedizin Frauen jedoch das Wissen über ihren Körper verweigerte, fühlen sie sich oft nicht in der Lage, die Notwendigkeit solcher Untersuchungen in Zweifel zu ziehen.
Viele Städte und besonders Kleinstädte haben keine Gesundheitszentren für Frauen. Durch diesen Mangel und vorausgegangene schlechte Erfahrungen besteht die Gefahr, dass eine große Anzahl von Frauen sich nicht den regelmäßigen gynäkologischen Vorsorgeuntersuchungen unterzieht.
Es sollte nicht verwundern, dass Frauen lieber mit Frauen über intime Aspekte ihrer Gesundheit sprechen. Sie fühlen sich in der Gesellschaft einer anderen Frau sicherer und besser aufgehoben, vor allem wenn sie Gewalt in der Ehe, eine Vergewaltigung oder sexuellen Missbrauch erlebt haben.

Naturheilkundige heute

Der Begriff Naturheilkundige bezieht sich auf jene Heilpraktiker, die natürliche Methoden ohne Drogen anwenden. Viele Frauen profitieren heute von ihrem Rat. Es ist ein Oberbegriff, der viele traditionelle und moderne Heilverfahren einschließt. Wenn man einen Therapeuten wählt, ist es wichtig, nachzufragen, ob er Mitglied eines Fachverbandes ist. Die Fachverbände der unterschiedlichen Therapierichtungen haben Listen ihrer Mitglieder, die alle erfahrene und gut ausgebildete Experten ihres Fachs sind.

Es verstößt gegen das Gesetz, wenn ein Naturheilkundiger sich Arzt nennt, doch darf ein Arzt sich als Naturheilmediziner bezeichnen. Seien Sie kritisch. Nicht alle diese Ärzte haben sich die Zeit für die nötigen Zusatzstudiengänge genommen, um Menschen zum Beispiel in Ernährungstherapie oder Kräutermedizin beraten zu können. Fragen Sie nach, wo und wie lang der von Ihnen konsultierte Arzt ausgebildet wurde und welchem Fachverband er angehört. (Dies trifft natürlich auch auf Ärztinnen zu.)

Zu den inzwischen bekannten naturkundlichen Heilverfahren zählen Ernährungstherapie, Massagetherapie, Kräutermedizin und Homöopathie. Die meisten dieser Therapien verstehen sich von selbst, doch einiges möchte ich kurz erklären:

Homöopathie ist eine nicht toxische Form von Medizin, die auf der Grundlage arbeitet »Gleiches mit Gleichem zu heilen«. So würden Homöopathen zum Beispiel Zwiebeln gegen Heuschnupfen-Symptome wie tränende Augen und eine laufende Nase einsetzen. Das heißt, Dinge, die in ihrer natürlichen Form ähnliche Symptome hervorrufen, werden in einer medizinischen Form als Heilmittel für diese Symptome gegeben. Dies sind sichere Heilmittel und können auch zur Selbsthilfe verwendet werden, doch die besten Ergebnisse werden erzielt, wenn Sie einen Homöopathen befragen.

In der Ernährungstherapie werden Lebensmittel und Nährstoffe gezielt zur Heilung eingesetzt. Ernährungswissenschaftler und Naturheilkundige sind auf diesem Gebiet ausgebildet. Ärzte studieren die Ernährung nur kurz im Rahmen ihrer medizinischen Ausbildung und haben oft ein sehr begrenztes Wissen über die Ernährungstherapie. Seien Sie vorsichtig, wenn es um Selbstmedikation mit frei verkäuflichen Medikamenten geht. Wenn Sie Vitamin- und Mineralstoff-Präparate kaufen, sollten Sie die vom Hersteller angegebene Dosierung nicht überschreiten. Sie wird zu ihrer Sicherheit angegeben. Viele Mineralstoffe und fettlösliche Vitamine werden im Körper gespeichert und können sich zu einer giftigen Menge ansammeln, wenn Sie die

Dosierung nicht genau beachten. Nährstoffe wirken im Körper zusammen, und wenn ein Nährstoff in extremen Mengen eingenommen wird, kann dies zum Mangel an einem anderen Nährstoff führen. So kann zum Beispiel ein hoher Zinkspiegel bei Frauen den Eisenspiegel senken. Manche Nährstoffe werden besser aufgenommen, wenn sie in kleinen Mengen verabreicht werden. Mehr ist nicht immer besser! Holen Sie professionellen Rat ein, bevor Sie Nahrungsergänzungsstoffe (auch Nährstoff-Supplemente genannt) einnehmen.

Mit Ausnahme von Kräutertees empfehle ich keine Selbstmedikation mit Kräutern. Schließlich handelt es sich dabei um Arzneimittel, und einige Pflanzen können giftig sein. Sie sollten nur von qualifizierten und anerkannten Kräuterheilkundlern verschrieben werden, die Erfahrung im genauen und sicheren Umgang mit traditionellen Heilmitteln haben.

In diesem Buch habe ich einige Kräuter aufgelistet, um wirksam Gesundheitsstörungen bei Frauen zu behandeln. Ich habe dies getan, um die Rolle der traditionellen Kräutermedizin in ihrem Bezug zur weiblichen Gesundheit zu zeigen. Sie werden die meisten dieser Heilmittel nicht kaufen können, doch Sie können einen Naturheilkundigen mit Kräuterkenntnissen konsultieren, der sie Ihnen in einer Kombination zubereitet, die ihren persönlichen Bedürfnissen entspricht.

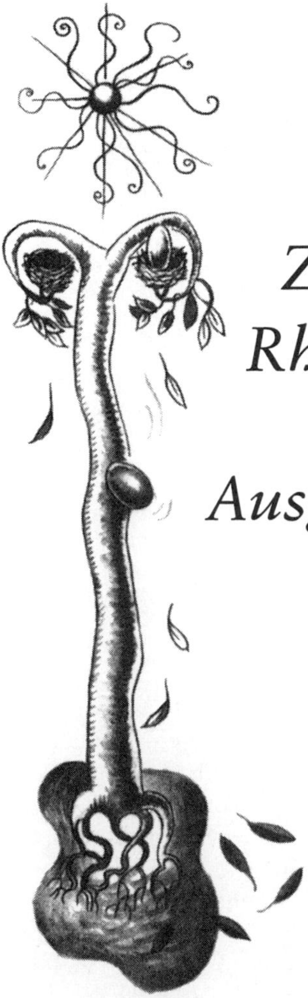

Zyklen, Rhythmen und Ausgewogenheit

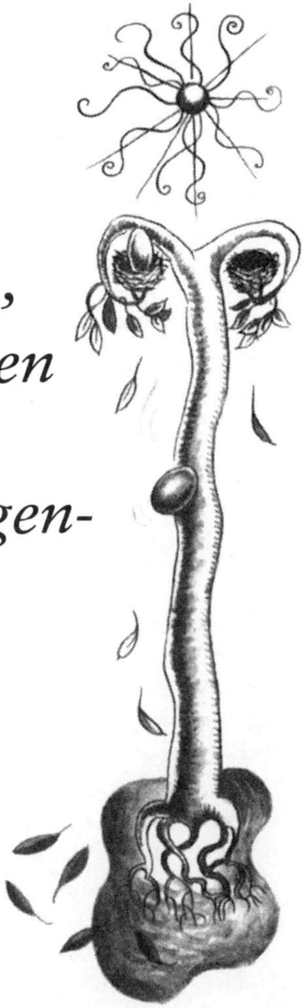

Ein gesunder Menstruationszyklus

Ein Bewusstsein für Ihren monatlichen Zyklus zu entwickeln ist ein wesentlicher Schritt auf dem Weg zur Aufrechterhaltung von Harmonie und Ausgewogenheit in Ihrem Körper.

In der Vergangenheit war die Menstruation von vielen Vorurteilen umgeben, und ein Großteil der Literatur über die weibliche Gesundheit schildert sie immer noch als Nachteil im Leben der Frauen. Man macht uns glauben, dass Schmerzen während der Periode normal sind, ebenso Blutklümpchen, Scheidentrockenheit und die Spannung vor der Periode. All das gilt als Los der Frau! Natürlich leiden einige Frauen unter diesen Symptomen, doch es ist ein Jammer, dass sie nicht wissen, wie leicht diese Störungen ohne schädliche Chemikalien oder einen chirurgischen Eingriff zu beheben sind.

In diesem Teil will ich Ihnen berichten, was ich über die Gesundheit von Frauen erfahren habe. Ich werde erläutern, wie traditionelle Heilweisen und die Ernährung helfen, um Menstruationsstörungen auszugleichen. Sie lernen auch zu verstehen, warum wir uns auch mit allen negativen Einstellungen, die wir zu unserem Frausein haben, befassen müssen, wenn wir Unregelmäßigkeiten der Regelblutung in Ordnung bringen beziehungsweise verhindern wollen. Wir müssen anfangen, eine positive Haltung zu unserer Menstruation zu entwickeln. Denken Sie immer daran, eine negative Einstellung zu uns selbst beeinträchtigt nicht nur unsere psychische, sondern auch unsere physische Gesundheit.

Doch wie können wir positive Gefühle zu unserer Sexualität und unserer Fortpflanzungsfähigkeit entwickeln, wenn man so vielen von uns eingeredet hat, dass die Menstruation etwas Unsauberes ist? In einigen Kulturen wird den Frauen während der Menstruation der Zugang zu Kultplätzen untersagt, und sie dürfen kein Mahl für andere zubereiten.

Junge Mädchen sollten sich während der Menstruation nicht gestraft fühlen, weil man ihnen abrät, an Schwimmen oder sonstigem Sport teilzunehmen. Viele Frauen haben immer noch das Bedürfnis, ihre Binden oder Tampons zu verstecken oder sie dort wegzuwerfen, wo es keiner sieht. Man kann nur hoffen, dass die Erziehung mit negativen Einstellungen und Mythen über die Menstruation aufräumen kann, und die Frauen sollten bei diesem Wandel Vorreiterinnen sein.

Natürlich ist es verständlich, dass Frauen sich ärgern, wenn die Menstruation mit einer Reise zusammentrifft, oder andere über ihren Beginn enttäuscht sind, wenn sie sich eine Schwangerschaft wünschen, doch Frauen sollten sich wegen dieser ganz natürlichen weiblichen Funktion nie verlegen oder unbehaglich fühlen. In vielen Kulturen feiert man anlässlich des Einsetzens der ersten Menstruation ein Fest. Die Menstruation ist ein Symbol der Fruchtbarkeit und ein Kennzeichen der Weiblichkeit und – ein sehr persönlicher Aspekt des Frauseins. Wenn wir eine positive Einstellung zur Menstruation gewinnen, werden wir herausfinden, dass es viele Frauen gibt, die ihre Periode genießen und sich wirklich darauf freuen. Sie erklären, dass sie die Art mögen, wie ihre Brüste fester werden, sie fühlen sich kreativer oder haben besseren Zugang zu ihrem Inneren.

Wenn wir den Rhythmus unseres Zyklus akzeptieren und mit ihm schwingen, erlauben wir uns, das herrliche Gefühl von Befreiung zu erfahren, das wir in vielen Bereichen erleben. Eine sehr befriedigende Erfahrung.

Gleichgewicht schaffen

Wenn der Menstruationszyklus regelmäßig und ohne Unbehagen verläuft, ist dies ein Zeichen für einen gesunden Körper, der sich im Einklang mit der Natur befindet. Denn wie alles in der Natur soll auch die Periode ausgewogen sein.

Unregelmäßigkeiten im weiblichen Zyklus werden meist auf irgendeine Unausgeglichenheit zurückgeführt, sei es in der Ernährung, im seelischen oder im körperlichen Bereich. Wenn Sie versuchen, Ihren Zyklus zu regulieren oder zu verbessern, kann es sein, dass Sie entdecken, dass andere Bereiche Ihrer Persönlichkeit erst harmonisiert werden müssen. Wenn Sie zum Beispiel ein arbeitsreiches, gestresstes Leben führen, müssen Sie das durch irgendeine Form der Entspannung ausgleichen. Ansonsten kann ihre Periode durch das ständige hohe Stressniveau unregelmäßig werden.

Ihr Fortpflanzungssystem steht in engem Wechselspiel mit vielen anderen Körpersystemen, die alle auf Ihre seelische Verfassung reagieren. Befassen Sie sich nicht nur mit Ihrem Körper, sondern werfen Sie einen Blick auf Ihre ganze Person. Die Naturheilkunde betrachtet die Verbindung von Geist und Körper als ausgesprochen wichtig, dies bezeichnet man als ganzheitliche Gesundheit. Wenn Sie mit Ihrem Körper auf ganzheitliche Weise umgehen, ist dies die wirksamste Art zu entdecken, was wirklich das Gleichgewicht Ihres Körpers stört.

Bevor Sie das empfindliche Gleichgewicht Ihres Körpers wieder herstellen können, müssen Sie sich Ihrer selbst bewusst werden, seelisch und körperlich. Ihre Gefühlslage beeinflusst den Zustand Ihres Körpers, und ebenso beeinflussen Veränderungen in Ihrem Körper Ihre Seelenlage. Nehmen Sie sich die Zeit, sich auf Ihre Seelen- und Körperstrukturen einzustellen und sie zu beobachten. Entwickeln Sie größeres Verständnis für Ihren Körper und die ihm innewohnenden Zyklen und Rhythmen. Es kann hilfreich sein, ein Tagebuch zu führen, in dem Sie Ihren Menstruationszyklus und Ihre Stimmungen aufzeichnen.

Versuchen Sie, sich nicht nur mit den negativen Aspekten der Menstruation zu befassen, auch wenn sie manchmal wirklich die Oberhand gewinnen. Befassen Sie sich gleichwertig mit den positiven und negativen Veränderungen während des Zyklus. Nach einigen Monaten werden Sie sich und Ihren Zyklus besser kennen. Sie werden die Zeiten herausfinden, in denen Sie Stärke und Selbstvertrauen besitzen, und jene, in denen sie sich empfindsamer und verletzlicher fühlen. Dieses Wissen wird Ihnen helfen, von Ihren positiven und kreativen Kräften Gebrauch zu machen, und zeigen, wann Sie Auseinandersetzungen und Stresssituationen vermeiden sollten.

Rhythmen der Menstruation

Der Vorgang der Menstruation unterliegt vielen seelischen und körperlichen Einflüssen. Obwohl er sich ständig in Veränderung befindet, unterliegt er einem gewissen Grundrhythmus. Der natürliche Zyklus einer Frau entspricht oft den Mondphasen und dauert im Durchschnitt 28 Tage. In der Natur werden die Fluten bei zunehmendem Mond höher und die Pflanzensäfte steigen in die Blätter und Blüten, daher ist diese Zeit ideal für die Ernte. Viele Frauen stehen ebenfalls unter dem Einfluss der Mondphasen, und wie die Gezeiten und die Pflanzen reagieren auch ihre Körpersäfte und -sekrete stark auf den Mondwechsel.

Doch nicht jede Frau hat einen regelmäßigen 28-Tage-Zyklus. Viele Frauen haben einen kürzeren Zyklus von 21 Tagen, andere bluten nur alle 32 Tage. Wenn ein langer oder kurzer Zyklus regelmäßig auftritt, wird er als normale Struktur betrachtet. Für verschiedene Frauen können völlig unterschiedliche Dinge normal sein.

Das empfindliche Gleichgewicht der Menstruation wird stark durch hormonelle Schwankungen beeinflusst, doch unser Körper kann auch auf viele andere Einflüsse empfindlich reagieren.

So ist es zum Beispiel nicht ungewöhnlich, dass sich die Zyklen von Frauen, die zusammen arbeiten oder leben, aneinander anpassen und sie zur gleichen Zeit menstruieren. Flugreisen können Ihren Zyklus ebenso verändern wie übermäßiges Körpertraining, Ernährungsumstellungen oder seelischer Stress. Die Einnahme der Antibabypille oder eine Hormontherapie beeinträchtigen Ihren natürlichen Rhythmus, denn diese Therapien übernehmen die Funktion Ihrer eigenen Hormonproduktion. Der Körper entdeckt diese Chemikalien in der Blutbahn und nimmt dann an, er habe die Hormone selbst produziert. Wenn dies geschieht, erhalten die Eierstöcke keine Anregung und hören auf zu arbeiten. Sie funktionieren erst wieder normal, wenn die synthetischen Hormone vollständig aus Ihrem Körper verschwunden sind. Synthetische Hormone können Ihren Körper unter Umständen dauerhaft beeinträchtigen. Daher sollten Sie sorgfältig überlegen, ob Sie wirklich synthetische Hormone brauchen und welche Nebenwirkungen sie haben können.

Einige Frauen brauchen gelegentlich synthetische Hormone und vertragen sie auch. Dies hängt natürlich von der Art des verabreichten Hormons ab, von der Darreichungsform (Spritze, Tablette, Pflaster oder Implantat), der Dosierung und der individuellen Fähigkeit, es zu verarbeiten. Normalerweise dauert es drei bis sechs Wochen, bis der Körper sich nach der Gabe von synthetischen Hormonen wieder selbst einstellt.

Eine der Hauptursachen für Unregelmäßigkeiten im Zyklus ist positiver oder negativer Stress, durch den die Periode oft später einsetzt. Bei extremem Stress kann die Periode sogar ganz ausbleiben, doch wenn der Stress abgebaut ist, normalisiert sich der Zyklus meist wieder. Es gibt Zeiten, in denen es ganz natürlich und gesund ist, wenn die Menstruation ausbleibt, zum Beispiel während der Schwangerschaft, der Stillzeit und in der Menopause. Wenn bei einer Frau die Periode gelegentlich ausbleibt, ist dies kein Grund zur Besorgnis, doch wenn es häufiger vorkommt, sollte die Ursache untersucht werden.

Aus meiner praktischen Erfahrung weiß ich, dass Frauen, die einen kürzeren Zyklus haben, sich einen längeren Zyklus wünschen. Kaum hat eine Periode aufgehört, beginnt die nächste. Wenn diese Frauen in der Woche vor der Periode unter PMS (Prämenstruelles Syndrom) leiden, fühlen sie sich ständig durch den Zyklus belastet. Ein 28-Tage-Zyklus gibt mehr Zeit zwischen den Perioden und hilft so, seelische Nöte zu verringern. Frauen mit einem langen Zyklus erleben, wie sich größere Spannung aufbaut, und fühlen sich vor der Menstruation aufgedunsen und voller. Es geht ihnen meist besser, wenn ihre Periode einsetzt, denn dann löst sich die Spannung. In diesen Fällen können traditionelle Kräutermedizin und Ernährungsumstellungen helfen, um die Menstruation zu regulieren. Nach fünf oder sechs Wochen sind normalerweise alle unangenehmen Effekte der Menstruation in Ordnung gekommen.
Wenn eine Frau mit ihrem Zyklus zufrieden ist, gibt es in der Regel keinen Grund zum Eingreifen. Obwohl man einen Zyklus von 21 bis hin zu 35 Tagen als normal betrachtet, halte ich einen Zyklus von 28 Tagen für wünschenswert. Er ist oft ein Anzeichen dafür, dass die hormonellen und Fortpflanzungsfunktionen im Gleichgewicht sind. Er macht es auch leichter, die fruchtbaren Tage zu bestimmen, und ich habe beobachtet, dass Frauen mit einem regelmäßigen monatlichen Zyklus weniger Probleme bei der Menstruation haben.

Selbstuntersuchung

Routinemäßige Selbstuntersuchungen der Vagina sind bis heute keine Selbstverständlichkeit für Frauen. Ich kann mich gut an Gefühle und Gedanken entsinnen, die ich hatte, als mir zum ersten Mal gezeigt wurde, wie ich meinen eigenen Gebärmutterhals untersuchen sollte. Ich studierte damals mit einer kleinen Gruppe von Frauen Naturheiltherapien, und wir nahmen gerade Frauenheilkunde durch. Wir waren ein wenig nervös, aber verstanden uns gut, und es gab keinen Druck teilzunehmen, wenn wir das Bedürfnis nach Intimsphäre hatten. Ich fand es sehr interessant, meinen Gebärmutterhals zu sehen, und ich dachte, wie lächerlich es doch ist, dass die meisten Frauen nie eine Chance haben zu sehen, wie dieser Teil ihres Körpers aussieht.

Der Gebärmutterhals ist etwa zwei Zentimeter lang und liegt weit oben in der Vagina. Er ist der Eingang zur Gebärmutter und ein Teil des Gebärmuttermuskels, der Ihren Unterleib umgibt und sich bis in die Scheide erstreckt. Wenn Sie mit dem Finger in der Scheide tasten, fühlen Sie einen festen, fleischigen Knopf, der ein bisschen Ihrer Nasenspitze ähnelt, mit einem kleinen Grübchen in der Mitte. Er hat ein kleines Loch in der Mitte, den Muttermund. Der Weg vom Muttermund zur Gebärmutter heißt Zervikalkanal (Gebärmutterhalskanal).

Der Muttermund ist bei Frauen, die nicht schwanger sind, ziemlich eng, doch kann er sich weit genug dehnen, um bei der Geburt den Kopf eines Babys hindurch zu lassen. Trotz seiner Fähigkeit, sich auszudehnen, besteht keine Gefahr, dass ein Finger, Penis oder ein anderer Fremdkörper durchkommt. Der Gebärmutterhals besitzt keine Nervenenden. Sie fühlen nur Druck, wenn er beim Geschlechtsverkehr oder bei einem Abstrich berührt oder gestoßen wird. Im Gebärmutterhalskanal wird Schleim produziert, der sich je nach der Hormonsekretion verändert. Während der fruchtbaren Tage des Zyklus' weitet sich der Muttermund ein wenig, damit Sperma eindringen und durch die Eileiter schwimmen kann. Am Muttermund tritt auch das Menstruationsblut aus.

Sicher teilt nicht jede Frau mein Interesse, meine Begeisterung und meine Neugier, doch wenn Sie Ihren Gebärmutterhals gern sehen möchten, bitten Sie bei Ihrer nächsten Unterleibsuntersuchung Ihren Arzt darum. Sie können Ihren Gebärmutterhals aber auch selbst untersuchen, und zwar mithilfe eines Einwegspiegels (in der Apotheke oder im Gesundheitszentrum für Frauen erhältlich), eines Spiegels und einer Taschenlampe. Es

besteht keine Gefahr, dass Sie sich bei einer Selbstuntersuchung verletzen, denn Sie haben Ihre Handlungen vollständig unter Kontrolle.
Nehmen Sie eine halb sitzende Position auf den Boden oder im Bett ein. Stützen Sie Ihren Rücken mit einem Kissen. Wenn Sie Ihre Knie leicht anwinkeln und etwas zur Seite legen, können Sie den Einwegspiegel mit dem Griff und der geschlossenen Seite nach oben in Ihre Scheide einführen oder ihn seitlich hineingleiten lassen und dann drehen. Vielleicht müssen Sie ihn mit etwas Gleitmittel anfeuchten, wenn Ihre Scheide zu trocken ist. Das Einführen tut in der Regel nicht weh. Der Einwegspiegel trennt die Scheidenwände und wird sie zurückhalten, sodass Sie Ihren Gebärmutterhals sehen können, der normalerweise rosa und feucht aussieht. Dazu müssen Sie einen Spiegel an den Scheideneingang halten und gleichzeitig zur Beleuchtung mit der Taschenlampe darauf leuchten. Es ist normal, Sekrete zu sehen, die von klar und glatt bis zu cremig, weiß und dickflüssig sein können. Mit etwas Übung wird es Ihnen leicht fallen, Ihren Gebärmutterhals zu betrachten, und wenn Sie dies regelmäßig tun, erkennen Sie bald, was normal für Sie ist. So können Sie auch sehr früh Unregelmäßigkeiten und Veränderungen entdecken, die eine weitere medizinische Untersuchung erfordern. Geben Sie den Einwegspiegel nie an andere weiter. Waschen Sie ihn gut ab und sterilisieren Sie ihn nach dem Gebrauch mit Teebaumöl, Desinfektionsmittel oder Alkohol.

Wie Hormone unseren Körper beeinflussen

Hormone sind chemische Botenstoffe, die von Einzelzellen oder Zellgruppen an unsere Körpersäfte abgegeben werden. Die Grundfunktion aller Hormone besteht darin, das Gleichgewicht in unserem Körper aufrechtzuerhalten, indem sie die Tätigkeit der Zellen verändern. Sie können Veränderungen in den Zellen eines Organs oder einer Organgruppe anregen, zum Beispiel das Wachstum der Gebärmutterschleimhaut unter dem Einfluss der Östrogene, oder sie können alle Zellen des Körpers anregen, wie es die Schilddrüsenhormone tun. Die spezielle Vorgehensweise der Hormone hängt von ihrer Art ab, und obwohl sie unseren Körper beeinflussen, werden sie von anderen Faktoren kontrolliert. Unser Hormonsystem arbeitet zusammen mit unserem Nervensystem, und diese beiden wichtigen Kontrollsysteme regen den Fluss von Nervenimpulsen oder Hormonsekreten an oder bremsen ihn. Damit diese Systeme gut funktionieren, müssen sie harmonisch zusammenarbeiten und dürfen nicht gegeneinander vorgehen. Hier sehen wir wieder einmal, wie ausgeklügelt das Gleichgewicht unserer Körpersysteme ist und welche Bedeutung daher einer ganzheitlichen Betrachtung zukommt.

Wenn Hormone in unsere Körpersäfte gelangen, setzt ein Wettrennen zu den Rezeptoren an der Oberfläche oder im Inneren der Zellen ein. Sobald die Hormone sich an diese Rezeptoren angeschlossen haben, lösen sie eine Kette bestimmter Reaktionen aus.

In drei Hauptbereichen produziert unser Körper Hormone, die der Fortpflanzung dienen. Der erste ist die Hypothalamus-Drüse an der Basis des Gehirns. Sie stellt eine Art Sammelstation für Signale aus verschiedenen Teilen des Körpers dar. Sie ist ganz allgemein mit dem Wohlergehen des Körpers befasst. Sie sammelt Informationen und kontrolliert die Hormonausschüttung der Hypophyse, des zweiten Bereichs unseres Körpers, in dem Hormone produziert werden. Wenn die Hypothalamusdrüse die Hypophyse stimulieren will, gibt sie GnRH (Gonadotropin freisetzendes Hormon) ab. Die Hypophyse hat einen Durchmesser von nicht einmal einem Zentimeter und liegt auch an der Basis des Gehirns. Sie reagiert auf GnRH und setzt unter dessen Einfluss Hormone frei, um die Tätigkeit der Eierstöcke anzuregen. Die Eierstöcke sind der dritte Bereich, in dem Hormone zur Fortpflanzung produziert werden.

Werfen wir einen Blick auf die unterschiedlichen Arten, wie die weiblichen Geschlechtshormone unseren Körper beeinflussen.

Östrogene

Die Östrogene entwickeln und erhalten die weiblichen Fortpflanzungsorgane, vor allem die Gebärmutterschleimhaut und die Brüste. Sie verursachen in erster Linie das Gewebewachstum und die Zellerneuerung, die in bestimmten Bereichen unseres Körpers auftreten.

Es gibt drei Hauptarten von Östrogenen in unserem Körper: Östradiol, Östron und Östriol. Das hauptsächliche Östrogen, das von den Eierstöcken abgegeben wird, ist das Östradiol. Es soll eine stärkere Wirkung auf den Körper besitzen als die anderen. Östron wird in kleineren Mengen von den Nebennieren sekretiert, spielt jedoch auch eine bedeutende Rolle, besonders während der Menopause, wenn die Funktion der Eierstöcke abnimmt. Östriol ist ein Nebenprodukt von Östron und Östradiol und wird vor allem in der Leber produziert.

Die Östrogene sind für unsere sekundären Geschlechtsmerkmale verantwortlich, einschließlich der Fettverteilung an Brüsten, Unterleib, Venusberg, Lippen, Hüften, Po und Schenkeln, die uns die femininen Formen verleihen. Östrogene werden auch im Fettgewebe dieser Bereiche gespeichert. Sie verursachen unter anderem eine Verbreiterung der Hüften, beeinflussen das Wachstum der Schamhaare und vergrößern während der Pubertät die Eileiter, die Gebärmutter und die Scheide. Sie beeinflussen auch unsere Stimmlage, machen die Stimme höher.

Während die Östrogene das Wachstum der Brüste und Milchgänge anregen, veranlassen sie die Brüste nicht zur Milchproduktion. Dafür sind die Hormone Progesteron und Prolaktin zuständig.

Die Östrogene erhalten die Scheidenschleimhaut gesund und sind verantwortlich für die erhöhte Glukoseproduktion im Scheidengewebe. Sie regen unsere Gebärmutter an, weicher zu werden, den Muttermund, sich zu verengen oder zu erweitern.

Sie bewirken auch Veränderungen an der Gebärmutterschleimhaut, machen sie dünn und dehnbar ähnlich wie Eiweiß. So wird unser inneres Milieu auf die Fruchtbarkeit vorbereitet: Die Scheide wird spermienfreundlich und die Öffnung der Kanäle erlaubt den Spermien, einer möglichen Befruchtung der Eizelle entgegen zu schwimmen.
Östrogene wirken auch bei der Erhaltung unserer Knochendichte mit, sie steigern die Arbeit der Osteoblaste (Osteoblaste lagern Knochenmaterial im Skelett ab). Sie haben auch Einfluss auf unseren Flüssigkeits- und Elektrolythaushalt. Sie halten die Feuchtigkeit in unserer Haut und sorgen für deren Durchblutung. Sie haben vielleicht schon bemerkt, dass Frauen, wenn sie sich schneiden, häufig stärker bluten als Männer.

Progesteron

Progesteron wird als Reifungs- und Entwicklungshormon bezeichnet. Es arbeitet mit den Östrogenen zusammen, um die Gebärmutter für eine mögliche Schwangerschaft vorzubereiten. Es bereitet auch die innere Auskleidung der Eileiter vor, indem es Veränderungen in der Sekretion anregt, um die nötige Nahrung für das Ei auf seinem Weg zur Einnistung im Uterus zu schaffen. Erhöhte Progesteronproduktion in der zweiten Hälfte unseres Zyklus verändert auch das Gewebe in der Brust und macht die Brust meist vor der Monatsblutung etwas größer und fester. Dies liegt daran, dass Progesteron die Brustzellen anregt, sich zu vergrößern.
Diese Veränderungen zielen darauf ab, unsere Brüste auf die Milchsekretion vorzubereiten. Doch Muttermilch wird erst produziert, wenn unsere Brüste noch durch ein weiteres Hormon angeregt werden, durch das Prolaktin, das unter normalen Bedingungen nur während der Schwangerschaft abgesondert wird.
Progesteron kann den Appetit anregen, sodass wir uns vor der Periode zunehmend hungrig fühlen, und es kann auch die Körpertemperatur erhöhen. Es veranlasst unsere Nieren, Salz und

Wasser zurückzuhalten. Dies erklärt, weshalb wir in der zweiten Hälfte unseres Zyklus mehr und dann nach der Monatsblutung wieder weniger wiegen, wenn der Progesteronspiegel niedrig ist. Gewichtsschwankungen von ein bis zwei Kilogramm sind für Frauen aufgrund der Hormonveränderungen während des Zyklus normal. Wenn der Progesteronspiegel in der zweiten Hälfte des Zyklus steigt, reduziert sich das Wachstum und die Glukoseproduktion in der Schleimhaut der Vagina, sodass der Muttermund sich zusammenzieht. Der Gebärmutterhals selbst ändert seine Farbe und wird fester. Gleichzeitig verändert das Progesteron den Zervixschleim. Er bekommt eine dicke, klebrige Konsistenz, verschließt dann den Gebärmutterhals und lässt keine Spermien durch. So ist die Gebärmutter versiegelt und ein möglicher Embryo geschützt – eine natürliche Verhütungsvorrichtung.

Androgene

Das Wort Androgen ist eine Sammelbezeichnung für Sexualhormone, die in großen Mengen von Männern produziert werden. Sowohl Männer als auch Frauen haben diese Hormone im Körper, aber in unterschiedlichen Mengen. Die Nebennierendrüsen der Frauen sondern wenigstens fünf Arten von Androgenen ab, doch die Mengen sind sehr gering und rufen normalerweise keine männlichen Merkmale bei Frauen hervor.

Testosteron

Testosteron ist eines der androgenen Hormone, das in kleinen Mengen in den Nebennierendrüsen und den Eierstöcken von Frauen produziert wird. Es spielt eine wichtige Rolle für unsere Sexualität, da es die Libido fördert. Wissen sollte man aber, dass auch die Östrogene, psychische Stimulierung und körperlicher Kontakt das sexuelle Verlangen steigern.

Überschüssiges Testosteron, das unser Körper nicht braucht, wird in der Leber abgebaut und durch den Darmtrakt in Gallenflüssigkeit oder durch die Nieren im Urin ausgeschieden.

Androgene Hormone werden im Alter von zehn bis dreizehn Jahren in größeren Mengen produziert, doch sie bereiten kaum Probleme, da Östrogene ihre Wirkung abschwächen. Nach der Menopause, wenn der Östrogenspiegel sinkt, nimmt auch die Menge der androgenen Hormone langsam ab.

Follikelstimulierendes Hormon (FSH)

Dieses in der Hypophyse produzierte Hormon stimuliert die ruhenden Follikel in den Eierstöcken, damit sie während der ersten zwei Wochen des Menstruationszyklus reifen. Wenn die Follikel reifen, produzieren sie eine gesteigerte Menge an Östrogenen.

Luteinisierendes Hormon (LH)

Dieses Hormon wird unter dem Einfluss der Östrogene unmittelbar vor dem Eisprung von der Hypophyse abgesondert. Es löst das Freiwerden des Eis aus dem Follikel aus und regt die äußeren Follikelzellen zur Progesteronproduktion an.

Prolaktin

Prolaktin wird von den Drüsen der Hypophyse als Reaktion auf einen so genannten Prolaktin freisetzenden Faktor abgesondert und wird während der Schwangerschaft und in ziemlich großen Mengen während der Stillzeit produziert. Die Hauptfunktion von Prolaktin ist es, den Milchfluss der Milchdrüsen auszulösen und aufrechtzuerhalten.

Genau vor der Monatsblutung, wenn der Östrogen- und der Progesteronspiegel niedrig sind, steigt der Prolaktingehalt im Blut. Dies geschieht durch die Verringerung eines anderen Hormons, des Prolactin Inhibiting Factor (PIF), das vom Hypothalamus abgegeben wird und die Prolaktinabsonderung blockiert. Dies hat normalerweise keine große Auswirkung auf die Brüste, denn sobald der Zyklus neu beginnt und der Östrogenspiegel wieder steigt, wird PIF abgesondert, und der Prolaktinspiegel sinkt.

Prostaglandine

Prostaglandine bestehen aus Fettsäuren und befinden sich in vielen Teilen unseres Körpergewebes. Sie werden in kleinen Mengen in den Zellmembranen produziert und sind, wenn sie erst einmal in den Blutkreislauf abgegeben werden, sehr wirksame Substanzen. Prostaglandine ahmen Hormone nach, doch sie kommen im Blut nicht weit voran. Stattdessen beeinflussen sie das Gewebe in der unmittelbaren Nachbarschaft. Sie werden in der zweiten Hälfte des Menstruationszyklus durch das Progesteron angeregt. Prostaglandine haben eine Reihe wichtiger Funktionen und vielerlei Wirkungen in unserem Körper. Sie sind im Menstruationsblut vorhanden und können Kontraktionen der Gebärmutter entweder anregen oder verhindern.

Einige Prostaglandine entzünden Gewebe, andere hemmen Entzündungen. Um eine ausgewogene Menge entzündungshemmender Prostaglandine im Körper zu besitzen, müssen wir die richtigen Arten von Fettsäuren in unserer Ernährung haben. Quellen dafür sind zum Beispiel Nachtkerzenöl, Olivenöl, Fischöl und Leinöl.

Wie die Ernährung die Menstruation beeinflusst

Viele Untersuchungen sind durchgeführt worden, um den Zusammenhang zwischen der Ernährung und der Monatsblutung zu zeigen. Es besteht kein Zweifel, dass Ernährungsmängel die Menstruation beeinträchtigen. So bleibt zum Beispiel bei Frauen mit schwerwiegendem Eisenmangel die Menstruation aus. Auch der übermäßige Genuss mancher Lebensmittel hat erwiesenermaßen Einfluss auf die Farbe, den Geruch und die Menge der monatlichen Blutung. Die störenden Lebensmittel, die am weitesten verbreitet sind, sind zu lang gekochtes Fleisch, konserviertes Fleisch, Eier, Käse und einige hoch raffinierte Stärken und Zucker (Produkte aus weißem Mehl und weißem Zucker). Studien zeigen, dass unverdaute Proteine und Chemi-

kalien aus diesen Lebensmitteln das Blut mit Giften überbelasten können und zu einer Stauung im Unterleib beitragen.
Probleme bringt auch der allzu häufige Genuss von konservierten Lebensmitteln, die kaum Ballaststoffe enthalten. Damit wird die Verdauung überlastet und träge. Dies führt schließlich zu Verstopfung und Ausbuchtungen im Darm, in denen sich Nahrung und Exkremente sammeln können. Wenn der Darm beeinträchtigt wird und Speisereste sich festsetzen, entstehen Fäulnis und die damit verbundenen Giftstoffe, die durch die Darmwände gelangen und das umgebende Gewebe und nahe gelegene Organe schädigen. Aufgrund der Nähe der Gebärmutter ist es möglich, dass Toxine im Blut einen Ausweg über die Monatsblutung suchen. Dies kann zu größeren Entzündungen und Stauungen in der Gebärmutter führen, die als Schmerzen und Krämpfe oder Schwere und Stauung empfunden werden.
Man hat behauptet, dass die Lymphkanäle in der Gebärmutter nicht ausreichen, um mit dem Abtransport von Abfallstoffen fertig zu werden, deshalb werden diese oft im Gewebe der Gebärmutterschleimhaut gespeichert und führen dort möglicherweise zu Entzündungen oder Reizungen. Um dieses Problem nicht überzubetonen, möchte ich behaupten, dass es davon abhängt, wie gut jemand gewisse Proteine in den Nahrungsmitteln aufschließen und umwandeln kann. Manche Menschen produzieren beispielsweise nicht die entsprechenden Enzyme, um Milchprodukte zu verdauen, und bekommen Probleme im Magen-Darm-Bereich, wenn sie Nahrungsmittel dieser Gruppe zu sich nehmen. Andere Menschen haben ein sehr effektives Verdauungssystem und brauchen keine Konsequenzen zu fürchten, auch wenn sie Vollmilchprodukte essen.
Man hat beobachtet, dass übermäßige Mengen von Proteinen in der Ernährung zu stärkeren Blutungen führen, während vegetarische Nahrung die Blutung eher schwächer werden lässt. Entscheiden Sie selbst, ob Sie davon profitieren würden, sich vegetarisch zu ernähren. Wenn Sie bei der Periode Schmerzen haben, wäre es sicher einen Versuch wert.

Studien, die im Juli 1994 in New Scientist veröffentlicht wurden, haben hervorgehoben, dass für Frauen Sojaprodukte und Lebensmittel mit einem Gehalt an Phyto-Östrogenen (pflanzlichen Östrogenen) in ihrer Nahrung von Vorteil sind. Diese Lebensmittel können ein Ungleichgewicht im Hormonhaushalt korrigieren und unsere Fortpflanzungsgesundheit beeinflussen. Eine vegetarische Ernährung enthält im Allgemeinen mehr Nahrungsmittel, die von Natur aus viel pflanzliche Östrogene besitzen, und diese können bei Frauen mit einem sehr hohen Östrogenspiegel helfen, starke Blutungen zu verringern. Es handelt sich dabei um schwächere Östrogenformen, die stärkere Östrogene abschwächen, indem sie um die Rezeptoren kämpfen (vgl. »Menopause«).

Falls Sie nicht unter Nahrungsmittelallergien oder -unverträglichkeiten leiden, haben Sie bei Lebensmitteln die freie Wahl, vorausgesetzt, Sie wählen jene, die der Natur nahe und frei von schädlichen Chemikalien sind. Wenn Sie täglich viel Wasser trinken, viel frisches Gemüse, Getreideprodukte und eine gewisse Menge Obst essen, ist es unwahrscheinlich, dass die Ernährung eine negative Wirkung auf Ihre Menstruation hat. Nehmen Sie außerdem täglich eine kleine Menge Proteine zu sich, am besten in Form von Hülsenfrüchten, Nüssen und Samen, Sojaprodukten, magerem Fleisch, Fisch oder Magermilchprodukten (wenn Sie diese vertragen).

Alkohol sollten Sie nur in mäßigen Mengen trinken, da er allgemeine Entzündungen im Körper verstärkt und auch Unterleibsbeschwerden verschlimmern kann.

Mit Kräutermedizin das Gleichgewicht wiederherstellen

Aus meiner eigenen klinischen Erfahrung weiß ich, wie wirksam die traditionelle Kräutermedizin bei der Behandlung von Gesundheitsstörungen von Frauen ist. Viele Pflanzen werden seit Jahrhunderten von Frauen verwendet, um ihre Gesundheit zu verbessern und zu stabilisieren. Die Heilpflanzen werden meist in einer bestimmten Kombination je nach Bedarf gegeben. Bei regelmäßiger Anwendung stellen sich positive Ergebnisse bald ein. Manche Frauen stellen fest, dass sich dauerhafte Ergebnisse nach etwa drei Monaten zeigen, doch das hängt vom jeweiligen Gesundheitsproblem ab. So wird zum Beispiel die Behandlung bei einer Endometriose nur langsam anschlagen, denn hierbei muss man nicht nur die Hormone wieder ins Gleichgewicht bringen und die Funktion der Eierstöcke unterstützen, sondern auch die Schmerzen und die Entzündung lindern und anhaftendes Gewebe und Zysten zerstören. Dies ist eine schwierige Aufgabe, doch sie lässt sich lösen, allerdings dauert es einige Zeit.

Kräutermedizin wirkt anders auf den Körper als synthetische Mittel, weil Kräuter eine bestimmte Wirkung auf gewisse Bereiche des Körpers haben. Sie verrichten ihre Arbeit auf Organebene und stellen dort die normale Funktion und das Gleichgewicht wieder her. Die besondere Wirkung einer Heilpflanze hängt stark von den der Pflanze innewohnenden Eigenschaften ab.

Kräuter zum Regulieren des Zyklus

Die folgenden Kräuter bekommen Sie nur bei qualifizierten Kräuterheilkundlern. Bitte keine Selbstmedikation! Ich gebe Ihnen diese Informationen nur, damit Sie sehen, wie Kräuterheilkundler diese Heilpflanzen in Bezug auf die Gesundheit von Frauen einsetzen.

Chamaelirium luteum: Wird als regulierende Heilpflanze für Frauen bezeichnet. Die bitter schmeckende Heilpflanze, die Östrogen enthält, wird als Tonikum eingesetzt, um die normalen Fortpflanzungsfunktionen wiederherzustellen.

Blasentang (*Fucus vesiculosus*): Steht in Beziehung zur Schilddrüse, auf die er einen regulierenden Einfluss ausübt. Er ist eine natürliche Jodquelle.

Hirtentäschel (*Capsella bursa*): Hilft einen zu kurzen Zyklus von 21 bis 23 Tagen auf 25 bis 28 Tage zu verlängern. Reguliert die hormonelle Sekretion und kann wegen seines Vitamin-K-Gehalts und seiner adstringierenden Wirkung eine starke Monatsblutung oder eine Blutung in Ordnung bringen.
Küchenschelle (*Anemone pulsatilla*): Ist gut zur Korrektur zu langer Zyklen.
Mönchspfeffer (*Vitex agnus castus*): Forschungen haben ergeben, dass Mönchspfeffer einen Progesteronmangel ausgleicht, der zu Zwischenblutungen, Fehlgeburten oder Subfertilität führen kann. Wenn durch diese Heilpflanze der Progesteronspiegel steigt, stellen Frauen fest, dass ihre Periode länger wird und sich prämenstruelle Symptome verringern.
Turnera var. aphrodisiaca: ein zuverlässiger Regulator für die Hypophyse, der den FSH-Spiegel im Vorklimakterium reduzieren kann. Die Pflanze besitzt eine Wirkung als Aphrodisiakum, wie ihr botanischer Name anzeigt, und kann auch als Antidepressivum eingesetzt werden.

Einige Kräuter, die Progesteron enthalten
Frauenmantel (*Alchemilla vulgaris*): Diese Heilpflanze hilft, übermäßige oder Zwischenblutungen zu stoppen.
Mönchspfeffer (*Vitex agnus castus*): siehe oben.
Sarsaparilla (*Smilax officinalis*): Die Wurzel der Sarsaparillapflanze enthält Bestandteile, die große Ähnlichkeit mit Progesteron und Testosteron haben und deshalb traditionell bei sexuellen Problemen eingesetzt wurden.
Süßholz (*Glycyrrhiza glabra*): In größeren Mengen hat Süßholz einen progesteronähnlichen Effekt.
Yams oder Yamswurzel (*Dioscorea villosa*): Enthält eine Reihe von Pflanzenhormonen.

Einige Kräuter, die Östrogene enthalten
Chamaelirium luteum: siehe oben.
Luzerne (*Medicago sativa*): Gekeimte Samen enthalten Östrogene.

Päonie oder Pfingstrose (*Paeonia lactiflora*): Eine chinesische Pflanze, die das Blut anreichert und gegen Sehstörungen, Schwindel, Muskelkrämpfe und Schweißausbrüche eingesetzt wird.
Silberkerze (*Cimicifuga racemosa*): Hoher Östrogengehalt.
Wiesenklee (*Trifolium pratense*): Enthält pflanzliche Östrogene und ist sehr nützlich bei Gesundheitsproblemen von Frauen.
Yams oder Yamswurzel (*Dioscorea villosa*): Besitzt östrogenähnliche Eigenschaften.

Androgene Kräuter
Ginseng (*Panax ginseng*): Eine sehr kräftige Heilpflanze, die steroide Substanzen enthält.
Sarsaparilla (*Smilax officinalis*): siehe oben.
Serenoa serrulata: Enthält steroide Substanzen und ist deshalb eine wertvolle Heilpflanze bei hormonellen Störungen.
Turnera aphrodisiaca: siehe oben.

Die Monatsblutung ist ein stark körperlicher Prozess, deshalb müssen wir zu sehr körperlichen Heilmitteln wie pflanzlichen Heilmitteln oder Nahrungsergänzungen (Nährstoff-Supplemente) und Ernährungsumstellungen greifen, wenn wir Unregelmäßigkeiten im Zyklus in Ordnung bringen wollen. Zu den Heilweisen, die nicht so körperlich sind, gehören homöopathische Mittel und Akupunktur, die auch sehr erfolgreich eingesetzt werden können, die man jedoch eher als Energiemedizin bezeichnen muss.

Physiologie des Menstruationszyklus

Wenn Sie sich über Ihre Anatomie und Physiologie informieren, werden Sie besser verstehen, wie Ihr Körper funktioniert, und dann das Gespräch mit Ihrem Arzt oder Heilpraktiker aktiver aufnehmen können. Sie bauen das Selbstvertrauen auf, das Ihnen hilft, bewusst und informiert Entscheidungen über Ihre

Gesundheit zu treffen – vor allem werden Sie sich mit Ihren Entscheidungen wohl fühlen.
In der Natur haben wir die vier Elemente Erde, Feuer, Luft und Wasser und im Jahreslauf gibt es vier Jahreszeiten. Auch während unseres Menstruationszyklus können wir vier Phasen erkennen.

Menstruationsphase – Abstoßung der Gebärmutterschleimhaut

Im Durchschnitt beginnt alle 28 Tage ein neuer Zyklus. Der Beginn der Monatsblutung ist der Beginn eines jeden Zyklus. Wir bezeichnen den ersten Tag der Blutung als Tag 1 des Zyklus. Während der Menstruationsphase werden etwa zwei Drittel der Gebärmutterschleimhaut abgestoßen, etwa ein Drittel bleibt zurück. Wenn keine Schwangerschaft vorliegt, fällt die Schleimhaut zusammen und wird von der Gebärmutter über einen Zeitraum von drei bis sieben Tagen abgestoßen. Bei manchen Frauen dauert es etwas kürzer, bei anderen länger.
Der Blutfluss kann leicht oder stark sein, je nach Hormonsekretion und der Dicke der Gebärmutterschleimhaut. Wenn kein Eisprung stattgefunden hat, ist es möglich, dass Sie in der zweiten Hälfte des Zyklus nicht genügend Progesteron produzieren, das die Blutung kontrolliert, sodass sie stärker ausfällt. Ist Ihr Östrogenspiegel niedrig, bilden Sie nur eine dünne Schleimhaut aus und haben deshalb nur eine geringe Blutung.
Normalerweise ist die Blutung während der ersten Stunden langsam und das Blut dunkel – die Farbe kann vom Bräunlichen bis ins Dunkelrote gehen. In den nächsten ein bis zwei Tagen ist sie hellrot. Danach verringert sich der Blutfluss, und das Blut wird wieder dunkler bis zum Ende der Monatsblutung. Es ist nicht ungewöhnlich, dass die Blutung über Nacht aufhört und tagsüber, wenn Sie aktiver sind, wieder beginnt.
Bei der Menstruation werden Blut, Sekrete aus Scheide und Gebärmutterhals und die verflüssigte Gebärmutterschleimhaut ausgeschieden. Diese verflüssigte Gebärmutterschleimhaut ent-

hält Substanzen, die ein Verklumpen verhindern. Wenn Ihre Blutung sehr schnell verläuft, kann es zu einer leichten Verklumpung kommen. Es kann sein, dass Sie Gewebefetzen sehen, die oft für Blutklümpchen gehalten werden, doch sie sind Bestandteil einer normalen Monatsblutung.

Es ist nicht ungewöhnlich, dass Frauen unmittelbar vor der Menstruation stärkere Darmbewegungen haben, denn vor der Blutung wird das Hormon Relaxin produziert, das eine entspannende Wirkung auf die Darmmuskulatur hat.

Postmenstruum oder Phase vor dem Eisprung

Wenn die Gebärmutterschleimhaut erst einmal abgestoßen wurde, nehmen die Zellen, welche die Gebärmutter auskleiden, rasch zu. Dies regt die Gebärmutterschleimhaut an, sich unter dem Einfluss von Östrogen zu verdicken. Östrogen wird während der ersten zwei Wochen des neuen Zyklus verstärkt von den Follikeln in den Eierstöcken abgesondert.

Die Phase vor dem Eisprung ist die Zeit, in der Ihr Körper wieder fruchtbar wird. Während dieser Zeit vor dem Eisprung reifen in den Eierstöcken die Follikel und Eier.

Mädchen kommen mit etwa 350 000 Eiern in jedem ihrer Eierstöcke zur Welt. Dort ruhen die Eier, bis im Teenageralter der erste Eisprung einsetzt. Während der Schwangerschaft und Stillzeit sind sie inaktiv.

Von der Geburt bis zur Menopause gehen ständig unreife Eier zugrunde oder lösen sich auf, während andere fehlerhaft sein können. Nur eines der zehn bis zwanzig Eier, die jeden Monat zu reifen beginnen, überlebt. Während der gesamten fruchtbaren Jahre einer Frau reifen nur etwa 450 Eier vollständig heran.

Die Hypophyse sondert follikelstimulierendes Hormon (FSH) ab, das in die Eierstöcke gelangt und die Follikel zum Reifen anregt und ein Ei freisetzt. Der Follikel, der am schnellsten wächst, ist für gewöhnlich erfolgreich, denn er hat mehr Zellen, um FSH anzuziehen, wenn dieses Hormon von der Hypophyse abgesondert wird.

Während dieser Phase vergrößert das Ei sich, die umgebenden Zellen vervielfachen sich und produzieren Flüssigkeit, die sie voneinander trennt. Zellen außerhalb der Follikelhaut vervielfachen sich und bilden eng zusammengepresst eine Kapsel um den Follikel, die etwa ein bis zwei Zentimeter groß wird. Die Zellen in den inneren Schichten der Kapsel produzieren mehr Östrogene, wenn der Follikel reift. Der reife Follikel ist voller Flüssigkeit und beult die Oberfläche des Eierstocks aus. Die vollständige Entwicklung des Follikels dauert etwa vierzehn Tage, und während seiner Reifezeit produziert er größere Mengen Östrogene. Wir nennen dies die Wachstumsphase, die normalerweise von Tag 6 bis Tag 14 des Zyklus dauert.

Stress kann die Absonderung von FSH behindern, deshalb kann Ihre Periode aufhören oder unregelmäßig werden, wenn Sie unter emotionalem Druck stehen. Körperlicher Stress, zu dem übermäßiges Training, Crash-Diäten, Essstörungen oder Krankheit gehören, kann ebenfalls Unregelmäßigkeiten im Zyklus hervorrufen.

Intermenstruum oder Eisprung-Phase

Etwa 36 Stunden bevor der Eisprung stattfindet, gibt die Hirnanhangdrüse eine erhöhte Menge luteinisierendes Hormon (LH) in den Blutkreislauf ab. Dies wird durch einen hohen Östrogenspiegel im Blut ausgelöst und geht für einen Tag in den Blutkreislauf über. LH lässt den straffen, entwickelten Follikel weich werden und aufbrechen, damit das Ei frei wird. Ohne das Ansteigen von LH käme der Eisprung nicht in Gang.

Wenn das Ei erst frei ist, wird es durch empfindliche, fransenähnliche Vorsprünge, die Fimbrien, am Ende des Eileiters weiterbewegt und hineingezogen. Das nicht befruchtete Ei überlebt dann etwa 24 Stunden.

Wenn der Follikel das Ei freigesetzt hat, geht er kaputt. Das Loch in der Wand wird versiegelt und die innere Schicht der Kapsel produziert weiter Östrogene, die das restliche Drittel der Gebärmutterschleimhaut dazu bringen, wieder zu wachsen.

Gesteigerte Mengen Östrogene werden abgegeben, um den Unterleib auf die Fruchtbarkeit vorzubereiten. Der leere Follikel, aus dem das Ei gekommen ist, verwandelt sich dann in eine Drüse, den so genannten Gelbkörper. Unter dem Einfluss von LH produzieren die äußeren Zellen des Gelbkörpers in großen Mengen Progesteron. Zunächst produzieren sie auch Östrogene, doch während die Progesteronmengen groß bleiben, verringert sich die Östrogenproduktion allmählich. Progesteron dominiert im Menstruationszyklus in den zwei Wochen nach dem Eisprung und verhindert so jeden weiteren Eisprung, falls eine Schwangerschaft eintreten sollte.

Progesteron wird oft als Schwangerschaftshormon bezeichnet, weil seine Produktion nötig ist, um die Schleimhaut des Eileiters und der Gebärmutter auf die Einnistung eines möglichen Embryos vorzubereiten. Veränderungen in der Gebärmutterschleimhaut liefern Nahrung für das sich teilende Ei, das durch den Eileiter in die verdickte, angereicherte Gebärmutter zur Einnistung wandert. Während dieser Phase verengt ein erhöhter Progesteronspiegel den Gebärmutterhals, und der Zervixschleim verdickt sich und bildet einen wirkungsvollen Pfropfen, der den Eingang zum Gebärmutterhals verschließt. Dadurch wird das befruchtete Ei geschützt und eine Fehlgeburt verhindert. Ein hoher Progesteronspiegel verursacht auch ein Verdicken, Aufrollen und Verlängern der Blutgefäße in der Gebärmutterschleimhaut und regt die Drüsen an, Fettvorräte, Glykogen und andere Substanzen abzusondern.

Prämenstruelle Phase

Wenn keine Schwangerschaft vorliegt, verändert sich der Körper einer Frau noch einmal, um die Gebärmutterschleimhaut, die sich in den letzten dreizehn bis fünfzehn Tagen aufgebaut hat, abzustoßen. Diese Zeit ist als prämenstruelle Phase bekannt und findet, bei einem regelmäßigen Zyklus, zwischen Tag 25 und Tag 28 statt. Etwa zwei Tage bevor die Monatsblutung beginnt, sinkt die Östrogen- und Progesteronabsonderung der

Eierstöcke rapide ab. Dadurch wird die Stimulation der Zellen der Gebärmutterschleimhaut verringert. In den 24 Stunden vor der Blutung ziehen sich die aufgerollten Blutgefäße in den Wänden der Gebärmutter zusammen und schnüren so die Blutversorgung der Gebärmutterschleimhaut ab. Etwa 65 Prozent des Oberflächengewebes stirbt ab und trennt sich schrittweise vom zurückbleibenden Schleimhautgewebe der Gebärmutter. Das abgestorbene Gewebe wird zusammen mit etwa 35 Millilitern Blut vom Körper ausgeschieden. Dieses Menstruationsblut wird mithilfe leichter Muskelkontraktionen durch den Gebärmutterhals und die Scheide ausgeschieden.

Ellens Geschichte

Ellen hatte während ihres letzten Jahres an der Universität zum ersten Mal Probleme mit ihrer Periode. Sie saß oft lange Zeit über ihren Büchern und hielt sich mit anregenden Genussmitteln wie Schokolade, Cola oder schwarzem Kaffee wach.

Ihr Menstruationszyklus war immer kurz gewesen, zwischen 21 und 25 Tagen, doch fünf Monate zuvor hatte er sich auf 21 Tage eingestellt. Die Blutung dauerte fünf bis sechs Tage mit leichten Krämpfen am ersten Tag. In der Woche vor der Periode litt sie unter PMS, und ihre Brüste fühlten sich schwer an und waren sehr empfindlich. Ihr ging es nur eine Woche während des gesamten Zyklus wirklich gut.

Ellen kam zu mir, um ihren Stress in den Griff zu bekommen, nicht ihren Menstruationszyklus. Sie wusste nicht, dass ich ihren Zyklus verlängern und die Unannehmlichkeiten verringern konnte. Ich notierte ihre Krankengeschichte und verschrieb ihr eine Mischung aus Kräutern und Bach-Blüten.

Ich vereinte einige Kräuter in einer Mischung, von der sie dreimal am Tag zwanzig Tropfen in etwas Wasser nehmen sollte. Ich verwendete folgende Kräuter: Orangenwurzel und Hirtentäschel, um den Zyklus zu verlängern; Chinarinde gegen die

Schmerzen und Krämpfe; Chamaelirium luteum zur Verbesserung des Östrogenspiegels; Johanniskraut zur Nervenstärkung und Beruhigung und Hafer als Nerventonikum. An Bach-Blüten setzte ich ein: Walnut für die Veränderung, denn ich hatte sie gebeten, einige schlechte Ernährungsgewohnheiten abzuschaffen; Vervain gegen die Tendenz, sich selbst zu sehr zu fordern; Chestnut Bud zum Aufbrechen von Gewohnheiten, ich wollte nicht, dass sie in ihre alten schlechten Gewohnheiten zurückfiel; Wild Oat, um ihr bei der Suche nach ihrem Weg zu helfen, und Rescue-Tropfen, weil sie diese brauchte.

Unter den Heilpflanzen befand sich keine spezielle gegen die Empfindlichkeit ihrer Brüste, dennoch war ich zuversichtlich, dass dieses Problem sich lösen würde, sobald Ellen aufhörte, große Mengen koffeinhaltiger Speisen und Getränke zu sich zu nehmen. Ich wusste auch, dass prämenstruelle Symptome wesentlich unwahrscheinlicher waren, wenn ihr Zyklus ausgeglichener sein würde.

Ellens Periode war etwa zwei Wochen nach der Beratung fällig, so hatten die Kräuter genügend Zeit, um bereits bei der nächsten Periode zu wirken. Ich bat sie, in drei Wochen wiederzukommen, und schlug eine Massage für den nächsten Besuch vor. Diese würde ihr helfen zu entspannen und die Verspannungen im oberen Rücken und im Nacken zu lösen.

Als ich Ellen wiedersah, hatte sich ihr Zyklus auf 24 Tage verlängert, und die Schmerzen und die prämenstruellen Symptome hatten sich verringert. Ich massierte sie und gab ihr die Kräutermischung für die nächsten sechs Wochen mit – ihre nächste Periode kam nach 26 Tagen.

Sie nahm die Kräuter während ihrer letzten fünf Monate an der Universität ein, lernte es, ihren Stress in den Griff zu bekommen, und bestand ihre Examen. Ellen kommt immer noch gelegentlich zur Massage und berichtet, dass ihre Periode regelmäßig geblieben ist, in einem Zyklus von 26 bis 28 Tagen.

Stimmungen, Gefühle, Geist und Seele

Stimmungen sind Ausdruck von Gefühlen und inneren Zuständen, die eine Befreiung suchen. Sie können sowohl bewusst als auch unterbewusst auftreten. Wenn Frauen in gesunder Weise ihre Emotionen ausdrücken und ihre Gefühle mitteilen, hat dies einen sehr positiven Einfluss auf das seelische und körperliche Wohlbefinden.

Wie Gefühle den Körper beeinflussen

Auswirkungen der Gefühle auf den Körper vermag die Wissenschaft immer noch nicht vollständig zu erklären. So kann zum Beispiel Ihr Hals angespannt und steif werden, wenn Sie unter Stress stehen, oder Sie spüren »Schmetterlinge« im Bauch, wenn Sie etwas Neues oder Aufregendes tun. Sie bekommen Kreuzschmerzen, wenn Sie finanzielle Probleme haben; ihre Kehle schließt sich oder ihre Stimme verändert sich, wenn Sie etwas Wichtiges mitteilen wollen.

Manchmal sind wir uns gar nicht bewusst, dass unsere Gefühle sich auf unseren Körper auswirken, doch unsere Alltagssprache spiegelt diese Gefühlsbeziehungen wider. Nicht umsonst sagt man bei Ärger: »Mir kommt die Galle hoch.« Die Galle wird in vielen Medizinsystemen als Sitz des Ärgers betrachtet. »Galle« steht für bittere Gefühle. Dies ist ein direkter Bezug zur bitteren Flüssigkeit, die in der Gallenblase gespeichert wird. Gallensteine blockieren den Gallenfluss, und daher sind sie ein Ausdruck der Bitterkeit. Wenn wir uns »Luft machen«, lassen wir

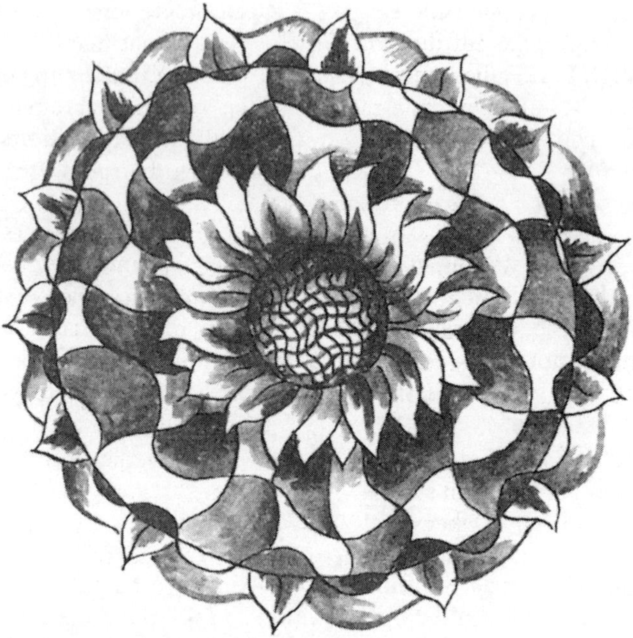

unsere Wut heraus. Mit der Milz ist das Gefühl der Enttäuschung verbunden. Die Lungen stehen für Trauer. Ein Magen, der sich »umdreht«, steht oft in Zusammenhang mit Angst und Sorgen.

Ein »gebrochenes Herz« spiegelt den Verlust einer Liebe wider, und natürlich wird das Gefühl der Liebe mit dem Herzen assoziiert. Freude wird in Verbindung mit dem Kreislauf oder dem Blut gebracht – Kreislaufprobleme können einen Mangel an Freude in Ihrem Leben bedeuten.

Übergroße Angst kann oft zu unfreiwilligem Wasserlassen führen, und so sind oft Nierenprobleme damit verbunden. Angst ist nicht immer so offensichtlich wie die Angst vor der Dunkelheit, es kann auch die Angst sein, sich auszudrücken oder andere sein wahres Ich sehen zu lassen.

Viel zu oft werden die emotionale Geschichte einer Frau und deren Einflüsse auf ihre körperliche Gesundheit nicht berücksichtigt. Frauen bekommen von ihrer frühen Kindheit an gepredigt, es sei unweiblich, Ärger oder Wut zu zeigen. Frauen, die Opfer von physischer Gewalt oder sexuellem und emotionalem Missbrauch wurden, stecken voller Wut und Ärger. Doch sie wissen nicht, wie sie damit umgehen sollen. Wenn diese Gefühle nicht herausgelassen und ausgedrückt werden, können sie zu Gesundheitsproblemen führen. Es ist daher sehr wichtig, solche Gefühle aufzuarbeiten, und in den meisten Fällen werden Menschen mit anhaltenden emotionalen Problemen die Hilfe eines erfahrenen Therapeuten benötigen.
Der Umgang mit Gefühlen jeder Art spielt im Leben einer jeden Frau eine bedeutende Rolle. Ich rate Ihnen: Versuchen Sie, Wege zu entwickeln, wie Sie ihre Gefühle ausdrücken können. Fressen Sie nichts in sich hinein. Sprechen Sie mit einer Person Ihres Vertrauens über Ihre Gefühle, schreiben Sie Ihre Gefühle nieder, machen Sie sich darüber lustig, auch wegatmen, heraussingen oder -weinen hilft.

Die Nerven und die Stimmung

Änderungen und Empfindungen in Ihrem Körper und Ihrer Umgebung spürt Ihr Nervensystem auf und leitet diese Informationen mittels elektrischer Impulse entlang der Nervenbahnen zum Gehirn. Dort werden sie ausgewertet, und es kann eine Reaktion erfolgen oder auch nicht.
Nervenimpulse werden mithilfe chemischer Botenstoffe weitergegeben, die im Blutkreislauf unterwegs sind. Man nennt sie Neurotransmitter, kann sie aber auch als Chemikalien des Gehirns bezeichnen. Diese Neurotransmitter beeinflussen Gedächtnis, Lernvermögen, Schmerzempfinden, Muskelreaktionen, Geschlechtstrieb, Appetit, Träume und Schlaf – und sie kontrollieren auch Ihre Stimmungen. Sie können anregend oder

hemmend sein, und sie ermöglichen Ihrem Gehirn, mit dem Rest des Körpers zu kommunizieren.

Die hemmenden Neurotransmitter können die Muskeln an der Kontraktion hindern und damit Verspannungen verursachen oder Ihrem Geist helfen, nach einem stressreichen Tag »abzuspannen«. Diese Chemikalien des Gehirns fördern guten Schlaf und erleichtern Angst und Stress.

Anregende Neurotransmitter lassen Impulse von einem Nerv zum nächsten wandern. Die Chemikalien des Gehirns halten uns »unter Strom« und sind somit nützlich für die Verbesserung des Gedächtnisses und um einen klaren Kopf zu behalten. Bausteine dieser Chemikalien sind Aminosäuren, die sich in proteinreichen Nahrungsmitteln finden, sowie Vitamine und Mineralstoffe. Deshalb können Nährstoff-Supplemente und Ernährungsumstellungen bei der Behandlung von emotionalen Störungen wirksam sein.

Wenn Sie eine Behandlung mit Aminosäuren und anderen Nährstoffen in Betracht ziehen, sollten Sie einen guten Ernährungstherapeuten aufsuchen, der Ihr Behandlungsprogramm überwachen kann. Die Beeinflussung von Neurotransmittern mittels einer Aminosäurentherapie kann sehr wirkungsvoll bei der Regulierung der Stimmung und des Verhaltens sein, doch sie muss sorgfältig von einem Experten überwacht werden. Unsere Empfindungen und Gefühle reagieren sehr empfindlich sowohl auf zu wenig als auch auf zu viel dieser Chemikalien des Gehirns. Wenn Nährstoffe nicht richtig angewendet werden, können sie, anstatt die seelische Gesundheit zu verbessern, zu Problemen wie Reizbarkeit oder Depressionen führen.

Wie die Ernährung die Stimmung beeinflusst

Bei einem Menschen, der sich deprimiert oder ängstlich fühlt, leidet meist die Ernährung. Und umgekehrt kann eine fortwährende schlechte Ernährung zu Veränderungen in der Stimmung und im Verhalten führen. Ein niedriger Spiegel des Neurotransmitters Serotonin im Gehirn kann zu Schlaflosigkeit, Reizbarkeit und einigen Arten von Depression führen. Damit Ihr Körper ausreichende Mengen Serotonin produziert, müssen Sie ihm gewisse Nährstoffe zuführen. Einer davon ist die Aminosäure Tryptophan. Man findet sie in Putenfleisch, Sojabohnen, Linsen, Reis, Kürbiskernen, Sesamsamen und Hüttenkäse.

Glutamin ist eine andere Aminosäure, die man in Hüttenkäse, Ricotta und den meisten proteinreichen Nahrungsmitteln findet. Wenn Glutamin in Gammaaminobuttersäure (GABA) umgewandelt wird, hilft es, die Stimmung und das Verhalten auszugleichen, und wirkt bei der Verbesserung des Gedächtnisses und des IQ mit. Es hat auch noch den Vorteil, dass es den Appetit auf Süßes und Alkohol hemmt. Eine an salizylathaltigen Nahrungsmitteln reiche Ernährung kann den Umwandlungsprozess behindern, deshalb sollte der Speiseplan diese Lebensmittel nur in geringen Mengen enthalten. Reich an Salizylat sind Tomaten, Auberginen, Zucchini, Orangen, Beeren, Trockenfrüchte, grüne Äpfel, Trauben, Ananas, Pflaumen und Mandeln. L Glutamin ist eine künstliche Form, die als Nahrungszusatz erhältlich ist und sehr gut aufgenommen wird.

Ein anderer wichtiger Nährstoff zur Verbesserung der Stimmung und des Verhaltens ist Vitamin B_6. Gute Quellen dafür sind Avocados, Eier, Melasse, Orangen, Spinat, Weizenkeime und Sonnenblumenkerne. Mangel an Vitamin B_6 kann mit Depression, erhöhter Nervosität und Reizbarkeit in Verbindung gebracht werden. Auch Vitamin B_3 ist wichtige Nervennahrung, die hilft, den Schlaf zu regulieren. Mangel daran kann zu Reizbarkeit und Depression führen. Lebensmittel, in denen reichlich Vitamin B_3 enthalten ist, sind unter anderem Lachs, Sardinen, Gemüse, Eier und Sonnenblumenkerne.

Ängstliche oder deprimierte Menschen verzehren sich oft nach Kohlenhydraten. Wenn Ihre Wahl jedoch auf Zucker anstatt auf Stärke fällt, verschlimmern Sie das Problem eventuell noch. Zucker gibt Ihnen einen schnellen Energiestoß, der aber nicht vorhält. Nach einem zuckerhaltigen Essen sind Sie bald wieder müde, deprimiert und hungrig. Machen Sie sich stattdessen ein Sandwich mit einem gesunden Belag oder kochen Sie sich Pasta. Diese Lebensmittel sind befriedigender und nährstoffreicher. Wenn Sie wirklich etwas Süßes essen müssen, nehmen Sie einen Muffin oder ein Obsttörtchen aus Vollkornmehl mit frischen Früchten wie Heidelbeeren, Apfel oder Banane. So stillen Sie Ihren Heißhunger auf eine nährstoffreichere Weise.

Das Prämenstruelle Syndrom wird durch den Verzehr großer Mengen von raffiniertem Zucker, Salz, tierischen Fetten oder Milchprodukten schlimmer. Essen Sie mehr stärkehaltige Lebensmittel wie Reis, Kartoffeln, Pasta, Brot, Bananen und Sonnenblumenkerne. Auch wenn Sie sich nach Zucker verzehren, ist es wichtig, stärkehaltige Kost zu sich zu nehmen. Sie hilft bei der Kontrolle des Blutzuckerspiegels und damit bei der Überwindung von Hunger, Stimmungsschwankungen und Müdigkeit.

Wenn Sie eine Depression haben, ist es wichtig, Koffein und jeglichen Zucker zu vermeiden, Zucker ist nur in Früchten erlaubt. Lebens- und Genussmittel, die viel Koffein enthalten, sind Kaffee, Tee, Cola und Schokolade. Sie können entkoffeinierten Tee oder Kaffee trinken oder es mit Kräutertees oder einem Löwenzahn-Getränk versuchen. Löwenzahn schmeckt kaffeeähnlich und ist ein gutes Tonikum für die Leber. Kakao- und Johannisbrotpulver enthalten nur wenig Koffein und sind ein guter Ersatz für Schokolade, die reich an Zucker ist.

Oft haben gestresste und depressive Menschen Heißhunger auf Schokolade. Es gibt unterschiedliche Theorien darüber, doch wahrscheinlich liegt es an einem Bestandteil der Schokolade, dem Theobromin, einem anregenden Stoff, der reich an der Aminosäure Phenylalanin ist. Diese Aminosäure steigert die natürlichen stimmungshebenden Endorphine des Gehirns. Schokolade wird auch oft Kindern als Belohnung gegeben, so kann es sein, dass wir damit unsere Selbstachtung und unser Selbstwertgefühl verstärken wollen. Vielleicht isst man Schokolade unter Stress und bei Müdigkeit auch einfach nur zur Anregung. Viele Menschen mögen den Geschmack und die Konsistenz von Schokolade, und es geht ihnen gut, während sie davon essen. Der Schokolade sagt man auch die Wirkung eines Aphrodisiakums nach, und vielleicht liegt ein Körnchen Wahrheit in der Theorie, dass sie ein Ersatz für Liebe ist.

Ihre Nahrung sollte auch essentielle Fettsäuren enthalten, um Ihr Nervensystem gesund zu erhalten. Probieren Sie folgendes Rezept: drei Teile Leinsamen, zwei Teile Sonnenblumenkerne und einen Teil Mandeln. Alles zusammen fein zermahlen und mit der Mischung das Frühstücksmüsli bestreuen (die Mischung im Kühlschrank aufbewahren). Sie können auch essentielle Fettsäuren zu sich nehmen, indem Sie ein wenig Olivenöl an Ihr Salatdressing geben und täglich eine Handvoll Nüsse und Kerne essen.

Viele der Mineralstoffe sind für ein gesundes Nervensystem notwendig. Eine gute Art, sie aufzunehmen, ist der regelmäßige Genuss nährstoffreicher Gemüsebrühen, Fonds und Suppen. Für eine Gemüsebrühe köcheln Sie von dem Gemüse die Schalen und die oberen Teile, die Sie normalerweise wegwerfen, zwanzig bis dreißig Minuten lang in etwas Wasser. Abgießen und die Flüssigkeit als Grundlage für Saucen, Eintöpfe und Suppen aufbewahren. Als Alternative können Sie gehacktes Gemüse und Gerste oder Linsen hinzugeben, um eine köstliche, mineralstoffreiche Suppe zu bekommen. Versuchen Sie, Gemüse aus biologisch-organischem Anbau zu bekommen, um schädliche Chemikalien und Pestizide zu umgehen, oder waschen und bürsten Sie die Gemüse gründlich, um chemische Rückstände zu entfernen.

Wenn Sie sich diese ganzen Informationen betrachten, werden Sie feststellen, dass es gar nicht so schwierig ist, eine günstige Ernährung für Ihre nervliche und seelische Gesundheit zu finden.

Körpertraining und Stimmung

Körpertraining verbessert nicht nur Ihre Fitness, sondern regt auch die Abgabe von Endorphinen an. Dies sind natürliche Chemikalien, die von Ihrem Körper produziert werden und Ihre Stimmung heben und Ihnen helfen, sich gut zu fühlen. Alle Formen von körperlicher Aktivität haben diesen Effekt, versuchen Sie deshalb, täglich eine halbe Stunde zu trainieren, um ihre natürliche Endorphinproduktion zu steigern.

Das Prämenstruelle Syndrom (PMS)

Es besteht kein Zweifel, dass Schwankungen in unserem Hormonhaushalt während unseres Zyklus auch Stimmungsschwankungen nach sich ziehen. Ein Ungleichgewicht im Verhältnis der Östrogene zu Progesteron kann zu Stimmungsschwankungen und Gefühlsausbrüchen führen.

Früher bezeichnete man jede emotionale Anspannung vor der Periode als prämenstruelle Spannung. Heute wird das Ganze als Leiden oder Krankheit anerkannt und PMS (Prämenstruelles Syndrom) genannt.

Viele Frauen bitten mich, ihnen zu helfen, in der Woche vor der Periode gefühlsmäßig ausgeglichener zu werden. Sie sind überzeugt, dass die Hormone vollständig verantwortlich sind, und die meiste Literatur über Frauengesundheit stützt diese Theorie.

Einige Frauen haben Gewissensbisse wegen ihres Verhaltens und machen sich Sorgen, dass sie die Beziehung zu ihrem Partner oder ihren Kindern schädigen. Wenn man ihnen vorwirft, nörgelig oder irrational zu sein, fühlen sie sich schuldig und beschämt.

Obwohl Hormonschwankungen das Gefühlsleben beeinflussen können, muss man auch die täglichen Stresssituationen, die Frauen bewältigen müssen, in Betracht ziehen. Frauen erledigen immer noch die Hauptarbeit im Haushalt – Putzen, Kochen,

Kinderpflege, Einkaufen – und gehen oft noch einem Beruf nach. Daneben tragen sie häufig eine weitere doppelte Last: Sie müssen für die Kinder sorgen und ihre Partnerschaft lebendig erhalten. Und alles gilt als selbstverständlich. Klagen über diesen »Zustand« sind weit verbreitet.

Frauen schließen häufig bereitwillig Kompromisse, obwohl sie es nicht müssten. Während Kompromisse gut sind für diejenigen, die Konflikte und Streitereien vermeiden wollen, können sie sich gegen die Frauen wenden und tun es oft auch. Nicht selten führen sie bei den Betroffenen zu einem Gefühl absoluter Ohnmacht. Als Folge wächst im Inneren ein lebhafter Cocktail aus Gefühlen, darunter Depression, Enttäuschung, Groll und Ärger. Diese Gefühle suchen nach einem Ventil und kommen daher oft vor der Menstruation zum Ausbruch, wenn Frauen leichter bereit sind, sich zu behaupten, weil ihre Kraft zurückkommt.

Frauen brauchen sich für ihre Gefühle nicht zu entschuldigen; es ist gesund und natürlich, Gefühle zu haben und sie auszudrücken. Negative Stimmungsschwankungen und Depressionen sind wahrscheinlich die Folge unterdrückter Gefühle.

Während ich zugebe, dass es prämenstruelle Spannungen bei Frauen gibt, habe ich Bedenken, dass wir mit der Einordnung als Syndrom nur hormonelle Auslöser anerkennen und die wirklichen Probleme der Frauen herunterspielen. Viele Frauen erfahren täglich eine ungeheure Menge an Druck und Verantwortung. Es ist verständlich, dass sie sich vor der Menstruation überwältigt fühlen.

Es besteht die Gefahr, dass Frauen, die sich vor der Periode deutlich äußern, als irrational eingeordnet werden. Wenn wir das Ganze als prämenstruelles Syndrom bezeichnen, laufen wir Gefahr, zur negativen Einstellung zu Frauen und der Menstruation beizutragen und sie aufrechtzuerhalten. Dies wird deutlich, wenn Frauen, die vor der Periode versuchen, sich zu behaupten, mit Bemerkungen wie »ach ja, diese Zeit des Monats« abgeblockt werden.

Es gibt keinen Zweifel, dass physische Unausgewogenheiten und Veränderungen in unserem Körper eng mit unserer emotionalen Gesundheit verbunden sind. Ebenso wie die offensichtlichen hormonellen Schwankungen, die unsere Gefühle beeinträchtigen, können Frauen auch auf einer anderen Ebene zur prämenstruellen Spannung beitragen.

Frauen, die regelmäßig bei der Monatsblutung Beschwerden haben, sehen ihr verständlicherweise mit Angst und Widerwillen entgegen. Wenn ihre Periode näher kommt, ist es möglich, dass sie aus den erwarteten Schmerzen und Unannehmlichkeiten heraus so negative Gefühle wie Depressionen entwickeln.

Wenn wir die körperlichen Probleme, die mit der Menstruation verbunden sind, in Ordnung bringen, lindern wir oft indirekt negative Gefühle, die zur prämenstruellen Spannung beitragen. In diesem Kapitel umreiße ich einige körperliche und seelische Strukturen, die bei der prämenstruellen Spannung beobachtet wurden. Auch wenn sich die Ursachen und Symptome individuell unterscheiden, werden sich manche Frauen sicher mit einem »Typ« PMS identifizieren.

PMS Typ A

Anzeichen und Symptome dieses Typs PMS sind erhöhte nervliche Anspannung, Angst und Reizbarkeit. Es ist nicht ungewöhnlich, dass man sich weinerlich fühlt und Stimmungsschwankungen unterliegt, die nur schwer zu kontrollieren sind. Ihre Augen füllen sich vielleicht mit Tränen, obwohl Sie sich nicht wirklich traurig fühlen (dies kann auch an einem B_2-Mangel liegen).

Die Periode beginnt oft ziemlich plötzlich, die Blutung ist meist stark, und deshalb kommt es auch zu Verklumpungen. Frauen mit dieser Art Blutung haben oft einen birnenförmigen Körper (Po und Hüften sind stark ausgeprägt).

Dieser Typ PMS wird normalerweise mit einem hohen Östrogen- und niedrigen Progesteronspiegel in Verbindung gebracht.

Selbsthilfe: Nehmen Sie zusätzlich Vitamin B_6, Vitamin E, Zink, Magnesium und essentielle Fettsäuren zu sich. Magnesium und Vitamin B_6 helfen der Leber überschüssige Östrogene aufzuschließen, und Vitamin E ist ein mildes Gegenmittel gegen Östrogene. Auch Methionin (eine essentielle Aminosäure) reduziert überschüssiges Östrogen, gute natürliche Quellen dafür sind Knoblauch und Zwiebeln. Vermeiden Sie Koffein, das in Cola-Getränken, Schokolade, Tee und Kaffee ist. Trinken Sie stattdessen ein Löwenzahn-Getränk, denn es hilft Ihrer Leber, überschüssige Hormone auszufiltern. Vermeiden Sie allgemein Alkohol und Lebensmittel mit viel Hefe und tierischem Fett.
Wenn Sie eine Antibabypille einnehmen, die eine größere Menge Östrogen enthält, kann sie diesen Typ von PMS verstärken.

PMS Typ B
Die gefühlsmäßigen Veränderungen bei diesem Typ sind oft eng mit erhöhtem Stress verbunden. Während beide, Typ A und B, reizbar und launisch machen, macht Typ B aggressiver und anfälliger für Depressionen, wegen eines höheren Progesteron-Östrogen-Verhältnisses. Zu den körperlichen Veränderungen gehören Gewichtszunahme mit einer stärkeren Gewichtsansammlung am Oberkörper. Ich habe beobachtet, dass Frauen mit diesem Typ PMS oft eine apfelförmige Körperform (ausgeprägte Körpermitte) besitzen. Aufgrund von Hormonschwankungen oder Allergien kann es zum Anschwellen von Gesicht, Händen oder Füßen und zu Empfindlichkeit der Brüste kommen.
Selbsthilfe: Nehmen Sie zusätzlich Vitamin B_6, Vitamin C, Magnesium, Zink und essentielle Fettsäuren zu sich.
Essen Sie weniger Salz und rotes Fleisch, weil dies Ihrem Körpertyp nicht gut tut und den Progesteronspiegel heben kann.
Einige Frauen brauchen ein natürliches Entwässerungsmittel, wie Sellerie oder Wacholder, um die Wasseransammlungen zu reduzieren.

Trinken Sie täglich ein Löwenzahn-Getränk statt Tee und Kaffee.

PMS Typ C

Dieser Typ PMS wird oft mit Schwankungen im Blutzuckerspiegel verbunden. Heißhunger auf Süßes tritt auf. Gelegentlich gibt es hormonell bedingtes Kopfweh, und Sie fühlen sich müde. Wenn der Blutzuckerspiegel absinkt, fühlen Sie sich schwindlig, der Ohnmacht nahe, und das Herz klopft stark. Die Stimmungen schwanken mit dem Blutzuckerspiegel, Reizbarkeit kann eine Folge sein.

Dieser Typ PMS wird mit Problemen im Insulin-Stoffwechsel in Verbindung gebracht und kann auch mit einem Magnesiummangel zusammenhängen. Insulin ist das Hormon, das hilft, den Zucker und die Stärke in unserer Ernährung in Glukose für Energie umzuwandeln. Wenn Sie den Verdacht haben, dass Ihr Blutzuckerspiegel schwankt, sollten Sie von Ihrem Arzt einen Blutzuckertest durchführen lassen.

Selbsthilfe: Nehmen Sie zusätzlich den Vitamin-B-Komplex, Zink, Mangan, Magnesium und essentielle Fettsäuren zu sich.

Dieser Typ PMS spricht normalerweise auf Ernährungsumstellungen an. Sie müssen regelmäßig kleinere Mahlzeiten essen, die stärkehaltige Lebensmittel (Reis, Brot, Kartoffeln, Pasta, stärkehaltige Früchte und Gemüse) enthalten sollten, dazu einige Proteine von hoher Qualität (mageres Fleisch, Geflügel, Fisch, Eier, Nüsse und Samen, Magermilchprodukte). Vermeiden Sie jeglichen Zucker, einschließlich Honig. Trinken Sie Fenchel- oder Brennnesseltee.

PMS Typ D (Depression)

Dieser Typ PMS ruft Gefühlsschwankungen hervor, zu denen Depressionen, Vergesslichkeit, Verwirrung, Schlaflosigkeit und Weinen gehören. Es wird oft mit einem Mangel an Schilddrüsenhormon in Verbindung gebracht, außerdem gehört ein niedriger Östrogen- und hoher Progesteronspiegel dazu.

Selbsthilfe: Die Einnahme von Riementang und Kaliumjod sind sehr hilfreich. Die Ernährung sollte leicht verdauliche Lebensmittel umfassen, zum Beispiel frisches Gemüse, viel Salat, Fisch (nicht gebraten), frisches Obst, Reis und Gerste.

PMS Typ H (Hyperhydratation)

Frauen mit diesem Typ PMS haben Schwierigkeiten mit Flüssigkeitsansammlungen, Gewichtszunahme, Empfindlichkeit der Brüste, geschwollenen Gliedmaßen und Blähungen. All diese Symptome können direkt mit einem erhöhten Natriumspiegel im Körper und reichlichem Alkoholgenuss zusammenhängen.
Selbsthilfe: Nehmen Sie zusätzlich Vitamin B_6 zu sich, um die Entwässerung zu fördern, außerdem den Vitamin-B-Komplex und Vitamin E. Vermeiden Sie Salz. Lesen Sie bei Fertiggerichten die Zutatenliste durch, um den Natriumgehalt festzustellen, denn Sie sollten sich auf 300 bis 600 mg Natrium täglich beschränken. Eine Scheibe Brot enthält etwa 150 mg Natrium (wenn sie nicht salzarm ist), und ein gestrichener Teelöffel Salz enthält 2000 mg Natrium.

PMS – allgemeine Ernährungsrichtlinien

Jede Frau ist in der Lage, ihr körperliches und seelisches Wohlbefinden zu verbessern, indem sie ihre Ernährungsgewohnheiten ändert.

- Vermeiden Sie Alkohol, Tee, Kaffee, Schokolade.
- Rauchen Sie nicht.
- Nehmen Sie mehr Fisch zu sich, vor allem ölhaltigen Fisch (Kabeljau, Thunfisch, Lachs) und Samenkerne (Sonnenblumen, Sesam, Kürbis, Leinsamen).
- Beschränken Sie die tierischen Fette in Ihrer Ernährung (dies gilt auch für Vollmilchprodukte).
- Essen Sie täglich frisches Obst und frisches Gemüse.
- Verwenden Sie für Salatdressings kalt gepresstes Lein-, Oliven- oder Sonnenblumenöl.
- Vermeiden Sie raffinierten Zucker.

- Geben Sie kein Salz an Ihr Essen, und halten Sie den Natriumgehalt so gering wie möglich.

Stress und Ihre Stimmungen

Emotionaler Stress kann entweder die Folge von Überforderung sein, aber auch von zu wenig Abwechslung in Ihrem Leben. Andauernder Stress kann ernsthafte Auswirkungen haben, zum Beispiel Lethargie, Lustlosigkeit, Reizbarkeit, Angst, nervöse Spannung, Weinen ohne Grund, Depression oder gesellschaftlichen Rückzug.
Es ist wichtig, die körperlichen Symptome von Stress zu erkennen, denn wenn sie zu lange anhalten, können sie lebensbedrohlich werden. Zu ihnen gehören Kopfschmerzen, Herzklopfen, Übersäuerung des Magens, zitternde Hände und ein Gefühl der Unruhe, Konzentrations- und Gedächtnisverlust.

Den Stress überwinden

Sie können selbst etwas dazu tun, um den emotionalen Stress zu überwinden.

- Rauchen Sie nicht (hören Sie auf damit), denn Rauchen trägt zum Stress bei.
- Lernen Sie eine Entspannungstechnik und üben Sie regelmäßig.
- Schlafen Sie ausreichend.
- Trainieren Sie jeden Tag 30 bis 40 Minuten. Walking oder Schwimmen ist genau richtig.
- Vermeiden Sie Alkohol.
- Überprüfen Sie mit Ihrem Arzt oder Apotheker die Nebenwirkungen aller Medikamente, die Sie einnehmen.
- Vermeiden Sie Koffein – es ist in Cola-Getränken, Tee, Kaffee und Schokolade enthalten. Trinken Sie stattdessen Kräutertees wie Kamille- oder Baldriantee.

- Ernähren Sie sich gesund und ausgewogen. Zu Ihrer Ernährung sollten mageres Fleisch, Fisch, Hülsenfrüchte, frisches Obst und frisches Gemüse, Vollkornprodukte, Nüsse und Kerne gehören.
- Versuchen Sie, Umwelt- und chemische Gifte zu meiden.

Während sich die Energien Ihres Körpers aufbauen, ist es wichtig, dass Sie ruhen. Beobachten Sie Ihre Stresssituationen und deren Folgen, als ob Sie einen Fremden betrachten würden. Wenn Sie ein arbeitsreiches Leben haben, versuchen Sie, genügend Entspannung zwischenzuschalten. Langweilen Sie sich, dann sollten Sie sofort mit etwas Kreativem oder Anregendem beginnen.

Depression

Depression ist kein Gefühl von Enttäuschung und Frustration, wie wir es gelegentlich empfinden. Es handelt sich um einen lang anhaltenden und quälenden Zustand.

Eine Depression kann die Folge gesellschaftlicher Isolation sein, von geringem Selbstwertgefühl und einem negativen Bild von sich selbst, von Schmerzen und Krankheit oder von Verlust und Trauer.

Eine seelische Depression kann weit schlimmer sein als eine körperliche Krankheit. Sie führt Frauen oft in einen Zustand der Hoffnungslosigkeit, des geringen Selbstvertrauens und der geringen Energie.

Frauen sind besonders anfällig für eine Depression nach der Geburt eines Babys, vor der Menstruation und in der Menopause. Man kann dies wohl Schwankungen im Hormonspiegel zuschreiben, doch gibt es auch andere Einflüsse. Zum Beispiel einen Mangel an körperlicher oder seelischer Unterstützung, auch Ernährungsmängel, schlechter Schlaf oder der dauernde Konflikt mit einem Partner oder anderen Familienmitgliedern gehören dazu.

Viele Frauen sind so weit am Boden, dass sie sich nicht um Hilfe zu bitten trauen. Sie fühlen sich schuldig, weil sie schwach wirken und die anderen im Stich zu lassen scheinen. Die Vorstellung einer medikamentösen Behandlung, bei der sie Tranquilizer oder Antidepressiva nehmen sollen, erfüllt viele Frauen mit Besorgnis. Deshalb verbergen sie ihre Probleme oft vor ihrem Arzt. Manchmal müssen Verwandte an ihrer Stelle nach Hilfe suchen.

Selbstmordgedanken und -äußerungen sind weit verbreitet und sollten immer ernst genommen werden. Sie können die Depression zu einer tödlichen Krankheit machen.

Symptome einer Depression

Es gibt eine ganze Reihe von Symptomen, die mit einer Depression in Verbindung gebracht werden können. Dazu gehören:

- Ständige Gefühle von Wut und Traurigkeit, manchmal auch Schuldgefühle. Dies kann von Tag zu Tag wechseln.
- Negative Gedanken über die eigene Person, über die Umgebung, die Zukunft oder Besorgnisse.
- Konzentrationsschwierigkeiten; Sie führen nichts zu Ende, was Sie begonnen haben.
- Schlechter Schlaf.
- Appetitlosigkeit und Gewichtsabnahme oder übermäßiges Essen als Trost, das zu Übergewicht führt.
- Erhöhter Genuss von Alkohol und Zigaretten, vermehrte Einnahme von Schmerzmitteln.
- Kein Interesse an Sex und anderen Dingen, die Sie für gewöhnlich gern tun.

Nährstoffe gegen Depression

Es gibt eine ganze Anzahl von Möglichkeiten, wie Sie sich selbst bei einer Depression helfen können. Ein guter Anfang ist die Verbesserung Ihrer Ernährung. Unzureichende Ernährung kann eine Hauptursache für Stimmungsschwankungen und Verhaltensänderungen sein.

Wenn Sie depressiv sind, fällt es Ihnen mitunter schwer, sich zu motivieren, um gesundes Essen zuzubereiten und zu essen. Oft werden stark konservierte Fertiggerichte bevorzugt. Nicht ungewöhnlich ist Heißhunger auf schweres Essen wie Pizza, Torten, Pasteten, Pommes frites und Schokolade. Diese Lebensmittel liefern nicht die nötigen Nährstoffe, um das Nervensystem gesund zu erhalten.
Es gibt einige wesentliche Nährstoffe in Lebensmitteln, die unsere Stimmungen und unser Verhalten günstig beeinflussen. Essen Sie täglich Vollkornbrot und Cerealien, frisches Gemüse, Salat und Obst. Streichen Sie jeglichen Zucker aus Ihrer Ernährung. Vermeiden Sie konservierte Nahrungsmittel mit hohem Fettgehalt. Essen Sie regelmäßig Fisch. Verwenden Sie Olivenöl für Salatdressings, um essentielle Fettsäuren zu bekommen.
Haferflocken sind ein wunderbares Nerventonikum, essen Sie die Flocken als Porridge oder Müsli.
Grünes Gemüse und Vollkornprodukte sind gute Quellen für die B-Vitamine. Knoblauch, Ingwer und Zwiebeln helfen, einen Vitamin-B_6-Mangel auszugleichen, und können auch helfen, die Neurotransmitter in unserem Gehirn ausgewogen zu halten. Versuchen Sie diese Lebensmittel in Ihren täglichen Speiseplan aufzunehmen.
Nahrungszusätze, die bei Depression helfen können, sind essentielle Fettsäuren wie Fisch- oder Nachtkerzenöl, Magnesium, Vitamine des B-Komplexes und Vitamin C.

Selbsthilfe bei Depressionen

- Hören Sie auf zu rauchen, denn Tabakrauch zerstört wichtige Vitamine, die gegen die Depression ankämpfen.
- Vermeiden Sie Alkohol, denn er wirkt deprimierend.
- Vermeiden Sie Schmerzmittel und erst recht Drogen wie Marihuana, denn sie machen alles nur schlimmer.
- Verbessern Sie Ihre Fitness, denn durch Training werden natürliche Endorphine freigesetzt, so genannte »glückliche« Chemikalien.

- Aktivieren Sie Ihr gesellschaftliches Leben und bauen Sie sich eine Unterstützungsgruppe aus Freunden auf oder schließen Sie sich einer Selbsthilfe-Gruppe an.
- Vermeiden Sie, sich ohnmächtig zu fühlen, indem Sie Ihre Energie in Aktion, nicht in Reaktion umsetzen.
- Fliehen Sie aus dem alten Trott, indem Sie neue Möglichkeiten in Ihrem Leben suchen.
- Lernen Sie irgendeine Entspannungstechnik, zum Beispiel Yoga oder Tai Chi, oder üben Sie zu meditieren.
- Nehmen Sie sich Zeit für spielerische Aktivitäten, indem Sie neue Plätze aufsuchen oder etwas Neues tun, einfach um des Spaßes willen.
- Bringen Sie mehr Lachen in Ihr Leben, indem Sie einen lustigen Film oder eine komische Show besuchen, und lachen Sie einmal von Herzen.

Kräuter gegen Depression

Turnera aphrodisiaca: Wirkt antidepressiv, muss aber von einem Kräuterheilkundler verschrieben werden.

Johanniskraut (*Hypericum perforatum*): Diese Heilpflanze hilft bei Angst und Depression. Sie erhalten sie bei einem Kräuterheilkundler oder in Reformhäusern in Form von Tabletten oder Tee.

Melisse (*Melissa officinalis*): Wächst leicht in Ihrem Garten oder in einem Blumentopf und ergibt einen erfrischenden Tee.

Ganz wichtig: Es gibt Hilfe, wenn Sie unter einer Depression leiden! Sie müssen nicht allein damit kämpfen. Der erste Schritt zur Genesung ist, die Symptome zu beachten und sofort Hilfe zu suchen. Kontaktieren Sie ein Gesundheitszentrum für Frauen, Ihren Hausarzt oder rufen Sie eine telefonische Beratungsstelle für Frauen an. Es gibt auch in Ihrer Gegend Menschen, die Ihnen helfen!

Traditionelle Medizin und Stimmungen

Unter traditioneller Medizin versteht man die verschiedenen Richtungen der Naturmedizin, die sich zum Teil seit Jahrhunderten – im Fernen Osten oft seit Jahrtausenden – bewährt hat.

Ätherische Öle
Die altbewährte Aromatherapie hilft Ihnen, sich zu entspannen und das seelische Gleichgewicht zu finden. Sie ist berühmt dafür, dass sie Entspannung verschafft, die Stress und Angst lindert. Man kann sie durch andere Therapieformen ergänzen.
Die destillierten Essenzen aus verschiedenen Teilen von Blüten, Kräutern, Bäumen und anderen Pflanzen können helfen, das seelische Gleichgewicht wiederzugewinnen. Sie wirken direkt auf die Geruchszellen, die weit oben in der Nase sitzen. Wenn wir Düfte einatmen, erregen wir die Geruchszellen. Dies stimuliert Impulse, die durch Nervenfasern ins zentrale Nervensystem gehen und Signale an bestimmte Bereiche des Gehirns senden.
Wir wissen, dass Düfte Erinnerungen, die in unserem Unterbewussten gespeichert sind, auslösen können, die dann unser emotionales Verhalten beeinflussen. Es könnte zum Beispiel sein, dass Sie den Geruch von Jasminblüten mit einem Park oder Garten verbinden, in dem Sie als Kind gespielt haben. Dies kann Erinnerungen auslösen an Frühlingswetter, Wärme, Glück und ein Gefühl von Freiheit. Vielleicht erinnert Sie der Geruch von Lavendel an den Toilettentisch Ihrer Großmutter und löst so Gefühle von Sicherheit und Liebe aus.
Ätherische Öle sind leicht zu bekommen und einfach zu verwenden. Sie können direkt am Fläschchen riechen, sie auf die Haut geben oder sie in einer Duftlampe verwenden. Genießen Sie ein Vollbad, das einige Tropfen ätherischen Öls enthält. (Achten Sie stets auf die Gebrauchsanweisungen, die auf den Fläschchen stehen!) Hören Sie entspannende Musik bei Kerzenlicht und vergessen Sie die Spannungen des Tages.

Gönnen Sie sich eine Aromatherapie-Massage. Wenn Sie diese zwei Therapieformen kombinieren, werden Sie seelisch und körperlich davon profitieren.
Stress schafft Muskel- und Nervenspannungen im Körper, die sich vielfältig äußern. Einige weit verbreitete Probleme sind Kopfschmerzen, Neuralgien, Nacken- und Rückenschmerzen, Verdauungsstörungen, Verstopfung oder Durchfall, häufiges Wasserlassen, Bluthochdruck, Zähneknirschen und Schlaflosigkeit.
Massagen können helfen, diese Probleme in Ordnung zu bringen, und in Verbindung mit der Aromatherapie werden die Vorzüge dieser Behandlung deutlich verstärkt.
Angenehm zu riechen wird Ihnen oft ein besseres Selbstgefühl geben, und allein das wird Ihr Selbstbewusstsein stärken. Wenn Sie sich wertlos oder unattraktiv fühlen, sollten Sie sich selbst verwöhnen und Ihren Körper wissen lassen, dass Sie ihn lieben und für ihn sorgen.

Einige nützliche Aromaöle

Bergamotte: Ein hilfreiches Öl zur Entspannung, das sich auch gut zur Behandlung nervöser Verspannungen, Depression und geringer Energie eignet.
Jasmin: Unterstützt das Glücksempfinden.
Lavendel: Hilft gegen Stress und Angst.
Majoran: Die Verwendung dieses Öls gibt Selbstvertrauen.
Muskatellersalbei: Dieses Öl gleicht Ihre Stimmungen aus und regt die Kreativität an.
Rose: Dieser köstliche Duft gibt Ihnen Vertrauen und Glücksgefühl. Es tut gut, zum Beispiel Rosenöl nach einer Enttäuschung anzuwenden.
Rosmarin: Gut gegen geistige Müdigkeit und depressive Zustände.
Sandelholz: Wenn Sie dieses Öl wie ein Parfüm tragen, nehmen Sie die negativen Energien anderer Menschen nicht auf. Verwenden Sie es, wenn Sie sich erdrückt fühlen.

Ylang Ylang: Verwenden Sie dieses Öl, wenn Sie sich ängstlich und frustriert fühlen.
Zedernholz: Ein weiteres Öl gegen Depression, das auch zur Beschwichtigung der Angst eingesetzt werden kann.
Zitrone und Limette: Diese beiden Zitrusöle werden gegen Depression empfohlen.

Bach-Blüten

Die Bach-Blüten-Therapie wurde von Dr. Edward Bach vor mehr als 50 Jahren entwickelt und hilft, ihre seelische Gesundheit zu verbessern. Jedes ihrer Heilmittel hat ein positives Ergebnis.
Bach-Blüten eignen sich ausgezeichnet zur Selbsthilfe, Sie können sie nach Ihren seelischen Bedürfnissen auswählen. Lesen Sie sich die Liste durch und wählen Sie entweder ein einzelnes oder eine Mischung aus mehreren, wenn Sie das Gefühl haben, dass Sie mehr als eines der Heilmittel benötigen. Sie können beispielsweise Honeysuckle, Walnut und Wild Oat mischen, weil Sie eines davon aus der Vergangenheit holt, das andere Ihnen hilft, mit Veränderungen fertig zu werden und das dritte Ihnen die neue Richtung weist. Am besten verwenden Sie nicht mehr als fünf Heilmittel gleichzeitig.
Alle Bach-Blüten-Heilmittel gibt es im Laden, und sie sind absolut ungefährlich im Gebrauch. Sie können sie in etwas Wasser drei- oder viermal täglich einnehmen, in traumatischen Situationen oder in Zeiten von emotionalem Stress können sie bei Bedarf auch alle 15 Minuten eingenommen werden.
Es gibt 38 Bach-Blüten, die in sieben Kategorien aufgeteilt werden.

Übergroße Sorge für andere

Beech: Für diejenigen, die andere verändern möchten; kritisch, verurteilend und intolerant.
Chicory: Für diejenigen, die gern Besitzansprüche erheben; Fehler finden und unter Selbstmitleid leiden.

Rockwater: Für diejenigen, die anderen ein Vorbild sein möchten; streng, harte Aufseher.
Vervain: Für diejenigen, die überzeugen wollen; überenthusiastisch und unfähig, sich zu entspannen.
Vine: Für diejenigen, die beherrschen wollen; unflexibel und hart mit anderen.

Überempfindlichkeit
Agrimony: Für diejenigen, die ihre Sorgen hinter einer tapferen Fassade verbergen.
Centaury: Für »Fußabstreifer«, ängstlich darauf bedacht, anderen zu gefallen und leicht auszubeuten.
Holly: Gegen Hass, Eifersucht und Misstrauen, ein gutes Heilmittel, um Blockaden zu lösen.
Walnut: In Zeiten des Wechsels, wie der Pubertät und der Menopause, ein gutes schützendes Heilmittel.

Einsamkeit
Heather: Für einsame Menschen, die in ihre eigenen Probleme versponnen sind.
Impatiens: Gegen Ungeduld und Reizbarkeit.
Water Violet: Für diejenigen, die gern allein sind; stolze, herablassende und arrogante Typen.

Ungenügendes Interesse
Chestnut Bud: Für diejenigen, die immer wieder die gleichen Fehler machen und nicht aus ihren Erfahrungen lernen.
Clematis: Für verträumte, unaufmerksame Typen; ein gutes, verwurzelndes Heilmittel.
Honeysuckle: Für diejenigen, die in Erinnerungen an die Vergangenheit verhaftet sind.
Mustard: Gegen Depression aus unbekanntem Grund.
Olive: Gegen völlige physische und psychische Übermüdung.
White Chestnut: Gegen ständige Sorgen.

Wild Rose: Für diejenigen, die nie versuchen, Dinge zu verbessern; apathisch und ohne Ehrgeiz.

Ungewissheit
Cerato: Für diejenigen, die nicht an ihr eigenes Urteil glauben und ständig Rat suchen.
Gentian: Für diejenigen, die leicht zu entmutigen, skeptisch und pessimistisch sind.
Gorse: Gegen Mangel an Hoffnung und Verlust von Interesse am Leben; ein gutes Heilmittel gegen Depression.
Hornbeam: Gegen einen Mangel an Kraft und die Unfähigkeit, klarzukommen; gegen dieses »Montag-Morgen-Gefühl«.
Scleranthus: Für diejenigen, die unentschlossen und zögernd sind.
Wild Oat: Für diejenigen, die ihre Richtung im Leben nicht gefunden haben; es hilft, den Weg zu finden.

Angst
Aspen: Gegen undefinierbare Angst, Furcht und Ahnungen.
Cherry Plum: Gegen Angst vor dem Selbst; stille Verzweiflung und Selbstmordtendenzen.
Mimulus: Gegen bekannte Ängste wie Höhenangst oder Angst vor der Dunkelheit.
Red Chestnut: Gegen übertriebene Angst oder Sorge um andere, besonders geliebte Personen.
Rock Rose: Gegen extreme Angst oder Panik.

Mutlosigkeit und Verzweiflung
Crab Apple: Für diejenigen, die sich wegen ihrer Leiden schämen; ein reinigendes Heilmittel.
Elm: Gegen vorübergehende Gefühle des Ungenügens; Gefühle des Erdrücktseins.
Larch: Für diejenigen, die sich unterlegen fühlen und darauf warten, zu scheitern.

Oak: Für mutige Menschen, die trotz Druck oder Krankheit weiterkämpfen.
Pine: Gegen Schuldgefühle und Selbstvorwürfe; für diejenigen, die sich immer entschuldigen.
Star of Bethlehem: Bei Schock und Trauma.
Sweet Chestnut: Für diejenigen, die an der Grenze ihres Durchhaltevermögens angelangt sind; gegen Gefühle der Isolation.
Willow: Für diejenigen, die sich selbst Leid tun; Gefühle der Bitterkeit und des Grolls.

Rescue-Tropfen

Rescue-Tropfen werden aus fünf Heilmitteln zusammengestellt: Impatiens, Clematis, Rock Rose, Cherry Plum und Star of Bethlehem. Sie werden bei Notfällen angewendet oder in einer traumatischen Situation, damit die Menschen ruhig bleiben. Es ist ein fantastisches Heilmittel. Man sollte es für mögliche Unfälle im Handschuhfach des Autos mitnehmen und zu Hause im Arzneischrank griffbereit aufbewahren.

Frauen und Tranquilizer

Weltweit nehmen Frauen Tranquilizer oder stimmungsverändernde Medikamente, die Nebenwirkungen haben und abhängig machen. Während es Situationen gibt, in denen es völlig in Ordnung ist, dass diese Mittel verschrieben werden, nehmen viele Frauen sie ein, die sie eigentlich nicht bräuchten. Wenn Frauen versuchen, diese legalen, abhängig machenden Drogen aufzugeben, leiden sie unter Entzugserscheinungen, die weitaus schlimmer sind als die Symptome, derentwegen sie ihren Arzt aufsuchten. Spüren sie die Entzugserscheinungen, haben sie oft Angst, die Medikamente abzusetzen, weil sie fürchten, nicht mehr zurechtzukommen. Dies kommt daher, dass die Nebenwirkungen Angst, Verwirrung, Herzklopfen und Schwindel einschließen.

Mit Unterstützung kann die Abhängigkeit von Tranquilizern überwunden werden. Es ist möglich, Stimmungsschwankungen und emotionales Missempfinden mit natürlichen Therapien zu kontrollieren. Ich ermutige Frauen, an ihre eigene Fähigkeit zu glauben, das Gleichgewicht zu halten und ihre Gefühle durch Bewusstheit, Stressmanagement, Ernährungsumstellungen, Körpertraining und Naturheilmedizin zu kontrollieren.

Die östliche Theorie der Ausgewogenheit

Gleichgewicht, Balance, Ausgewogenheit – das sind alles Bezeichnungen für das Fundament unseres Wohlbefindens. Dazu gehört auch, dass die weiblichen und männlichen Energien, die in jedem von uns bestehen, ausbalanciert werden. Dies wird in der östlichen Philosophie als Yin und Yang beschrieben. Sie kennen sicher das Symbol, das die Harmonie dieser gegensätzlichen Kräfte darstellt (siehe Abbildung). Es zeigt, dass nichts in völliger Isolation existiert. Das Zeichen steht für Einheit, Harmonie und Ausgewogenheit.

Frauen und Männer tragen sowohl Yin- als auch Yang-Prinzipien in sich, die stark miteinander verbunden sind. Es ist für eine Frau unmöglich, ohne männliche Charakteristika zu sein, genauso wie es für einen Mann unmöglich ist, keine weibliche Seite zu besitzen.

Wir alle ruhen in männlichen und weiblichen Energien, und wir tragen alle Gene und Merkmale von unserer Mutter und unserem Vater in uns. Gemeinsam bilden sie unsere Unterscheidungsmerkmale, die sich in unserem Temperament, unserer Persönlichkeit, unseren Hormonen und unserer äußeren Erscheinung widerspiegeln. Eine Frau kann ebenso bestimmt und stark sein wie ein Mann aufnahmefähig und sensibel.

Seien Sie also kreativ. Akzeptieren Sie Ihre männlichen Energien und setzen Sie diese ein. Fühlen Sie sich aber auch wohl und

aufnahmefähig mit ihren weiblichen Energien. Wenn wir lernen, beide Aspekte unseres Selbst zu erkennen, zu akzeptieren und zu gebrauchen, werden wir viel dazu beitragen, den Graben zwischen den Geschlechtern zu schließen.
Lassen Sie uns einige der Prinzipien betrachten, für die dieses Symbol steht:

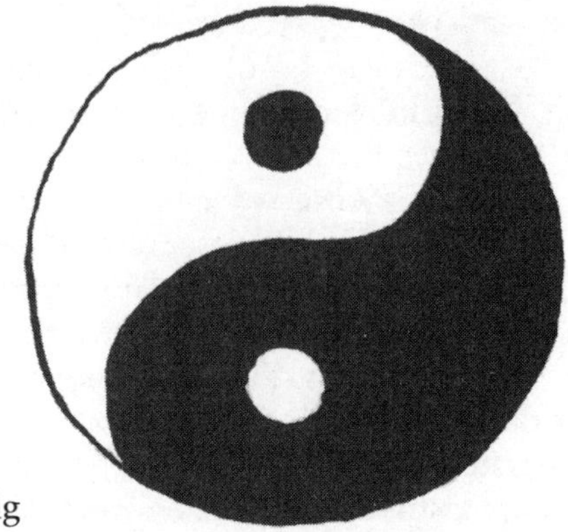

Yin	***Yang***
weiblich	männlich
schwach	stark
passiv	aggressiv
weich	hart
verborgen	offen
feucht	trocken
wässrig	feurig
dunkel	hell
negativ	positiv
innerlich	äußerlich
aufnahmefähig	kreativ

Ihre Energiezentren

Aus der Physik wissen wir, dass das Weltall aus einem Meer von Wellen und Energie besteht. Unser innerer Körper besteht auch aus Energiezentren, die in der östlichen Philosophie als Chakras bezeichnet werden und ihre Entsprechungen in den Körpersystemen, Drüsen und bestimmten Organen haben.
Die östliche Philosophie hat immer die Wichtigkeit der Kanäle, oder Meridiane, in denen Energie in einem bestimmten Muster durch unseren Körper fließt, anerkannt. Mangelnde Energie, Energieblockaden oder überschüssige Energie schaffen alle eine Unausgewogenheit, die zu gesundheitlichen Problemen führt. Die Veränderungen finden in unserem Energiebereich statt, bevor der Körper berührt wird. Dies erklärt, weshalb wir uns

oft vor dem Krankwerden müde und abgeschlagen fühlen. Die Energiefelder unseres Körpers unterscheiden sich je nach unserem Gesundheits- oder Krankheitszustand. Wenn wir beispielsweise eine Erkältung ausbrüten, werden wir uns einfach träge fühlen, wenn wir eine Grippe bekommen, fühlen wir uns wahrscheinlich erschöpft.

In den letzten Jahren wurde auch im Westen die Existenz von Energiefeldern entdeckt, indem man die elektromagnetischen Felder im menschlichen Körper überwachte. Diese Energiefelder sind in speziellen Bildern, den Kirlian-Fotografien, dargestellt worden. Sie zeigen die Aura einer Person – das Feld niedriger Energie, das den Körper umgibt. Die Aura ist für das menschliche Auge nicht sichtbar, kann aber in dieser Art Fotografie entdeckt werden – ein Beweis für ihre Existenz.

Die Chakren und die damit verbundenen Kristalle

Es gibt sieben Haupt-Chakren oder Energiezentren in unserem Körper, die dort zu finden sind, wo die Energiekanäle den Körper 21-mal kreuzen und zu einem Kraftzentrum werden. Fünf dieser Energiezentren liegen entlang der Wirbelsäule und die beiden anderen im Kopf. Alle Hauptzentren sind mit unserem Hormonsystem und unseren Drüsen (wie den Eierstöcken und der Bauchspeicheldrüse) verbunden, die zu körperlichen Medien dieser Energien werden.

Die Energie, die als *Prana* (in Indien) oder *Chi/Qi* (in China) oder *Ki* (in Japan) bekannt ist, kommt von der Sonne. Diese Energie kreist in allen Teilen unseres Körpers.

Kristalle besitzen die Fähigkeit, elektromagnetische Energie zu sammeln, zu bündeln, zu vergrößern und auszusenden. Obwohl unser Verständnis für Kristalle unvollständig ist, wissen wir, dass Kristalle empfangen und aussenden können, weil wir sie in Radios, Computern und Uhren verwenden. Man glaubt, dass sie sich auf die verschiedenen Chakren oder Energiezentren ausrichten und dabei helfen, die Energie im Körper zu kanalisieren oder zu bündeln.

Das Wurzel-Chakra

Es liegt am Grund der Wirbelsäule und ist mit den Nebennieren verbunden. Wir haben zwei Nebennierendrüsen, die direkt ans Nervensystem angeschlossen sind und verschiedene Hormone absondern, darunter Adrenalin und Noradrenalin, die unseren Körper zur Aktivität anregen, indem sie die Herzfrequenz steigern und die Blutgefäße verengen. Gesundheitsprobleme, die aus diesem Zentrum entstehen, führen zu Problemen mit der Vitalität. Da die Nebennieren über den Nieren liegen, können wir auch mit diesen Organen Probleme bekommen, zum Beispiel Veränderungen im Flüssigkeitshaushalt und des Blutdrucks.

Für das Wurzel-Chakra kann Rauchquarz verwendet werden, um die Nebennieren-Energie zu stärken und die sexuelle Energie auszugleichen. Rauchquarz ist ein Kristall, der die Träume stärker ins Bewusstsein bringen kann und sich hervorragend zur Meditation eignet.

Das Sakral-(Sexual-)Chakra

Es liegt etwas weiter oben an der Wirbelsäule und steht mit dem Fortpflanzungssystem in Verbindung, vor allem bei Frauen mit den Eierstöcken und bei Männern mit den Hoden. Energieprobleme in diesem Chakra können einen verstärkten oder verringerten Sexualtrieb, Unfruchtbarkeit, Blasenentzündung, Wucherungen wie Tumoren, Zysten und Unregelmäßigkeiten bei der Menstruation zur Folge haben.

Ein guter Stein für die Ausgewogenheit dieses Chakras ist der Karneol, der von orangerot bis tiefgolden sein kann. Dieser Stein hilft dem Körper, sich zu beruhigen und seine Mitte zu finden, und ist besonders wirksam, das Trauma eines sexuellen Missbrauchs zu mildern. Er kann direkt auf das Chakra gelegt oder am Körper getragen werden. Dieser Stein kann denjenigen, die den Mittelpunkt ihres Lebens verloren haben oder die sich zerstreut und verwirrt fühlen, helfen, wieder festen Boden unter die Füße zu bekommen. Man sagt, dass er die Liebe an-

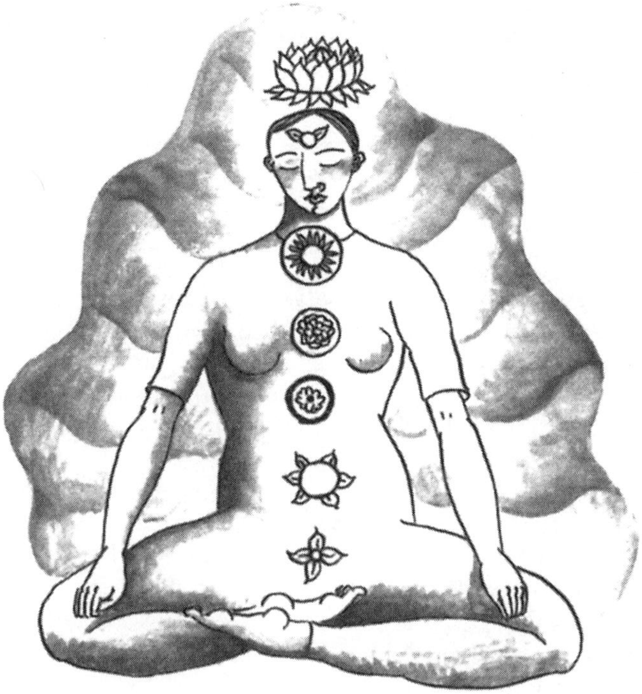

regt, den Optimismus weckt und hilft, spontaner zu handeln. Beide, das Wurzel- und das Sakral-Chakra, liefern Energie für unseren Körper und unsere Aktivität.

Das Nabel-(Solarplexus-)Chakra

Es sitzt auf einer Linie mit dem Nabel und ist der Zugang zu unseren Gefühlen und Empfindungen. Dieses Zentrum ist vor allem für ichbezogenes Verlangen zuständig. Als Organ wird diesem Chakra die Bauchspeicheldrüse zugeordnet, das heißt, Energieprobleme mit diesem Chakra äußern sich oft in Verdauungsstörungen, darunter Durchfall, Verstopfung, Geschwüre, Gallensteine, Diabetes oder diffuse Krämpfe um den Nabel.

Bernstein ist ein gelber Stein, den man einsetzen kann, um das Gleichgewicht dieses Chakras herzustellen. Wenn Sie sich ohnmächtig und ohne Kontrolle fühlen, kann dieser Stein die Freude zurück in Ihr Leben bringen.
Der Solarplexus ist ein sehr aktives Chakra, das dafür verantwortlich ist, die Energie der unteren Chakren zu sammeln und unsere Gefühle zu befreien.

Das Herz-Chakra
Es liegt zwischen den Schulterblättern und wird der Thymusdrüse zugeordnet, die nahe dem Herzen liegt. Der Energiefluss des Herz-Chakra setzt ein, wenn wir uns den Bedürfnissen anderer öffnen. Energieprobleme dieses Chakras zeigen sich am Herzen und im Kreislauf.
Rosenquarz ist ein guter Kristall, um das Herz-Chakra auszugleichen, da er innere Verletzungen heilen kann und den Glauben an sich selbst verstärkt. Er ist ein herrlicher Stein, um unterdrückte negative Gefühle wie Ärger, Groll, Furcht, Eifersucht und Hass zu klären, doch Sie müssen bereit sein, emotional loszulassen.
Das Herz-Chakra zieht Energie aus dem Nabel-Chakra und bringt so Energie in eine Entwicklung von der Ichbezogenheit zur Selbstlosigkeit.

Das Kehl-Chakra
Es liegt in der Kehle, wie schon der Name sagt, und wird der Schilddrüse zugeordnet. Wenn hier zu viel Energie sitzt, kann das zu einem erhöhten Stoffwechsel führen und damit zu Gewichtsverlust, Herzklopfen, verstärktem Schwitzen und Nervosität. Unterfunktion dieser Drüse bringt Gewichtszunahme, Trägheit, trockene Haut und Haarausfall mit sich. Lungen- und Halsprobleme können auch mit diesem Chakra zu tun haben, in dem das Zentrum Ihres kreativen Ausdrucks sitzt.
Für die Ausgewogenheit des Kehl-Chakras verwenden Sie einen blauen Kristall wie den Aquamarin, der auf allen Ebenen zur

Ausgewogenheit verhilft. Dieser Stein beschützt die Aura und hilft bei Gesundheitsproblemen mit den Nieren, der Milz, der Leber und der Schilddrüse.
Das Kehl-Chakra bündelt Energie, die zuerst das Herz-Chakra durchfließt. Wenn diese beiden Chakren ausgewogen sind, haben wir kreative Energie, die wir für andere einsetzen.

Das Stirn-Chakra (Das Dritte Auge)

Es liegt genau zwischen den Augen und wird direkt der Hypophyse zugeordnet. Die Hypophyse erhält vom Gehirn Befehle, um andere Drüsen zur Produktion anzuregen. Wie die Hypophyse wird auch das Stirn-Chakra durch ein höheres Zentrum beeinflusst, durch das Kronen-Chakra.
Im Stirn-Chakra werden Gedanken und Ideen aus dem höheren Chakra, dem Kronen-Chakra, zur praktischen Form überarbeitet und dann mithilfe der anderen Chakren verteilt und geäußert.
Gesundheitsprobleme in Zusammenhang mit Unausgewogenheit des Stirn-Chakras sind Schwierigkeiten mit den Augen und Migräne, bei jemandem, der zu viel von sich verlangt.
Wenn das Stirn-Chakra im Gleichgewicht ist, steht es für eine sehr kreative und ausgeglichene Persönlichkeit. Es wird allgemein aktiviert, wenn Sie Kontrolle, Harmonie und eine Richtung in Ihrem Leben haben.
Ein nützlicher Stein, um das Stirn-Chakra auszubalancieren, ist der Azurit, ein königsblauer Stein. Er wird helfen, Ihre Kreativität und Intuition zu vergrößern und geistige Klarheit zu erlangen.
Zwischen dem Sakral-, dem Kehl- und dem Stirn-Chakra gibt es eine Verbindungslinie von Aktivität, die dann zum höchsten Chakra, dem Kronen-Chakra, führt.

Das Kronen-Chakra

Dies ist unser oberstes Chakra und der lichtempfindlichen Zirbeldrüse zugeordnet. Das Chakra ist auch lichtempfindlich, aber auf andere Art. Unser oberstes Chakra ist empfänglich für das innere Licht, das Licht unseres Geistes oder unserer Seele, und in diesem Bereich findet unser geistiges Wachstum statt. Unser Körper kann als Tempel für dieses innere Licht betrachtet werden, und wenn dieses Chakra durch Gebet oder Meditation aktiviert wird, können wir größere Klarheit der Gedanken erreichen und ausgeglichener werden.

Unausgeglichenheit äußert sich in Spannungskopfschmerz, sprunghaften Gedanken, Gedächtnisproblemen und Angst.

Der Kristall für dieses Chakra ist der Alexandrit, der tief purpur oder rot ist. Dieser Stein hilft Ihnen, Ihren geistigen und emotionalen Körper in Ordnung zu bringen und Ihr spirituelles Wachstum zu verstärken.

Die innere Seele ist der unzerstörbare Teil unserer Natur, und sie drückt sich durch das oberste Chakra aus. Nehmen Sie sich die Zeit, um dieser kleinen Stimme zuzuhören, die mit großer Weisheit spricht.

Die Chakren ins Gleichgewicht bringen

Weniger wichtige Energiezentren liegen an einer Reihe von Stellen, zum Beispiel in den Handflächen, in den Kniekehlen und auf den Fußsohlen. Viele weitere kleine Zentren sind auch traditionelle Akupunkturpunkte. Die wichtigsten Chakren müssen im Gleichgewicht sein, damit die Energie frei zu diesen anderen Zentren fließen kann und so ein Höchstmaß an Gesundheit und Vitalität garantiert ist. Dies kann durch viele Therapiemethoden erreicht werden, zum Beispiel Kinesiologie, Akupunktur, Akupressur, Reflexzonenmassage, Meditation und viele Arten der Massage. Sogar einige Arten von sportlichem Training und Kampfsportarten beinhalten Übungen zum Ausgleich und zur Klärung des Energieflusses.

Wenn Sie zu diesen Therapien keinen Zugang haben und Ihre Energiezentren nur mit Kristallen wieder in Ordnung bringen möchten, wählen Sie einen, der Ihren Bedürfnissen entspricht. Heben Sie ihn an Ihrem Bett oder bei der Arbeit in Ihrem Schreibtisch auf. Sie können ihn aber auch in der Tasche tragen oder als Schmuckstück.

Eine einfache Übung zur Selbsthilfe mit Kristallen

Quarzkristalle sind entweder positiv – männlich und klar – oder negativ – weiblich und trübe. Um Ihre Energie in Ordnung zu bringen, wählen Sie vier Kristalle aus, zwei weibliche und zwei männliche. Legen Sie sich auf den Boden und arrangieren Sie die Kristalle wie folgt: Platzieren Sie einen klaren männlichen Kristall, nach unten gerichtet, einige Zentimeter vom Kronen-Chakra entfernt. Geben Sie einen milchigen weiblichen Kristall zwischen Ihre Füße, die Spitze nach innen gerichtet. Die zwei restlichen Kristalle legen Sie in Ihre Handflächen, den weiblichen links und den männlichen rechts.

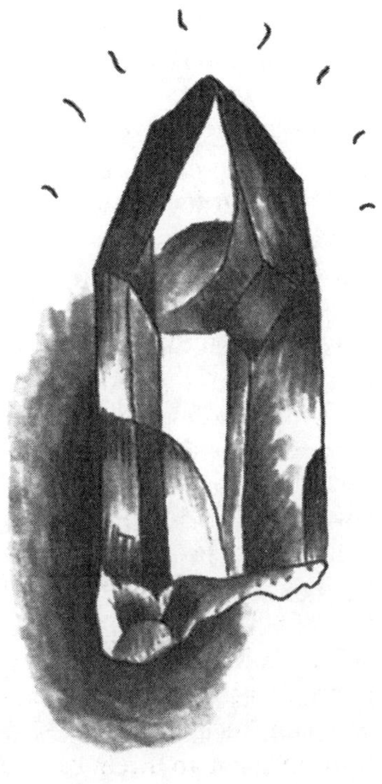

Der linke zeigt direkt zum Herzen und der rechte auf die Füße. Lenken Sie Ihre Bewusstheit auf jeden dieser Kristalle, und entwickeln Sie positive Gefühle wie Liebe oder Freude in Bezug auf sie.

Wenn Sie ein starkes Vorstellungsvermögen haben, stellen Sie sich vor, dass diese positiven Gefühle in einem Ausbruch von Energie von Kristall zu Kristall und zurück zu Ihnen gesandt werden.

Sexuelles Verlangen

Ihre Libido zu verstärken und ein aktives sexuelles Leben zu führen, fordert eine gute Ernährung, regelmäßiges Körpertraining und eine gesunde Einstellung zum Sex. Diese Faktoren mit den Informationen aus diesem Kapitel zu verbinden führt nicht nur zu guter Gesundheit, sondern vergrößert auch Ihr sexuelles Vergnügen.

Es ist ein Mythos, dass Frauen eine schwache Libido haben, während Männer aufgrund eines höheren Testosteronspiegels ein starkes sexuelles Verlangen besitzen. Obwohl es wahr ist, dass Testosteron die Libido verstärkt, heißt dies nicht automatisch, dass Frauen einen geringeren Sexualtrieb haben. Frauen werden jedoch nur selten ermutigt, ihr sexuelles Verlangen zu zeigen, im Gegenteil, man sagt ihnen, sie seien Objekte der Begierde. Höchste Zeit, sich selbst zu befreien und Spaß zu haben! Setzen Sie Ihre Fantasie ein und durchbrechen Sie die Langeweile der Routine. Beginnen Sie damit, mehr Kontrolle über Ihre sexuellen Erlebnisse auszuüben, versuchen Sie, nicht von der Erregung Ihres Partners abhängig zu sein. Sorgen Sie dafür, dass Sex Spaß bringt und aufregend ist.

Verständigen Sie sich mit Ihrem Partner und seien Sie völlig aufrichtig, was Ihre Wünsche und Reaktionen angeht. Wechseln Sie sich ab beim Geben und Empfangen von Lust. Um Ihre Libido wieder zu wecken, kann es auch sein, dass Sie sich selbst befriedigen sollten.

Substanzen zur Anregung der sexuellen Erregbarkeit werden als Aphrodisiaka bezeichnet, ein Begriff der vom Namen Aphrodite, der griechischen Göttin der Schönheit und Liebe, abgeleitet ist. Ein Aphrodisiakum ist alles, was ihr sexuelles Verlangen anregt oder steigert.

Im Verlauf der Geschichte sind viele Stoffe als Aphrodisiaka eingesetzt worden, doch einige waren extrem giftig und riefen Entzündungen hervor.

Bei den meisten handelte es sich um Chemikalien oder Pflanzen mit starkem Alkaloidgehalt, und wenn sie innerlich angewendet wurden, konnten sie heftige Entzündungen des Gewebes und manchmal den Tod hervorrufen. Manche Reizstoffe, wie Brennnessel oder Chili, wurden direkt auf die Genitalien gerieben, um den Blutandrang zu vergrößern und durch Stimulation sexuelle Erregung zu schaffen. Geraten Sie nicht in Versuchung, dies zu tun, es führt oft nur zu Stauungen, Brennen oder Reizungen.

Wer das Bedürfnis verspürt, seine sexuelle Gesundheit zu verbessern, sollte tunlichst nur Substanzen verwenden, die nicht abhängig machen, ungiftig, ungefährlich und natürlich sind. Es gibt eine Reihe traditioneller Mittel, die sehr nützlich sind, um einer erlahmenden Libido Auftrieb zu geben, und auch Aromatherapie kann die Sinne anregen. Ich werde Ihnen die geheimnisvollen Wege enthüllen, wie Aphrodisiaka die sexuelle Erregung steigern können, und ich werde Ihnen verraten, wie Sie diese richtig verwenden.

Bei weitem das zuverlässigste und preiswerteste Aphrodisiakum ist eine richtige Ernährung, denn die Ausgewogenheit der Nährstoffe in Ihrem Körper hilft Ihnen, sexuell empfindsam und energiegeladen zu sein, wann immer eine entsprechende sexuelle Reaktion erwartet wird. Dies ist nicht auf junge Leute beschränkt, denn unser Körper kann in jedem Alter sexuell empfindsam sein, vorausgesetzt, wir ernähren ihn gut. Für eine optimale sexuelle Funktion müssen wir unser Drüsensystem ernähren, das als endokrines System bezeichnet wird. Hier werden die Hormone produziert, die wir für gesunde Fortpflanzungsorgane und für die Anregung der Sekrete in der Scheide als Gleitmittel brauchen.

Die Nebennieren sind oberhalb der Nieren platziert und gehören zum endokrinen oder Drüsensystem. Sie sondern Hormone wie Adrenalin ab, das für Muskelkontraktionen und eine erhöhte Blutzufuhr zu den Muskeln wesentlich ist. In Zeiten gefühlsmäßiger Erregung gelangt es in den Blutkreislauf. Die Sekretion von Adrenalin verbessert Ihr sexuelles Durchhaltevermögen und Ihre Empfindsamkeit. Nahrungsmittel, die für eine ausgewogene Funktion der Nebennieren sorgen und sie verbessern, sind jene, die reichlich Vitamin A, C, E, einige der Vitamine des B-Komplexes, Zink, Magnesium und essentielle Fettsäuren enthalten.

Zum Orgasmus kommen

Während des Orgasmus sind die Kapillargefäße unter der Hautoberfläche und in den Genitalien stark mit Blut gefüllt. Man führt dies auf erhöhte Mengen von Histamin, die in unserem Blut transportiert und ins Körpergewebe abgegeben werden, zurück.
Histamin ist ein Katalysator, der Kapillargefäße öffnen kann, damit sie sich mit Blut füllen. Es beschleunigt auch die Herzfrequenz und verursacht Muskelkontraktionen. Es ist nicht die einzige Substanz in unserem Körper, die diese Funktion hat, aber Forschungen haben ergeben, dass ein geringer Histamingehalt im Blut mit der Unfähigkeit, einen Orgasmus zu erreichen, verbunden ist.

Nährstoffe, die dem Orgasmus dienen
Um die Produktion von Histamin zu unterstützen, können Sie Nahrungsmittel in Ihre Ernährung aufnehmen, die reich an der Aminosäure Histidin sind. Gute Quellen dafür sind Hüttenkäse, Eier und Linsen.
Vitamin B_5 und Rutin, die zur Gruppe der Bioflavanoide gehören, werden auch zur Produktion von Histamin gebraucht.

Vitamin B_3 veranlasst die Blutgefäße unmittelbar unter der Haut, sich zu öffnen und mit Blut zu füllen. Dies steigert Ihre Empfindsamkeit.

Vitamin B_6 ist direkt an der Produktion der Sexualhormone beteiligt. Die Aufnahme von Nahrungsmitteln, die reich an diesem Vitamin sind, kann also die Geschlechtsdrüsen wieder erwecken.

Vitamin E wurde lang als das »Sex-Vitamin« propagiert, weil es eine vorteilhafte Wirkung auf unsere Fortpflanzungsorgane und Hormonproduktion hat.

Zink ist nötig, um beim Befeuchten der Vagina zu helfen, und Selen ist ein Mineralstoff, der die Libido steigert und die Hormone reguliert. Austern sind eine gute Quelle für Zink und Selen; sie regen den Sexualtrieb natürlich an und werden seit Jahrhunderten als Aphrodisiakum betrachtet.

Die Aminosäure Tyrosin hebt die Stimmung und fördert den Orgasmus. Sie wird vom Körper benötigt, um Hormone herzustellen. Man findet sie in Mandeln, Rindfleisch, Hühnerfleisch, Fisch, Sojabohnen und Käse.

Wenn Sie Nahrungsmittel, die reich an diesen Nährstoffen sind, in Ihre Ernährung einschließen, wird Ihnen das helfen, Ihr sexuelles Potential zu vergrößern. Gute Quellen für diese Nährstoffe finden Sie im Kapitel »Nährstoffe und ihre Quellen verstehen«.

Natürliche und ungefährliche Aphrodisiaka

Viele Pflanzensubstanzen stehen in dem Ruf, Aphrodisiaka zu sein. Alle nachfolgenden Substanzen bekommen Sie bei einem Kräuterheilkundler oder Homöopathen.

Blasentang (*Fucus vesiculosus*): Wird wegen seines Nährstoffgehalts als Aphrodisiakum betrachtet. Blasentang liefert eine Fülle an Vitaminen, Mineralstoffen und Spurenelementen und ist die reichste natürliche Quelle an Jod. Jod ist für die Gesundheit unserer endokrinen Drüsen und besonders für die Schilddrüse von Wichtigkeit. Bei einer Unterfunktion der Schilddrüse ist die Hormonproduktion verringert, und der ganze Körper wird träge. Die Schilddrüse kontrolliert nämlich den Stoffwechsel unseres Körpers. Ohne eine gesunde Menge des Schilddrüsenhormons fühlen Frauen ihre sexuelle Kraft und Libido geringer werden. Vogelnester-Suppe ist in China seit Tausenden von Jahren ein Aphrodisiakum. Die Nester bestehen aus Tang und Fischlaich.

Bockshornklee (*Trigonella foenum-graecum*): Ist eine der ältesten Heilpflanzen, die angebaut wurden. Man hatte Reste davon im Grab von König Tut-ench-Amun gefunden, der 1323 vor Chr. starb. Diese nährstoffreiche Pflanze enthält viele Mineralstoffe, Vitamine und essentielle Fettsäuren, vor allem die Vitamine A und D, die für die Hormonproduktion von Bedeutung sind. Sie enthält pflanzliche Steroide, wovon Disogenin zur Synthese von Sexualhormonen verwendet wird. Bei vielen Kulturen galt Bockshornklee als Aphrodisiakum.

Dreiblatt (*Trillium erectum*): Die meisten Arten dieser Pflanze sind in Nordamerika heimisch und wurden schon lange von indianischen Frauen zur Behandlung einer ganzen Reihe weiblicher Gesundheitsprobleme gebraucht. Es wird traditionell von Frauen als Aphrodisiakum verwendet, die weiß blühende Art soll die stärkste Wirkung haben.

Muskat (*Myristica fragrans*): Dieses weit verbreitete Gewürz hat eine lange Geschichte im kulinarischen und medizinischen Gebrauch. Das Öl wird als hautrötend bezeichnet, das heißt, es kann örtliche Reizungen auf der Haut hervorrufen, weil es Blut zur Oberfläche bringt und dadurch eine Rötung verursacht. Muskat ist eine betäubende Heilpflanze und wirkt anregend auf den Magen-Darm-Trakt. In kleinen Mengen regt es den Appetit an und fördert die Verdauung. Es kann auf verschiedene Art eingesetzt werden. Das Öl kann direkt auf die Klitoris oder den Penis gerieben werden, um eine Reizung zu erreichen. Dadurch wird die Blutzufuhr im Oberflächengewebe verstärkt und die Erregung erleichtert. Außerdem kann seine betäubende Wirkung in geringen Dosen ein Rauschgefühl bringen, sodass der Benutzer seine Hemmungen fallen lässt und den Liebesakt ausdehnen kann. Als Gewürz gilt Muskat als ungefährlich. Muskatöl darf nicht innerlich angewendet werden!

Safran (*Crocus sativus*): Wird seit langem als Aphrodisiakum verwendet. Er gilt als heilige Farbe und wird in der Küche zur Bereicherung des Geschmacks und zum Färben der Speisen verwendet.

Turnera aphrodisiaca: Hat eine lange Geschichte als Tonikum und Aphrodisiakum. Es hilft, die Ausgewogenheit der Hypophyse herzustellen, und hat eine anregende Wirkung auf den Schleim im Genital- und Harntrakt.

Vanille (*Vanilla planifolia*): Die Vanilleschote ist als Aphrodisiakum bekannt. Heute wird sie wegen ihres Aromas meist in der Küche verwendet. Die Azteken würzten mit Vanille Schokolade, die ebenfalls als Aphrodisiakum gilt. Als die Engländer Schokolade kennen lernten, hatten sie Angst, dass diese die Keuschheit ihrer Frauen gefährden würde. Es dauerte bis zum Ende des 18. Jahrhunderts, dass Frauen ohne Einschränkungen Schokolade trinken durften!

Ätherische Öle

Moderne Parfums werden in Labors hergestellt, wo man auf der Suche nach dem Superaroma chemische Zutaten kombiniert. Vielleicht sollten die Hersteller nur nach den berauschenden Düften der flüchtigen Essenzen im Garten der Natur schauen.

Eine der verführerischsten Frauen der Geschichte, Kleopatra, parfümierte ihren Körper mit duftenden Ölen. Sie ließ sogar die Segel ihres Schiffs in ätherische Öle tauchen. Einige ätherische Öle verströmen höchst erotische Düfte. Sie können sexuelles Verlangen wecken und Ihnen helfen, Ihren Partner so zu verführen, wie der Duft der Blüten die Bienen anlockt.

Ätherische Öle können in einer Duftlampe verwendet werden: Geben Sie etwas Wasser in die Schale der Duftlampe, fügen Sie einige Tropfen Öl hinzu und zünden Sie die Kerze darunter an. Das Öl gibt seinen Duft ab, bis das Wasser verdampft ist. Die Duftlampe nie unbeaufsichtigt brennen lassen!

Für ein feineres Aroma geben Sie einige Tropfen in einen porösen Tontopf. Wenn das Öl eindringt, gibt es für einige Zeit einen zarten Duft ab. Wenn nötig, mit einigen Tropfen auffrischen.

Im Folgenden finden Sie einige ätherische Öle, die Sie anwenden können, um Ihre sexuelle Empfindsamkeit zu vergrößern.

Jasmin (*Jasminum grandiflorum*): Das Öl duftet süß und berauschend und besitzt ein faszinierendes Aroma. Im Lauf der Geschichte haben viele Frauen dieses Öl verwendet, um zur Ekstase zu kommen.

Muskatellersalbei (*Salvia sclarea*): Gehört zur gleichen Familie wie der Gewürzsalbei, hat aber ein verlockenderes Aroma. Wenn Ihr Geist mit hartnäckigen Gedanken belastet ist und Sie nicht entspannen und sich konzentrieren können, kann das Öl dieser Pflanze Ihnen helfen. Vielleicht möchten Sie besser mit Ihrem Partner kommunizieren oder möchten, dass er freier mit Ihnen spricht. Salbei hat eine starke Verbindung zur Kehle und kann Blockaden im Kehl-Chakra lösen. Muskatellersalbei öffnet Wege der Kommunikation, sodass Sie Ihre Wünsche leichter ausdrücken oder die Energie Ihres Herzens fließen lassen können.

Neroli (*Citrus aurantium*): Ist aus den Blüten der Bitterorange gemacht und war im 18. Jahrhundert Bestandteil des Eau de Cologne. Es ist leicht hypnotisch und beruhigt in Stresssituationen. Neroli gilt als Aphrodisiakum und Mittel zur Behandlung einer schwachen Libido. Es hilft, sich während des Vorspiels oder beim Masturbieren entspannt und entdeckungsfreudig zu fühlen.

Patchouli (*Pogostemon patchouli*): Das Öl stammt von den Blättern einer Pflanze, die in Malaysia beheimatet ist. Sein Duft ist exotisch, schwer und berauschend, und es kann die sexuelle Empfindsamkeit anregen.

Rose (*Rosa damascena*): Der Mythos berichtet, dass Rosenöl das Blut der Göttin Aphrodite ist. Sein aufwühlender Duft erzählt von Liebe. Das Aroma hält lange vor und beeinflusst das Herz.

Sandelholz (*Santalum album*): Dieses Öl wird aus dem Kernholz eines immergrünen Baumes gewonnen, der seit dem 5. Jahrhundert v. Chr. als heilig gilt. Der Duft erregt die Sinne und hat ein weiches, holziges Aroma, das dem männlichen Pheromon ähnelt, dem Paarungssignal, das vom Hormon Androsteron produziert wird.

Ylang Ylang (*Cananga odorata*): Dieses Öl wird aus den Blüten eines tropischen Baumes hergestellt und ist auf den Philippinen als »Blume der Blumen« bekannt. Traditionell werden dort die Blüten auf das Bett von Neuvermählten gestreut, um ihnen zu helfen, die Nervosität zu überwinden und das sexuelle Vergnügen zu erhöhen. Es hat einen berauschenden, exotischen Duft.

Zeder (*Cedrus atlantica*): Das destillierte Öl des Zedernholzes hat ein herrliches, trockenes holziges Aroma, das die sexuelle Empfindsamkeit anregt. Zeder löst Spannungen und hält Sie in Ihrer Mitte.

Zimt (*Cinnamomum aromaticum*): Der Zimtbaum gehört zu den ältesten Gewürzpflanzen, die traditionell als Aphrodisiakum verwendet wurden. Das ätherische Öl wird verwendet, um Essen und Parfüms zu würzen. Zimt kann auch zur Behandlung von Impotenz bei Männern eingesetzt werden.

Homöopathische Heilmittel gegen eine schwache Libido

Homöopathische Heilmittel werden Ihren individuellen Bedürfnissen entsprechend verschrieben. Hier ist ein kurzer Überblick, wie einige Mittel helfen können, um Probleme zu behandeln, die zu einer sexuellen Schwäche beitragen können.

Natrium muriaticum D6: Gegen sexuelle Schwäche in Verbindung mit nicht überwundener Trauer oder unterdrückten Gefühlen.

Phosphorsäure D6: Ein Gegenmittel, wenn Sie sich zu müde für den Geschlechtsverkehr fühlen.
Sepia D6: Wenn Sie allein bleiben möchten und sich Ihrem Partner gegenüber gleichgültig fühlen.

Körperliche und emotionale Blockaden

Es ist möglich, sexuelles Verlangen zu hemmen, indem Sie Ihre sexuelle Energie blockieren. Physische Ursachen können mit Spannungen im Kreuzbereich zu tun haben. Schlechte Durchblutung und/oder Nervenschäden im Bereich der Lendenwirbel an der Basis der Wirbelsäule können Ihr Sexualleben beeinträchtigen. Wenn Ihr Partner Probleme mit Impotenz hat oder Sie oder er Schmerzen oder Spannungen im Kreuz empfinden, sind wahrscheinlich strukturelle oder Gefäßprobleme die Ursache.

Man kann viele Behandlungsweisen in Betracht ziehen. Zu den weit verbreiteten und hilfreichen Maßnahmen gehören Akupunktur, Massagetherapie, Shiatsu, Chiropraktik und Physiotherapie. Haben Sie keine Angst, diese Therapien auszuprobieren, sie können sehr wirksam sein.

Die vielfältigen emotionalen Faktoren, die unser Sexualleben blockieren können, reichen von geringem Selbstwertgefühl und Unzufriedenheit mit dem eigenen Körper bis hin zu belastenden Erinnerungen an Inzest und sexuellen Missbrauch. Sie sollten, wenn möglich, alle negativen Gefühle, die Sie über sich selbst und den Liebesakt haben, mit Ihrem Partner teilen, selbst wenn es schwierig ist. Aufrichtige Kommunikation, Verständnis, Beruhigung und Ermutigung können helfen, sexuelle Wunden zu heilen und emotionale Blockaden zu lösen, die Ihr sexuelles Verlangen blockieren.

Einige Frauen werden großen Nutzen aus Gesprächen mit einem professionellen Berater ziehen, mit dem sie vertraulich und in einer sicheren Umgebung sprechen können. Mit jeman-

dem, dem Sie zutrauen, eine Lösung für Ihre Probleme zu finden, damit Sie in der Zukunft ein normales sexuelles Leben führen können.
Bach-Blüten sind gute Mittel zur Selbstmedikation, um emotionale Blockaden zu lösen. Sie sollten Pine, Gentian, Hornbeam, Red Chestnut und Willow in Betracht ziehen. Man bekommt sie als fertige Präparate.

Liegt es an den Hormonen?

Viele Frauen, die ihren Sexualtrieb verlieren, denken, es läge am hormonellen Ungleichgewicht. Hormone können zwar Ihre Libido und Ihre Kraft vergrößern oder schwächen, aber ich denke, dass man ihren Einfluss überbewertet. Es gibt viele andere Faktoren, die den Sexualtrieb beeinträchtigen, zum Beispiel Kreuzschmerzen, Angst, Probleme in der Beziehung, Langeweile, geringes Selbstwertgefühl und eine negative Einstellung zum eigenen Körper.
Einige Ärzte empfehlen eine Hormontherapie mit Testosteron-Spritzen oder Implantaten. Überlegen Sie es sich gut, bevor Sie eine Hormontherapie in Betracht ziehen, um Libidoprobleme in Ordnung zu bringen, denn es kann schwierig sein, die richtige Menge zu finden. Sowohl ein zu niedriger als auch ein zu hoher Testosteronspiegel kann zu einer Verringerung der sexuellen Funktionen und des Verlangens führen. Ihnen müssen die Nebenwirkungen so einer Therapie völlig klar sein, bevor Sie damit beginnen. Sie kann Ihre emotionale und geistige Gesundheit ebenso beeinträchtigen wie Ihr Aussehen. Bei manchen Frauen ruft sie Akne hervor, verstärktes Wachstum der Körperbehaarung, ein Tieferwerden der Stimme (das manchmal bleibt), Spannung in der Brust und Blutungen der Gebärmutter.

Massagen, um Begierde zu wecken

Massagen sind ein höchst erotischer Weg, um Ihre Libido und Empfindsamkeit zu verbessern. Ich teile Ihnen einige Gedanken und Techniken zur sinnlichen Massage mit, um Ihnen einen Einstieg zu geben – der Rest bleibt Ihnen überlassen. Finden Sie Selbstvertrauen und lassen Sie sich von Ihrer Intuition und den Reaktionen Ihres Partners leiten. Finden Sie einen Platz, wo Sie nicht gestört werden, stellen Sie das Telefon ab, dämpfen Sie das Licht oder machen Sie einige Kerzen an. Wenn Sie Hintergrundmusik mögen, wählen Sie etwas Ruhiges, das Sie nicht ablenkt. Ätherische Öle verstärken die Wirkung des Ganzen. Wählen Sie eines der oben aufgeführten Aphrodisiaka aus und geben Sie einige Tropfen zu Ihrem Massageöl. Verwenden Sie ein leichtes Öl – wie Jojoba- oder Mandelöl – und wärmen Sie es vor dem Gebrauch an.

Der Partner, der massiert werden soll, sollte bequem auf einer dünnen Matratze am Boden oder auf dem Bett liegen. In der Bauchlage kann es bequemer sein, wenn ein Kissen unter die Brust und/oder die Hüften geschoben wird. In Rückenlage sollte ein Kissen unter die Knie und eines unter den Hals geschoben werden, damit die Unterleibsmuskeln entspannen können.

Für die erotische Massage ist es am besten, alle Kleidung abzulegen und die Beine leicht zu spreizen, doch gehen Sie nicht sofort auf die erogenen Zonen los, sonst ist Ihr Partner nicht in der Lage, sich zu entspannen.

Knien Sie neben dem Körper Ihres Partners oder zwischen seinen Beinen. Achten Sie darauf, dass Sie in einer bequemen und ausbalancierten Haltung sind. Halten Sie einen Moment inne, um Ihre Mitte zu finden und Ihren Atem zu regulieren. Beobachten Sie das gleichmäßige Heben und Senken der Brust oder des Rückens Ihres Partners und versuchen Sie Ihren Atemrhythmus mit seinem zu harmonisieren.

Wenn Sie bereit sind zu beginnen, gießen Sie ein wenig Öl in Ihre Handfläche und reiben die Hände leicht aneinander. Das

Öl sollte nicht direkt auf die Haut gegossen, sondern mit den offenen Handflächen in kreisenden Bewegungen auf dem Körper verteilt werden. Beginnen Sie mit wenig Öl, denn wenn Sie zu viel verwenden, verringern Sie Ihre Möglichkeit, den Körper Ihres Partners zu spüren.

Halten Sie mit Ihren Handflächen engen, aber nicht zu festen Kontakt. Dies wird Ihnen und Ihrem Partner beim Entspannen helfen. Wenn Sie die Massage mit leichten, federnden Bewegungen mit Ihren Fingern beginnen, werden Sie ihn ungeduldig machen. Konzentrieren Sie Ihr Bewusstsein auf seinen Körper und gehen Sie auf Entdeckungsreise. Wechseln Sie mit Ihrem Partner ab und berichten Sie über die Reaktionen. Denken Sie daran, Sie haben jede Menge Zeit. Versuchen Sie immer, Kontakt mit dem Körper zu halten. Fühlen Sie die sexuelle Energie, die zwischen Ihnen und dem Körper Ihres Partners fließt. Wenn Sie beschließen, einander zu lieben, sollten Sie weiter die Verbindungen mit dem Körper Ihres Partners, mit Ihrem Atem und den Fluss der sexuellen Energie fühlen.

Lassen Sie Ihre Fantasie spielen, stellen Sie sich Ihren Traummann vor, befreien Sie erotische Gedankenwege, um Ihren psychischen Anreiz zu vergrößern, während Ihr Körper den sinnlichen Anreiz erfährt.

Sexuelles Verlangen hängt nicht völlig von Hormonen ab. Oder glauben Sie das immer noch?

Ernährung für Ihren männlichen Sexualpartner

Obwohl dieses Buch hauptsächlich für Frauen gedacht ist, habe ich diesen kurzen Überblick für jene Frauen aufgenommen, die einen männlichen Partner haben, der seine sexuellen Kräfte verbessern möchte.

Gute Durchblutung und ein gesundes Gefäßsystem ist entscheidend für die männliche sexuelle Gesundheit, denn während einer Erektion enthält der Penis achtmal so viel Blut wie normal.

Gingko biloba ist eine Heilpflanze, die besonders die Durchblutung verbessert.
Vitamin B_6 wird von den winzigen Schwellkörpern im Penis benötigt, um die Steife der Muskeln und die Kontraktion aufrechtzuerhalten und die Zeit der Erektion zu verlängern.
Ein Mangel an B_6 kann zu einem schlaffen Penis oder einem schwachen Orgasmus beitragen.
Vitamin E ist wesentlich für eine gute Durchblutung und guten Sauerstofftransport zu den Zellen und dem Gewebe. Es gilt als guter Nährstoff gegen Impotenz.
Zink ist für die Produktion von Dihydrotestosteron, die biologisch aktive Form von Testosteron, wesentlich. Dieses männliche Hormon braucht man für eine gesunde Libido. Es verstärkt die Beweglichkeit der Spermien und den Sexualtrieb.
Mangan ist ein Mineralstoff, der Kreislaufproblemen vorbeugt, die durch Ablagerungen in den Arterien hervorgerufen werden. Schlechte Durchblutung aufgrund von Arteriosklerose kann zur Impotenz bei Männern beitragen. Zur Vorbeugung sollten Männer Lebensmittel zu sich nehmen, die Mangan enthalten.
Magnesium, Kalzium und Phosphor sind alle an der Muskelkontraktion und den Nervenleitungen beteiligt. Nahrungsmittel, die diese Mineralstoffe enthalten, sind wichtig für die Entstehung und Beibehaltung einer Erektion.
Bockshornklee und Ginseng können – wie Studien gezeigt haben – die Aktivität der Spermien und die Libido vergrößern.
Denken Sie daran, dass diese Information sich nur auf die körperlichen Aspekte der Erregung und des sexuellen Durchhaltevermögens bezieht. Emotionale Faktoren und Druck können die Sexualität von Männern ernsthaft beeinträchtigen. Ebenso wie wir Frauen brauchen auch sie vielleicht Möglichkeiten, um ihre Gefühle und Ängste mitzuteilen, ohne Urteil oder Kritik.

Gewohnheiten, die das Verlangen dämpfen

Man hat das Rauchen für eine schlechte Sexualgesundheit und eine verringerte Spermienanzahl verantwortlich gemacht. Wenn Sie Ihre Sexualgesundheit verbessern wollen, sollten Sie mit dem Rauchen aufhören.

Einige allgemein übliche Medikamente wie Beruhigungsmittel können die sexuelle Empfindsamkeit verringern, weil sie die Muskelreaktionen verlangsamen und die Sinne benebeln.

Halten Sie Ihren Alkoholkonsum möglichst niedrig. Zwar mögen kleine Mengen für Männer, die unter einer frühzeitigen Ejakulation oder Ängsten leiden, günstig sein, doch wird regelmäßiges starkes Trinken langsam die sexuellen Fähigkeiten untergraben. Ein Trunkenbold ist für gewöhnlich ein sehr schlechter Liebhaber, und Alkohol kann zu Impotenz und Sterilität führen.

Regelmäßiges, leichtes Körpertraining begünstigt die Sexualgesundheit, übertriebenes Training bewirkt genau das Gegenteil.

Sex und Selbstachtung

Die meisten von uns haben das eine oder andere Mal den Druck unserer sexorientierten Gesellschaft gespürt. Mangelndes Interesse an Sex kann als Problem oder Versagen betrachtet werden, und Ihre Selbstachtung kann leiden.

Ich habe nicht vor zu behaupten, dass wir alle einen starken Sextrieb brauchen, um Gesundheit und Wohlbefinden zu bekommen, aber sexuelle Anregung kann die körperliche und seelische Gesundheit verbessern. Behalten Sie im Auge, dass Probleme mit der Libido oft vorübergehend sind. Versuchen Sie, sich nicht unzulänglich zu fühlen, und suchen Sie professionelle Hilfe, wenn nötig.

Anaphrodisiaka

Wie der Name sagt, haben Anaphrodisiaka die entgegengesetzte Wirkung von Aphrodisiaka. Es gibt viele Situationen, in denen Anaphrodisiaka nützlich sein können, denn es gibt Zeiten, in denen Frauen es als Last empfinden, mit sexuellen Gedanken beschäftigt zu sein. Manche Frauen sind für eine lange Zeit allein, beispielsweise wenn sie verwitwet sind und noch nicht bereit, eine sexuelle Beziehung einzugehen. Vielleicht sind sie von ihrem Partner getrennt und wollen eine monogame Beziehung aufrechterhalten, dann könnten sie es für nötig erachten, ihre sexuelle Begierde zu unterdrücken, weil sie treu bleiben möchten.

Starkes sexuelles Verlangen kann uns daran hindern, platonische Freundschaften einzugehen. Es kann manchmal überwältigend sein und die Art und Weise, wie wir zu anderen in Beziehung treten, beeinflussen. Es gibt auch Zeiten, in denen Frauen sich von Krankheit oder einem emotionalen Trauma erholen müssen.

Vielleicht brauchen Sie gerade etwas Raum und Klarheit der Gedanken, um wichtige Entscheidungen über Ihre Sexualität und intime Beziehungen zu treffen. Wenn Sie natürliche Verhütungsmethoden verwenden, haben Sie vielleicht während der fruchtbaren Phase des Zyklus Schwierigkeiten mit Ihrer Libido. Manche Frauen wählen aus spirituellen oder anderen Gründen ein Leben als Single. Sie entscheiden sich, keine sexuellen Beziehungen zu haben, und sind mit dieser Entscheidung zufrieden. Ein großer sexueller Appetit ist nicht immer leicht zu befriedigen. Einige Frauen merken, dass sie sexuell sehr anspruchsvoll sind und deshalb Gefahr laufen, unvernünftige Anforderungen an ihren Partner zu stellen. Aus all diesen Gründen und anderen mehr finden Frauen es vielleicht nützlich zu wissen, dass es Anaphrodisiaka gibt.

Kräuter als Anaphrodisiaka

Helmkraut (*Scutellaria lateriflora*): Beruhigt das Nervensystem und unterdrückt sexuelles Verlangen.

Hopfen (*Humulus lupulus*): Hat eine leicht beruhigende Wirkung und hilft beim Einschlafen. Hopfen steht in dem Ruf, das sexuelle Verlangen und die Ruhelosigkeit wegen seines hohen Östrogengehalts zu kontrollieren.

Weiße Seerose (*Nymphaea alba*): Eine Wasserpflanze, die schon lange als Anaphrodisiakum in Gebrauch ist. Sie wird nicht nur gegen übermäßige sexuelle Begierde eingesetzt, sondern auch gegen Weißfluss.

Ätherische Öle als Anaphrodisiaka

Lavendel (*Lavandula angustifolia*): Das Öl wird aus den Blütenblättern der Pflanze hergestellt. Er besitzt ein kühles Blütenaroma und ist bestens bekannt dafür, Spannungen zu lösen.

Majoran (*Origanum marjorana*): Das Öl hat einen pfefferigen Duft und ist ein kräftiges Entspannungsöl, das den Geist beruhigt und Entspannung bringt.

Melisse (*Melissa officinalis*): Das Öl verströmt einen deutlichen Zitronengeruch und kann helfen, einen zu stark angeregten Körper zu beruhigen. Es ist ein natürliches Antidepressivum.

Homöopathische Mittel

Cantharis: Wenn Sie eine starke körperliche sexuelle Begierde fühlen.

Hyoscyamus: Für diejenigen mit einer erregten Begierde und ohne Sorge um Mäßigkeit.

Phosphorus: Bei Nymphomanie mit einer Abneigung gegen Geschlechtsverkehr.

Plantinum: Zur Beruhigung von riesigem sexuellem Verlangen mit sinnlichem Kribbeln.

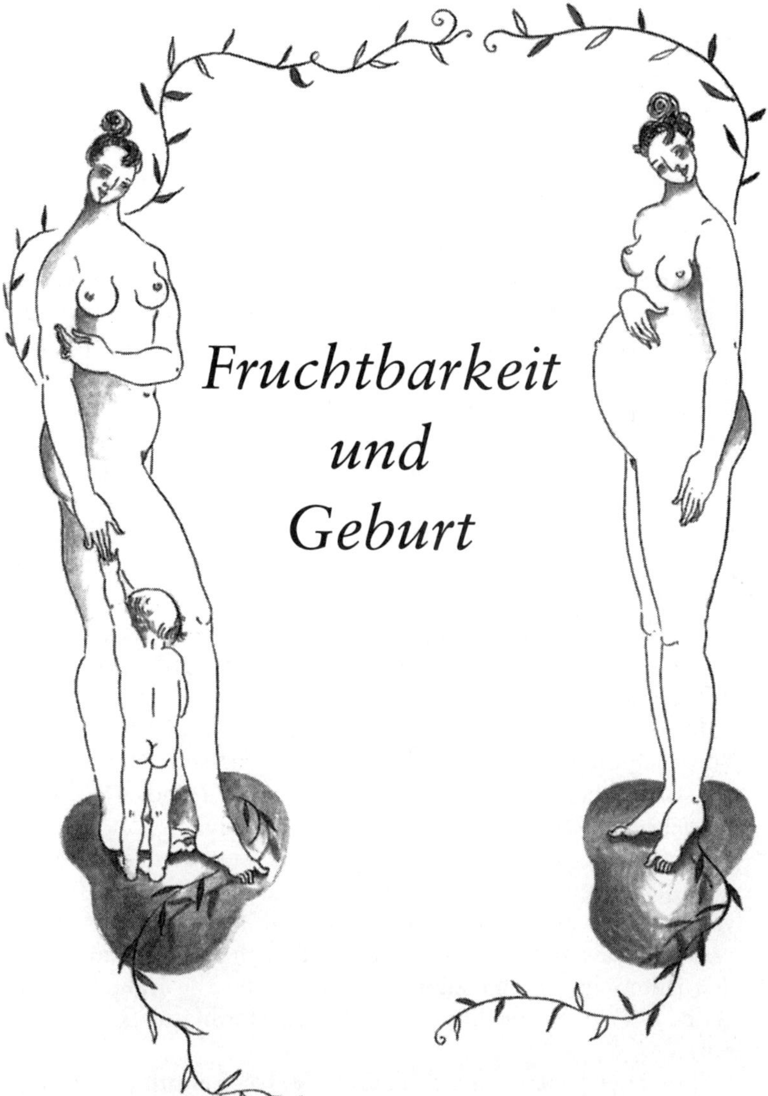

Fruchtbarkeit und Geburt

Empfängnis

Alle Frauen sollten mehrere Möglichkeiten der Empfängnisverhütung zur Verfügung haben und selbst über die Fortpflanzung frei entscheiden, damit sie mehr Kontrolle über ihr Leben haben.

Die heutigen Methoden der Familienplanung lassen Frauen wählen, ob sie Kinder wollen oder nicht. Und wenn sie sich für Kinder entscheiden, können sie planen, wie viele Kinder sie wollen und wann. Je besser Frauen über Verhütungsmethoden Bescheid wissen, umso mehr können sie auch ihre Fortpflanzungs- und Sexualgesundheit verbessern. Schnell aufeinander folgende Schwangerschaften, die weder der Mutter noch dem neuen Erdenbürger gut tun, lassen sich auf diese Weise genauso vermeiden wie ungewollte Schwangerschaften, die früher an der Tagesordnung waren. Die Aufklärung über Familienplanung und Empfängnisverhütung zu erschwinglichen Preisen hat sicherlich die Gesundheit vieler Frauen verbessert, obwohl die meisten Verhütungsmethoden keineswegs ideal sind.

Frauen sind die Hauptzielgruppe der Hersteller von Verhütungsmitteln. Wir wurden aufgefordert und manchmal fast dazu getrieben, viele verschiedene chemische Kombinationen von Antibabypillen, Hormonimplantaten und -spritzen auszuprobieren. Es gibt auch viele Vorrichtungen zum Einführen in den Unterleib, Spermizide und verschiedene chirurgische Eingriffe, um eine zeitweilige oder dauernde Sterilität herbeizuführen.

Viele Frauen gehen heute von dieser Art von Eingriffen in ihren Körper zu natürlicheren Methoden der Familienplanung zurück. Dies liegt an einer Veränderung des Sexualverhaltens und des besseren Informiertseins über die Gefahren von Krankheiten, die durch Geschlechtsverkehr übertragen werden. Viele der Frauen, mit denen ich gesprochen habe, fühlen sich besser, wenn sie so wenig wie möglich eingreifen, und sie sind bereit, eine Schwangerschaft zu akzeptieren, wenn sie auftreten sollte. Andere Frauen ziehen für den Fall einer ungewollten Schwangerschaft eine Abtreibung in Betracht.

Frauen haben das Recht zu wählen, ob sie ein Kind bekommen oder kinderlos bleiben wollen, ohne Rücksicht auf ihre Sexualität, Religion, finanzielle, soziale oder eheliche Situation.

Obwohl Entscheidungen über Verhütung und Fruchtbarkeit äußerst persönlich sind, werden sie stark beeinflusst von einer Mischung aus kulturellen, moralischen, sozialen, wirtschaftlichen, physischen, psychologischen und seelischen Faktoren. Lassen Sie sich von all dem nicht irritieren, sondern ziehen Sie alle möglichen Verhütungsmethoden gründlich in Betracht, um diejenige zu finden, die am besten für Sie geeignet ist.

Empfängnis – ein rein körperlicher Vorgang?

Man kann nur schwer sagen, wie stark unsere Gefühle und Sehnsüchte die Empfängnis beeinflussen. Der Begriff Geburtenkontrolle scheint zu sagen, dass wir die vollkommene Herrschaft über die Natur besitzen, indem wir nur körperliche Methoden anwenden. Haben wir wirklich komplette Macht, um Leben zu verzögern oder zu schaffen?

Es gibt keine Methode zur Geburtenkontrolle, die hundertprozentige Sicherheit bietet, und Frauen können schwanger werden und werden auch schwanger, obwohl sie die Spirale tragen oder regelmäßig die Antibabypille nehmen. Häufig gibt es Gründe, die eine Schwangerschaftsverhütung vereitelt haben, aber es gibt auch viele Fälle, für die man keine Erklärung findet. Vielleicht sind wir in der Lage, eine Schwangerschaft emotional oder spirituell zu fördern oder zu verzögern. Natürlich ist es bekannt, dass ein hohes Maß an emotionalem Stress eine Schwangerschaft verhindern kann. Wenn wir uns nur auf der körperlichen Ebene mit der Empfängnis befassen, unterschätzen wir wohl die Kraft unserer Sehnsüchte. Beeinflusst etwa das geheime Verlangen nach einem Kind die Empfängnisfähigkeit? Manchmal wird Frauen, die ungewollt schwanger geworden sind, im Rückblick völlig klar, dass sie auf der emotionalen oder spirituellen Ebene bereit waren, ein Kind zu empfangen.

Unsere tieferen Gedankenstrukturen sind eng mit unserem Körper verbunden. Gedanken und Ideen kommen aus den höheren Zentren unseres Gehirns, die einen starken Einfluss auf die Hypophyse haben. Diese Drüse kontrolliert die Freisetzung der Fortpflanzungshormone, die für einen erfolgreichen Eisprung und für die Fruchtbarkeit nötig sind. Wenn eine Frau sich ein Kind wünscht, vermögen positive Gedanken und Wünsche ein mächtiger Katalysator für die Empfängnis zu sein.

Die Erfahrungen mit der Empfängnis sind sehr unterschiedlich, weil sie mit dem Bewusstseinsgrad und der Situation zur entsprechenden Zeit zusammenhängen. Während es einige Frauen gibt, die nicht wissen, wann und wie es passiert ist, gibt es viele andere, die sich an ein starkes Gefühl des »Wissens« erinnern, dass zu einem ganz bestimmten Zeitpunkt die Erschaffung ihres Kindes stattgefunden hat. Andere empfinden ganz stark, dass ein Kind wartet. Wenn Frauen über diese intuitiven Gefühle sprechen, zeigen sie einen ganz anderen Blick auf die Empfängnis, der zwar stark mit der körperlichen Seite verbunden ist, aber sich dennoch extrem davon unterscheidet. Frauen erklären auch manchmal, dass sie zu jener Zeit einfach »ein Gefühl hatten«. Dies mag sehr vage erscheinen, zeigt jedoch vielleicht nur unsere Schwierigkeiten, diese intuitiven Gefühle mitzuteilen.

Woher kommt dieses Gefühl des »Wissens«, das manche Frauen empfinden? Vielleicht reicht es aus, einfach zu akzeptieren, dass es so etwas gibt.

Körperliche Empfängnis

Der männliche Sexualpartner spielt bei der Empfängnis eines Kindes eine körperlich sehr aktive Rolle. Schwerpunkt der Literatur zur Fruchtbarkeit bildet die Sorge um die Spermaproduktion des Mannes. Für seine möglichst kräftigen, gesunden Spermien müssen die Frauen den Zugang bieten, ohne irgendwelche Hindernisse und Sperren. Es scheint, als ob die Frau bei der Erschaffung eines Kindes nur einen sehr passiven Part übernimmt. Doch das trifft nicht zu.

Es gibt heute Informationen, die uns einen neuen Einblick in die Empfängnis gewähren. Frauen haben sehr wohl einen aktiven körperlichen Anteil und können den Spermien das Durchkommen zum Ei erleichtern – durch ein rhythmisches Zusammenziehen der Muskeln des Beckenbodens. Der Orgasmus ist das hervorragende Mittel der Natur, um diesen Vorgang zu unterstützen.

Das Festhalten des weiblichen Orgasmus mit der Kamera enthüllte einen unerwarteten körperlichen Aspekt der Empfängnis. Eine winzige Kamera wurde weit oben in der Scheide einer Frau platziert. Der männliche Sexualpartner kam vor der Frau zum Orgasmus, das heißt, ein kleiner Vorrat an Samen lag in ihrer Vagina, genau unterhalb des Gebärmutterhalses. Während des Orgasmus der Frau tauchte der Gebärmutterhals bei jeder Muskelkontraktion rhythmisch in den Samenvorrat. Jedes Mal, wenn er eintauchte, öffnete sich der Gebärmutterhals ein wenig, als ob er trinken wollte. Wenn er sich zurückzog, verengte er sich und schien das Sperma hinauf in den Zervikalkanal zu saugen. Mit jedem Eintauchen bei einer Muskelkontraktion wurde es klarer, dass das rhythmische Pulsieren, das mit dem weiblichen Orgasmus verbunden ist, neben dem Vergnügen eine wichtige, die Empfängnis unterstützende Rolle besitzt – vorausgesetzt, der Mann kommt vor der Frau zum Orgasmus. Viele Frauen werden natürlich auch ohne Orgasmus schwanger, und keine Frau muss einen Orgasmus vortäuschen, um eine Empfängnis zu erreichen. Aber wenn der Orgasmus helfen kann: Welch ein Vorteil!

Natürliche Methoden der Geburtenkontrolle

Die folgenden Methoden der Empfängnisverhütung werden allgemein als natürliche Familienplanung betrachtet. Sie erfordern weder den Gebrauch von Medikamenten, mechanischen Hilfsmitteln oder Spermiziden noch den von Kräutern, um eine Schwangerschaft zu verhindern. Sie vertrauen vielmehr auf Hormonschwankungen, Beobachtung und Selbstbeherrschung.

Sex ohne Geschlechtsverkehr

Wenn eine Frau sich mit ihrem Körper und ihrer Sexualität wohl fühlt, kann sie sich dafür entscheiden, Liebe ohne Penetration zu geben und zu empfangen. Viele Frauen erreichen sexuelle Erfüllung ohne Geschlechtsverkehr. Zu den Techniken gehören Streicheln, Berühren und oraler Sex. So lange kein Samen in die Scheide kommt, gibt es logischerweise keine Schwangerschaft. Trotzdem kann es ein einfallsreiches, interessantes, anregendes und sehr körperliches Liebesleben geben.

Abbruch *(Coitus interruptus)*

Dies ist eine einfache Maßnahme zur Empfängnisverhütung, die viele Menschen auf der ganzen Welt anwenden. Diese Methode wird auch als *Coitus interruptus* oder »Samen verschütten« bezeichnet. Ihr Erfolg beruht vollständig darauf, dass der männliche Partner den Penis aus der Vagina zieht, bevor ein Samenerguss stattgefunden hat, damit keinesfalls Samen am Eingang oder im Inneren der Scheide abgegeben wird. Das Problem dabei ist, dass die Frau keine Kontrolle hat und darauf vertrauen muss, dass ihr männlicher Partner den richtigen Zeitpunkt wählt.

Der Abbruch kann eine wirksame Verhütungsmethode sein, wenn Paare ihren Körper gut kennen und die Kontrolle über den Zeitpunkt des Samenergusses behalten. Unter dieser Bedingung liegt die Erfolgsquote bei 80 bis 95 Prozent, obwohl sich schwer Zahlen über die absolute Sicherheit angeben lassen. Der Glaube, dass Sperma auch in Flüssigkeit, die vor dem Orgasmus abgegeben wird, zu finden ist, hat sich als unbegründet erwiesen.

Der Abbruch ist eine schlechte Verhütungsmethode für unerfahrene Paare und für Männer, die Schwierigkeiten haben, ihren Samenerguss zu kontrollieren. Diese Methode schützt auch nicht vor Geschlechtskrankheiten und wird deshalb am besten von Paaren, die in einer monogamen Partnerschaft leben, angewandt.

Periodische Enthaltsamkeit

Periodische Enthaltsamkeit heißt, dass während der fruchtbaren Zeiten des weiblichen Zyklus der Geschlechtsverkehr vermieden wird. Sie ist auch ein Teil anderer natürlicher Methoden zur Familienplanung wie der Billings- oder Zyklus-Methode. Wenn Frauen die periodische Enthaltsamkeit als Teil einer natürlichen Verhütung anwenden wollen, müssen sie einen sehr regelmäßigen Menstruationszyklus haben. Im Idealfall sollte der Zyklus über sechs bis zwölf Monate beobachtet und notiert werden, bevor Frauen sich mit Sicherheit auf diese Methode zur Geburtenkontrolle verlassen können.

Damit die im Folgenden beschriebenen natürlichen Methoden erfolgreich sind, sollten Sie diese am besten von Ihrem Heilpraktiker oder einem qualifizierten Lehrer für natürliche Geburtenkontrolle lernen.

Billings-Methode

Mit der Billings-Methode werden die fruchtbaren Zeiten der Frau mithilfe von Beobachtungen und Aufzeichnungen über Veränderungen im Schleim der Vagina, die den Eisprung anzeigen, festgelegt (vgl. »Schleim-Methode«). Frauen finden diese Methode oft sehr interessant und hilfreich, weil sie dabei sehr viel über ihren Körper lernen.

Zyklus- oder Kalender-Methode

Die Zyklus-Methode vermeidet den Geschlechtsverkehr um die Zeit des Eisprungs und ist die von der katholischen Kirche akzeptierte Form der natürlichen Geburtenkontrolle. Leider hat die Zyklus-Methode den Ruf, sehr unsicher zu sein, weil es schwierig ist, den genauen Zeitpunkt des Eisprungs vorherzusagen, wenn kein ganz regelmäßiger 28-Tage-Zyklus besteht.

Wir wissen, dass zwischen dem Eisprung und der Menstruation 13 bis 15 Tage vergehen, unabhängig von der Dauer des Zyklus. Wenn der Zyklus also 28 Tage dauert, wird der Eisprung zwischen dem 13. und 15. Tag stattfinden. Würde der Zyklus einmal 40 Tage dauern, fände der Eisprung wahrscheinlich zwischen dem 25. und 27. Tag statt. Diese Tage liegen jedoch außerhalb der berechneten Enthaltsamkeit.

Um Ihre fruchtbaren Tage berechnen zu können, müssen Sie zunächst Ihren Zyklus sechs bis zwölf Monate lang beobachten und aufzeichnen. Sie ziehen dann zwanzig Tage von Ihrem kürzesten Zyklus ab und erhalten dadurch den ersten Tag Ihrer fruchtbaren Zeit. Dies gibt eine Karenzzeit von etwa sechs Tagen, in denen die Spermien überleben, und etwa 14 Tage zwischen Eisprung und Menstruation. Als Nächstes ziehen Sie elf

Tage von Ihrem längsten Zyklus ab und berechnen so den letzten Tag Ihrer fruchtbaren Zeit. Wenn sich Ihr Zyklus also in zwölf Monaten zwischen 25 und 31 Tagen bewegt hat, sollten Sie von Tag 5 bis Tag 20 Enthaltsamkeit üben. Die Menstruation dauert wahrscheinlich von Tag 1 bis Tag 5, auch in dieser Zeit werden die meisten Paare keinen Geschlechtsverkehr mit Penetration haben. Wenn Sie einen regelmäßigen Zyklus haben und diese Methode richtig angewendet wird, hat sie eine Erfolgsquote von 83 bis 93 Prozent.

Schleim-Methode

Auch durch Beobachtung der Veränderungen des Zervixschleims können Frauen vorhersagen, wann sie wahrscheinlich fruchtbar sind. Bei der Beobachtung werden Sie feststellen, dass die Struktur, die Menge und das Aussehen des Schleims sich regelmäßig während des Zyklus verändert, in Übereinstimmung mit den Hormonen. Geschlechtsverkehr ist »sicher«, wenn kein Schleim oder klebriger Schleim abgesondert wird, und »unsicher« ist er, wenn während des Eisprungs fruchtbarer Schleim produziert wird. Die zweite »sichere« Phase beginnt drei Tage, nachdem der Schleim wieder dick, klebrig und durchscheinend geworden ist. Dies ist eine genaue und erfolgreiche Methode für Paare, die bewusst damit umgehen.

Den Schleim beobachten: Setzen Sie sich bequem und entspannt hin und führen Sie sanft einen oder zwei Finger in Ihre Vagina ein. Fassen Sie tiefer in die Vagina und ziehen Sie sachte etwas Schleim vom Gebärmutterhals herunter. Während Sie dies tun, können Sie die Gelegenheit wahrnehmen und Ihren Gebärmutterhals fühlen. Wenn Sie fruchtbar sind, fühlt er sich weich und dick an. Während Ihrer unfruchtbaren Phase wird er steifer, und der Muttermund ist fest und unnachgiebig.

Wenn Sie Ihre Finger zurückziehen, haben Sie eine Schleimprobe zum Untersuchen. Fühlen Sie deren Struktur zwischen dem Daumen und dem Zeigefinger. Unmittelbar nach der Monatsblutung haben Sie wahrscheinlich keinen Schleim, und

Ihre Vagina fühlt sich ziemlich trocken an. In den nächsten paar Tagen, wenn Ihr Östrogenspiegel wieder steigt, beginnen Sie klebrigen Schleim zu produzieren, der oft wolkig und durchscheinend wirkt. Sobald der Eisprung näher kommt und der Follikel reift, wird fruchtbarer Schleim in großen Mengen produziert. Dieser klare Schleim ähnelt Eiweiß. Er bildet Fäden, die sich zwischen den Fingern auseinander ziehen lassen, ohne abzureißen. Die Spermien können in diesem Schleim überleben und auch schwimmen. Fruchtbarer Schleim wird etwa vier Tage lang produziert, der Höhepunkt ist am Tag des Eisprungs erreicht. Während des Eisprungs bemerken Sie einen dicken Pfropfen Schleim, der vom Gebärmutterhals kommt. Er kann von klar und gallertartig bis hin zu gelb, dick und cremig sein. Noch einige Tage nach dem Eisprung wird fruchtbarer Schleim produziert, dann wird er wieder dick und klebrig. Vor der Menstruation, wenn der Hormonspiegel absinkt, wird die Scheide wieder ziemlich trocken, bis die Blutung beginnt.

Auch wenn Sie nicht verhüten wollen, lohnt es sich, die Schleimstrukturen zu beobachten, weil es nützliche Hinweise für die Gesundheit der Scheide bietet. Viele Frauen machen sich Sorgen, dass sie übermäßigen Ausfluss haben, obwohl ihr Schleim völlig normal und gesund ist. Wenn Sie die Veränderungen in der Ausscheidung der Vagina beobachten, werden Sie auch sofort auf anormale Veränderungen aufmerksam, die auf eine Infektion hinweisen.

Falls Sie auf die Schleim-Methode zur Verhütung vertrauen, beachten Sie die folgenden Vorsichtsmaßnahmen:

Versuchen Sie in der ersten »sicheren« Phase am Abend Geschlechtsverkehr zu haben, falls der unfruchtbare Schleim sich über Nacht in fruchtbaren verwandelt. Wenn Sie am Morgen spontan Sex haben, ohne erst den Schleim zu kontrollieren, kann es zu einer Schwangerschaft kommen.

Das Vorhandensein von Samen oder einem Gleitmittel in der Scheide kann zu Verwirrung und Angst führen, wenn die Frau denkt, dass es fruchtbarer Schleim ist. Es kann hilfreich

sein, wenn Sie nur an jedem zweiten Tag Geschlechtsverkehr haben, bis Sie das Gefühl haben, die Schleimstruktur gut zu kennen.
Denken Sie daran, dass eine Entzündung in der Vagina oder ein anormaler Ausfluss es schwierig machen, den Schleim richtig einzuschätzen.

Temperatur-Methode

Frauen können genau feststellen, wann der Eisprung stattfindet, wenn sie täglich ihre Basaltemperatur messen und aufzeichnen. Während des Eisprungs wird Progesteron freigesetzt, und die Körpertemperatur steigt. Es ist nur ein geringer Anstieg von 0,2 bis 0,6 Grad Celsius. Wenn dieser Anstieg drei Tage anhält, ist er ein starker Hinweis, dass der Eisprung stattgefunden hat. Während dieser drei Tage sind Sie in einer fruchtbaren Phase, und Geschlechtsverkehr sollte unbedingt vermieden werden, wenn Sie nicht schwanger werden wollen. Nach diesen drei Tagen können Sie mit einem sehr geringen Risiko einer Schwangerschaft Geschlechtsverkehr haben. Diese Methode nützt nichts, wenn die Temperatur durch eine Infektion vor dem Eisprung ansteigt.
Sie müssen Ihre Temperatur jeden Morgen vor dem Aufstehen messen und bevor Sie rauchen, essen oder trinken. Kaufen Sie dazu in einer Apotheke ein Basalthermometer, das auch sehr kleine Veränderungen der Körpertemperatur registriert. Stecken Sie das Thermometer unter die Zunge oder in die Scheide (immer an die gleiche Stelle, nicht wechseln). Lassen Sie es drei Minuten dort, um einen exakten Wert zu bekommen. Wenn Sie Ihre tägliche Temperatur auf Millimeterpapier aufzeichnen, erhalten Sie eine Kurve, die Ihre Temperaturschwankungen deutlich macht und Ihre fruchtbaren und unfruchtbaren Zeiten anzeigt.
Sympto-thermale Methode: Mit diesem Begriff beschreibt man eine Kombination aus der Temperatur- und der Schleim-Methode zur Empfängnisverhütung.

Astrologische Geburtenkontrolle

Zu dieser Methode gehört das Vermeiden des Geschlechtsverkehrs während Ihrer Sonne-Mond-Phase. Dies ist die gleiche Sonne-Mond-Phase, die bestand, als Sie geboren wurden. Um Ihre Mondphase genau zu bestimmen, müssen Sie exakt wissen, in welchen Sternzeichen Sonne und Mond zur Zeit Ihrer Geburt standen. Dies können Sie in einem astronomischen Almanach in Ihrer örtlichen Bibliothek erfahren oder Sie können einen Astrologen bitten, es Ihnen auszurechnen. Anhand dieser Daten lässt sich festlegen, in welcher Mondphase Ihre fruchtbarste Zeit liegt. Diese Methode beruht auf dem Glauben, dass Frauen in der Mondphase, die bei ihrer Geburt bestand, spontan den Eisprung haben. Um die Möglichkeit einer ungewollten Schwangerschaft zu reduzieren, rät man Frauen, zweimal im Monat keinen Geschlechtsverkehr zu haben oder ein mechanisches Verhütungsmittel zu verwenden: Einmal während des Eisprungs, wie er nach Zyklus-, Schleim- oder Temperatur-Methode berechnet wurde, und dann wieder während der bewussten Mondphase.

Mechanische Methoden der Empfängnisverhütung

Mechanische Verhütungsmethoden gibt es für beide Partner. Die Sicherheit hängt von der korrekten Verwendung ab.

Das Kondom für den Mann

Dies ist wahrscheinlich die idealste (und älteste) Form der Verhütung. Kondome wurden zuerst als Schutz gegen Geschlechtskrankheiten entwickelt, nicht zur Verhütung. Man trug aus Seide oder Leinen gefertigte Kondome im 16. Jahrhundert, um die Verbreitung der Syphilis zu verhindern. Im 18. Jahrhundert stellte man sie aus den Innereien von Tieren her, dann aus Gummi.

Heute sind sie viel dünner und aus Latex. Sie werden über den erigierten Penis gezogen und haben normalerweise eine kleine Ausbeulung am Ende, die zum Auffangen des ausgestoßenen Samens dient.

Kondome sind aus verschiedenen Gründen ideal: Sie schützen vor Geschlechtskrankheiten (auch Männer können so Verantwortung übernehmen), sie sind leicht erhältlich und liegen bei richtiger Verwendung als Verhütungsmittel in einem Sicherheitsbereich von 97 Prozent.

Schwangerschaft tritt wahrscheinlich aufgrund einer falschen Verwendung des Kondoms auf, daher kann die folgende Information hilfreich sein.

Bewahren Sie Kondome kühl auf. Kontrollieren Sie vor dem Gebrauch immer das Verfallsdatum. Nicht zu lange aufbewah-

ren, da sie dann porös werden oder während des Liebesaktes einreißen können.
Verwenden Sie bei jedem Geschlechtsverkehr ein frisches Kondom, sie sind nicht zur Wiederverwendung geeignet!
Drücken Sie die Luft aus der Ausbeulung am Ende des Kondoms, bevor Sie es über den Penis rollen. Fehlt die Ausbeulung, lassen Sie das untere Ende etwa einen Zentimeter überstehen. So ist mit Sicherheit genug Platz da, um den Samen aufzufangen, ansonsten kann das Kondom schnell vom Penis abrutschen.
Ziehen Sie das Kondom vor dem ersten genitalen Kontakt über. Kondome sind oft mit einem Gleitmittel behandelt, dadurch lassen sie sich leichter überstreifen, bleiben elastischer und reißen nicht so leicht. Wenn Sie selbst ein Gleitmittel verwenden, achten Sie darauf, dass es auf Wasserbasis ist und das Material des Kondoms nicht beeinträchtigt. Verwenden Sie keine Vaseline, ein Produkt auf Erdölbasis, und keine Substanzen auf Ölbasis, da sie das Latex beschädigen können. Zum Abziehen halten Sie das Kondom an der Basis des Penis fest, damit Sie es leichter herabrollen können. Tun Sie dies, bevor der Penis zu weich wird.
Es ist nicht nötig, ein Kondom und ein Spermizid gemeinsam zu verwenden. Kondome bieten ausreichenden Schutz.
Einige Frauen vertragen Latex nicht und reagieren mit gereiztem Scheidengewebe. Es kann helfen, eine reine Vitamin-E-Creme oder ein Aloe-Vera-Gel zu verwenden, um dieses Problem in den Griff zu bekommen, dazu ein gutes Gleitmittel auf Wasserbasis, um Reizungen durch die Reibungen während des Geschlechtsverkehrs zu vermeiden.
Versuchen Sie eine pragmatische Einstellung zu Kondomen zu gewinnen, denn sie verhüten wirksam und bieten guten Schutz gegen Geschlechtskrankheiten. Tragen Sie immer ein Kondom bei sich – für den Fall, dass ... Lassen Sie sich nie davon abbringen, eines zu verwenden, gleichgültig, wie sauber und ehrenhaft eine Person erscheinen mag. Denken Sie daran, dass ein Kon-

dom der einzig wirksame Schutz gegen eine HIV-Infektion – AIDS – ist.
Ein weiterer Vorteil von Kondomen: Man kann sie einfach weglassen, falls eine Schwangerschaft gewünscht wird – ohne irgendwelche negativen Auswirkungen.

Das Kondom für die Frau

Das Kondom für Frauen ist aus durchsichtigem Plastik und so gestaltet, dass es in die Vagina anstatt auf einen Penis passt. Es ist zum Wegwerfen, geruchlos und eine wirksame mechanische Methode zur Verhütung. Das Kondom für Frauen hat einen kleinen Ring, am geschlossenen Ende, der eingeführt wird, indem, man ihn zwischen Daumen, Zeige- und Mittelfinger zusammendrückt, bis er schmal ist und ihn dann in die Vagina gleiten lässt. Der größere Ring am offenen Ende bleibt außerhalb Ihres Körpers und liegt ohne zu stören während des Geschlechtsverkehrs an Ihren Schamlippen an. Stecken Sie Ihren Finger in das offene Ende, das außerhalb Ihres Körpers liegt, und fühlen Sie durch das Kondom den kleineren Ring. Wenn Sie ihn fühlen, drücken Sie den inneren Ring in Ihrer Scheide bis über das Schambein hinauf, das nach vorne zu liegt. Das Kondom ist jetzt an Ort und Stelle und sollte sich nicht unangenehm anfühlen. Es kann jederzeit vor engem genitalen Kontakt eingesetzt werden.
Die Innenseite des Kondoms ist schon mit Gleitmittel behandelt, doch wenn nötig, können Sie noch etwas hinzufügen.
Wenn Sie zum Geschlechtsverkehr bereit sind, leiten Sie den Penis Ihres Partners durch das offene Ende. Sie sollten beide den Liebesakt normal, ohne irgendeinen Verlust an Empfindung genießen können.
Nach dem Geschlechtsverkehr drehen Sie den äußeren Ring, um kein Sperma zu verschütten. Ziehen Sie das Kondom vorsichtig heraus, rollen es zusammen und werfen es in den Abfall, nicht in die Toilette.

Das Diaphragma

Ein Diaphragma ist eine kuppelförmige Latexhaut, die über eine ringförmige Feder gespannt ist. Als Verhütungsmittel ist es sehr zuverlässig, wenn es korrekt gebraucht wird. Die Sicherheitsquote liegt zwischen 85 und 95 Prozent.

Diaphragmen sind so geformt, dass sie den Gebärmutterhals abdecken und eine Barriere bilden, die Spermien nicht durch den Muttermund schwimmen lässt. So wird eine Befruchtung verhindert. Das Diaphragma sitzt hinter Ihrem Schambein, reicht bis zum Gebärmutterhals und wird durch die Muskeln der Scheidenwand an Ort und Stelle gehalten.

Diaphragmen haben eine Reihe von Vorteilen:

Der Einsatz eines Diaphragmas zur Verhütung behindert die Spontaneität nicht, es kann einige Stunden vor einem Sexualkontakt eingeführt werden. Bis auf die anfänglichen Unkosten ist es ein billiges Verhütungsmittel, das mehrere Jahre hält. Es ist praktisch für Frauen, die nur für eine kurze Zeit Schutz brauchen. Es kann verwendet werden, wenn Sie während der Menstruation Geschlechtsverkehr haben wollen, um Flecken zu vermeiden. Tragen Sie das Diaphragma dann nur für kurze Zeit, damit das Monatsblut frei fließen kann. Das Diaphragma kann bereits im Voraus eingesetzt werden, um Ihre sexuelle Erregung und Spontaneität nicht zu stören. Es hat keinen unangenehmen Geruch und wird, wenn es richtig eingesetzt ist, von Ihrem Partner nicht wahrgenommen.

Im Gegensatz zu einigen anderen Verhütungsmethoden, wie die Antibabypille, beeinträchtigt das Diaphragma Ihre Fruchtbarkeit nicht. Sie können seinen Gebrauch jederzeit einstellen, wenn Sie schwanger werden möchten.

Bei manchen Frauen drückt das Diaphragma auf die Blase und verschlimmert Blasenentzündungen. Wasserlassen vor und nach dem Geschlechtsverkehr kann diesem Problem vorbeugen.

In der Vergangenheit wurde empfohlen, ein Spermizid oder Gel zu verwenden, um die Wirksamkeit des Diaphragmas als Verhütungsmittel zu erhöhen. Es gibt keine Untersuchungen, die beweisen, dass ohne Spermizid ein größeres Risiko einer Schwangerschaft besteht. Bei manchen Frauen lösen Spermizide Reizungen in der Scheide aus, sie sind schmierig im Gebrauch und verursachen zusätzliche Kosten. Trotzdem verwenden einige Frauen wegen der angenommenen größeren Sicherheit gern ein Spermizid. Aber es ist wirklich nur eine Frage der persönlichen Entscheidung.

Diaphragmen sind preiswert, wiederverwendbar und können bei sorgfältiger Behandlung mehrere Jahre halten. Sie schützen jedoch nicht gegen alle Geschlechtskrankheiten. Man sollte sie daher nur in absolut monogamen Beziehungen verwenden. Dieses mechanische Verhütungsmittel bietet zum Beispiel nur geringen Schutz gegen Chlamydien und Tripper, da diese Mikroorganismen über den Gebärmutterhals in den Unterleib eindringen. Diaphragmen schützen Frauen nicht vor einer HIV-Infektion!

Anpassung eines Diaphragmas

Wenn Sie sich für ein Diaphragma entscheiden, müssen Sie zu Ihrem Gynäkologen gehen, um es anpassen zu lassen. Dazu gehört eine Unterleibsuntersuchung, um die Tiefe und die Muskelkraft der Scheidenwände sowie die Größe und Form des Gebärmutterhalses festzustellen. Dann werden Sie einige verschiedene Diaphragmen probieren, um eines zu finden, das gut zu Ihrem Gebärmutterhals passt und sicher an Ort und Stelle bleibt.

Üben Sie das Einsetzen und Herausnehmen des Diaphragmas unter Anleitung Ihres Arztes. Es ist besser, jetzt Fehler zu machen, als zu Hause zu experimentieren. Tasten Sie auch, wie sich das Diaphragma in der Scheide anfühlt, wenn es richtig eingesetzt ist.

Sie sollten nie ein Diaphragma von jemand anderem leihen oder einfach eines kaufen, ohne Ihre richtige Größe zu kennen, denn die richtige Anpassung ist wesentlich. Wenn Sie bereits ein Diaphragma besitzen, denken Sie daran, dass Veränderungen in der

Vagina seine Wirksamkeit als Verhütungsmittel beeinträchtigen. Manchmal kann es nötig sein, die Größe überprüfen zu lassen, denn das Diaphragma muss richtig sitzen, um einen exakten Verschluss zu bilden. Alle zwei bis drei Jahre müssen Sie ein neues Diaphragma kaufen.

Sie brauchen eine erneute Anpassung Ihres Diaphragmas

- nach einer Schwangerschaft,
- nachdem sich Ihr Gewicht um mehr als vier Kilogramm verändert hat,
- nach einer Abtreibung,
- nach einer Fehlgeburt.

Wie man ein Diaphragma einsetzt

Man braucht ein gewisses Maß an Übung und Geschick, um ein Diaphragma einzusetzen. Ein Diaphragma einzuführen kann so ähnlich sein, wie zum ersten Mal einen Tampon einzuführen. Versuchen Sie es kauernd oder stehend mit einem Bein auf einem Stuhl, der Toilette oder dem Bett.

Halten Sie das Diaphragma am Rand mit der offenen Seite nach oben. Drücken Sie die Ränder zwischen Daumen und Zeigefinger zusammen, bis es eine flache, ovale Form hat. Führen Sie es ein und leiten die Spitze an der Rückwand der Scheide entlang, bis Sie spüren, dass es hinter Ihren Gebärmutterhals gleitet. Die Vorderseite sollte dann an der richtigen Stelle hinter dem Schambein liegen. Es kann sein, dass Sie es an die richtige Stelle rücken müssen.

Es ist wichtig, dass Sie in die Vagina tasten, um sicherzugehen, dass das Diaphragma über dem Gebärmutterhals sitzt, denn dieser Teil der Vagina hat keine Nervenenden. Wenn Sie den Gebärmutterhals nicht fühlen, ziehen Sie oder drücken Sie mit den Magenmuskeln, bis es Ihnen möglich ist.

Wenn das Diaphragma richtig sitzt, sollten weder Sie noch Ihr Partner es beim Geschlechtsverkehr spüren können. Falls Sie es spüren, sitzt es wahrscheinlich nicht richtig oder hat nicht die richtige Größe.

Damit Ihr Diaphragma ein wirksames Verhütungsmittel sein kann, müssen Sie es vor jedem Genitalkontakt einführen, und Sie dürfen es erst sechs Stunden nach dem Geschlechtsverkehr entfernen.

Um es herauszunehmen, fassen Sie mit dem Finger hinter den vorderen Rand und ziehen es heraus. Waschen Sie es immer in warmem Wasser mit einer milden Seife, spülen Sie es gründlich aus. Gut abtrocknen. Um zu prüfen, ob keine Löcher darin sind, halten Sie es gegen das Licht. Sie können es mit etwas Mehl einstäuben, um es trocken zu halten und vor dem Schadhaftwerden zu schützen. Bewahren Sie es in seiner Box an einem kühlen, trockenen Platz auf. Verwenden Sie keinen Talkumpuder, da er schädlich für das Latex ist und das Diaphragma kaputtmacht.

Portiokappe

Die Portiokappe ist kleiner als das Diaphragma. Sie passt über den Gebärmutterhals und bildet dort eine Sperre zwischen den Spermien und dem Zervikalkanal. Der Rand der Kappe saugt sich fest. Portiokappen müssen genauso angepasst werden wie Diaphragmen, lassen sich aber etwas schwieriger einsetzen. Für Frauen, die Blasenprobleme haben, weil das Diaphragma auf die Blase drückt, können sie aber die bessere Lösung sein. Wie Diaphragmen bilden Portiokappen einen gewissen Schutz gegen Geschlechtskrankheiten, doch nicht gegen AIDS.

Lea-contraceptivum: Das ist eine neue Art Portiokappe, die nicht angepasst werden muss und zwei bis drei Tage in der Scheide bleiben kann. Allerdings spürt der männliche Partner sie manchmal.

IUD (Intrauterine Device) – Intrauterin-Pessar

Eine IUD ist eine kleine, biegsame, spiralförmige Vorrichtung, die in den Gebärmutterhals einer Frau platziert wird, um eine Schwangerschaft zu verhindern. Sie verhindert, dass Samenzellen aufsteigen können. IUDs gibt sie schon seit langem, und im Lauf der Zeit hat man sie in unterschiedlichen Formen und Größen hergestellt.

Das Einsetzen eines IUDs ist eine einfache Sache, die keine Narkose erfordert. Ihr Arzt muss jedoch sicher sein, dass Sie nicht schwanger sind, bevor das IUD angepasst wird. Wenn Sie kurz zuvor geboren haben, müssen Sie mit dem Einsetzen warten, bis Ihr Gebärmutterhals wieder die ursprüngliche Form hat, denn die Spirale wird durch dessen Wände gehalten. Die Wartezeit beträgt im Durchschnitt sechs bis acht Wochen nach der Geburt.

Die beste Zeit für das Einsetzen eines IUDs ist in den letzten Tagen der Menstruation oder einige Zeit nach einer Geburt. Dann ist der Gebärmutterhals normalerweise erweitert, und das Intrauterin-Pessar ist leichter einzusetzen. Es ist nicht ungewöhnlich, dass es nach dem Einsetzen für einige Stunden zu leichten Blutungen oder Krämpfen kommt.

Die Haltbarkeit Ihres IUDs hängt von der Art ab, die Sie tragen. Ihr Arzt oder Ihre Ärztin wird Ihnen sagen, wann es überprüft oder erneuert werden muss. So lang Ihr IUD an Ort und Stelle bleibt, ist es ein wirksames Verhütungsmittel. Die Erfolgsquote von IUDs liegt bei etwa 96 Prozent.

Probleme mit der Spirale

Obwohl es auch für eine Frau, die nie geboren hat, möglich ist, sich ein IUD einsetzen zu lassen, ist dies nicht immer wünschenswert. Bei diesen Frauen kann es zu schweren Muskelkrämpfen und starken Blutungen kommen. Gerade so, als ob ihr Körper die Vorrichtung ablehnen würde und versuchte, sie abzustoßen, wobei das Abstoßen generell vorkommen kann.

Es ist möglich, dass die Regelblutung stärker wird. Bei manchen Frauen kommt es auch einige Monate lang zu leichten Schmierblutungen.

Frauen, die zuvor schon ein Kind hatten, haben meist weniger Probleme. Doch wenn Sie starke oder unregelmäßige Blutungen haben, sollten Sie das IUD entfernen lassen und eine andere Verhütungsmethode einsetzen.

Am Ende der meisten IUDs ist eine feine Schnur angebracht, die durch den Gebärmutterhals in die Scheide hängt. Sie sollten nach jeder Periode danach tasten, um festzustellen, ob sie noch da ist. Wenn das IUD abgestoßen wird, geschieht das während der Menstruation. Die Schnur macht es einfacher, das IUD zu entfernen, wenn Sie es nicht mehr wollen. Das Entfernen muss aber unbedingt Ihr Arzt oder Ihre Ärztin vornehmen!

Manchmal besteht Besorgnis, dass die Schnur Bakterien leichten Zugang zur Gebärmutter und zu den Eileitern ermöglicht, die einige Geschlechtskrankheiten und Unterleibsentzündungen beschleunigen können. Einige Frauen wissen vielleicht gar nicht, dass sie eine Geschlechtskrankheit haben, weil sich keine Symptome zeigen. Suchen Sie einen Arzt auf, wenn Sie dauerhaft Schmerzen im Unterbauch haben, auch Schmerzen beim Geschlechtsverkehr oder einen starken Ausfluss aus der Scheide. Die Gefahr einer Entzündung im Unterleib ist in den ersten zwanzig Tagen nach dem Einsetzen des IUDs am größten.

Ein IUD ist keine gute Wahl für eine Frau, die wechselnde Sexualpartner hat oder deren Partner verschiedene Sexualpartner hat. Dann sind mechanische Methoden zum Schutz vor Geschlechtskrankheiten notwendig.

Wichtig: Etwa zwei Frauen von hundert werden schwanger, während sie ein IUD verwenden. Wenn Sie während des Tragens eines IUDs schwanger werden, ist es ratsam, die Vorrichtung entfernen zu lassen. Es ist zwar manchmal möglich, dass eine Frau ein Kind ohne Schädigungen austrägt, doch IUDs erhöhen das Risiko einer Fehlgeburt und können zu ernsthaften Komplikationen führen. IUDs erhöhen das Risiko einer Bauchhöhlenschwangerschaft. Frauen, bei denen schon einmal eine Bauchhöhlenschwangerschaft aufgetreten ist, sollten kein IUD verwenden. Frauen mit Problemen bei der Blutgerinnung wird auch vom Tragen eines IUD abgeraten. Holen Sie sich unbedingt ärztlichen Rat, wann immer Sie das Gefühl haben, dass die Spirale Probleme macht!

Traditionelle Kräutermedizin und Geburtenkontrolle

Geburtenkontrolle mithilfe von Kräutern wird von Frauen seit Tausenden von Jahren angewendet. Es gibt Aufzeichnungen über Mittel zur Verhütung von Schwangerschaft aus dem 1. Jahrhundert n. Chr.

Viele Eingeborenenfrauen aus den unterschiedlichsten Kulturen haben Mittel verwendet, die sehr effektiv eine zeitweilige Sterilität herbeiführten und eine Schwangerschaft verhinderten. Viele der zu diesem Zweck verwendeten Kräuter enthielten hormonelle Substanzen, die den Uterus (Gebärmutter) zum Zusammenziehen anregten und die Menstruation förderten. Einige haben vielleicht auch die Gebärmutterschleimhaut verändert und sie so für eine Schwangerschaft unbrauchbar gemacht. Da die Forschung auf diesem Gebiet der Kräutermedizin noch sehr begrenzt ist, kann niemand für die Sicherheit und Wirksamkeit dieser Substanzen garantieren.

Heilkräuter sind hochwirksame Heilmittel, die mit großer Vorsicht angewendet werden müssen. Manche Kräuter fördern die Periode, doch sie eignen sich nicht für Frauen, die schwanger werden wollen oder möglicherweise schwanger sind, weil diese Kräuter auch zu einer Fehlgeburt beitragen können.

Zur Empfängnisverhütung können pflanzliche Mittel mit anderen Verhütungsmethoden kombiniert werden, um deren Wirksamkeit zu steigern. So sind einige natürliche Familienplanungsmethoden, wie die Zyklus- oder die Kalendermethode, von einer regelmäßigen Menstruation abhängig, um erfolgreich zu sein. Es gibt viele »ungefährliche« Heilpflanzen, die einen unregelmäßigen Zyklus in Ordnung bringen. Sie helfen auch

unsere Fortpflanzungsorgane durch besondere therapeutische und Nährstoffeigenschaften gesund zu erhalten.
Uns stehen viele Pflanzen zur Verfügung, die hormonelle Substanzen enthalten, so lieferte Yam (Yamswurzel) die ersten Stoffe, um die Antibabypille herzustellen. Diese Heilpflanze ist in der traditionellen und in der Schulmedizin gründlich erforscht und angewendet worden.
Obwohl auch einige pflanzliche Medikamente unerwünschte Nebeneffekte haben, dürfte es Naturheilmittel geben, die Frauen ungefährdet verwenden könnten, um eine Schwangerschaft zu verhindern.

Die Antibabypille – hormonelle Empfängnisverhütung

Die Antibabypille ist eine sehr beliebte Methode zur Empfängnisverhütung, sie wurde erstmals in den sechziger Jahren des 20. Jahrhunderts hergestellt. Sie sollte Frauen von der Last ungewollter Schwangerschaften befreien.

Ohne Zweifel nahm die Pille Frauen die Angst vor einer Schwangerschaft, sodass sie sich entspannen und die Liebe genießen konnten. Für Frauen, die Schwierigkeiten mit vorhergehenden Schwangerschaften hatten oder für die eine Schwangerschaft ein gesundheitliches Risiko darstellte, brachte die Pille die Verwirklichung eines Traumes. Doch es gab auch Frauen, deren Leben durch die Pille endete oder schwieriger wurde. Die frühe Pille enthielt sehr große Hormonmengen, die fürchterliche Nebenwirkungen hatten. Einige Frauen erlitten Schlaganfälle oder bekamen Krebs. Fühlten sie sich befreit? Ich bezweifle es.

Heute enthält die Pille weit geringere Hormonmengen, ist sicherer im Gebrauch und wird von vielen Frauen gut vertragen.

Die Pille bietet keinen Schutz gegen Geschlechtskrankheiten, daran sollten Frauen denken, wenn sie die Pille zur Verhütung verwenden. Als Verhütungsmittel ist sie wirksam, wenn sie jeden Tag zur gleichen Zeit eingenommen wird. Sind Sie mit der Kombinationspille oder der Minipille drei Stunden zu spät dran, sollten Sie sich überlegen, ob Sie nicht zusätzlich eine mechanische Methode anwenden sollten, weil die Pille möglicherweise nicht wirkt. Die Wirkung der Pille kann auch ausbleiben, wenn Sie Antibiotika nehmen oder unter Erbrechen oder Durchfall gelitten haben. In solchen Fällen sollten Sie die Pille weiternehmen, aber bis zur nächsten Periode den Geschlechtsverkehr meiden oder eine mechanische Verhütungsmethode einsetzen.

Die Kombinationspille

Diese Pille beruht auf der Originalzusammensetzung aus den sechziger Jahren, sie enthält mehrere Hormone, Östrogene und Progesteron (synthetisches Progesteron) – je nach Marke in unterschiedlichen Mengen. Diese Pillenart hindert die Eierstöcke daran, Eier freizusetzen – ohne Ei gibt es logischerweise weder Eisprung noch Befruchtung, sodass es – bei korrekter Anwendung – nicht zur Schwangerschaft kommt. Die Sicherheitsquote liegt bei 97 Prozent.

Negative Nebenwirkungen der Antibabypille

Bei der Antibabypille kennt man eine Reihe von Nebenwirkungen. Ob sie auftreten, hängt von der Art der eingenommenen Pille ab und davon, wie eine Frau auf diese Hormone reagiert. Während jede Frau anders reagiert, wurden einige häufige Nebenwirkungen beobachtet, von denen die meisten vollständig zurückgingen, wenn die Pille abgesetzt wurde. Falls Sie den Verdacht haben, dass Ihre Pille unerwünschte Nebenwirkungen hat, sprechen Sie mit Ihrem Arzt oder Ihrer Ärztin über andere Verhütungsmethoden.

Akne: Wenn Sie von Ihrer Pille Akne bekommen, liegt das im Allgemeinen an einem zu niedrigen Östrogen-Progesteron-Verhältnis in der Zusammensetzung der Pille. Akne wird durch einen hohen Progesteronspiegel hervorgerufen oder durch einige synthetische Formen von Hormonen. Tritt bei Ihnen Akne auf, müssen Sie mit Ihrem Arzt über eine andere Antibabypille sprechen. Bei einem Präparat mit einem anderen Verhältnis der Hormone wird es vielleicht besser.

Amenorrhoe (Ausbleiben der Menstruation): Manchmal stoppt man die Periode durch das Verschreiben von Hormonen, zum Beispiel während der Behandlung von Endometriose, um weiteres Gewebewachstum zu verhindern. Unter diesen Umständen geschieht es unter genauer Kontrolle und ist sehr nützlich. Wenn Frauen, während sie die Antibabypille nehmen, ihre Periode nicht mehr bekommen, ohne dies zu beabsichtigen, bedeutet dies nicht unbedingt ein Problem. Es zeigt an, dass eine Frau nicht genug Östrogene produziert, um entsprechend Gebärmutterschleimhaut aufzubauen. In diesem Fall halte ich es für gut, wenn die betroffenen Frauen die Pille alle drei bis sechs Monate absetzen, um ihrem Körper die Möglichkeit zu geben, die Gebärmutterschleimhaut, die sich aufgebaut hat – auch wenn es nur minimal ist –, abzustoßen. Amenorrhoe kann Ängste vergrößern, weil der Verdacht auf eine Schwangerschaft nahe liegt. Weitere Informationen über Amenorrhoe finden Sie im vierten Kapitel des Buches »Heilkunde für Frauen« unter dem Stichwort «Menstruation, ausbleibende«.

Bluthochdruck: Einige Frauen bekommen durch die Einnahme der Pille Bluthochdruck. Sie sollten Ihren Blutdruck bei Einnahme der Pille regelmäßig überwachen lassen und sie absetzen, wenn Ihr Blutdruck gefährlich hoch wird.

Brustveränderungen: Es ist normal, wenn Ihre Brust empfindlich ist und etwas größer wird, wenn Sie beginnen, die Pille zu nehmen, denn Ihr Körper reagiert auf die damit verbundenen Schwankungen in Ihrem Hormonsystem. Brustgewebe reagiert auf Östrogene und Gestagene. Man muss sich also nicht wundern, wenn Frauen Veränderungen feststellen, nachdem sie mit der Einnahme dieser Hormone begonnen haben. Nach drei Monaten sollte es besser werden und schließlich ganz aufhören. Wenn Ihre Brüste dann weiterhin empfindlich und schmerzend bleiben, weist dies auf anormale und ungewollte Veränderungen im Brustgewebe hin. Ich rate Ihnen, in diesem Fall die Pille abzusetzen. Sprechen Sie mit Ihrem Arzt oder Ihrer Ärztin über eine andere Pillenmarke, oder greifen Sie auf eine ganz andere Verhütungsmethode zurück.

Depression: Ursachen für eine Depression gibt es viele, daher lässt sich nur schwer sagen, ob die Antibabypille dazu beiträgt. Wenn Sie negative Stimmungsschwankungen festgestellt haben, seit Sie die Pille nehmen, oder wenn Sie allgemein das Gefühl haben, dass sie zu Ihrer Depression beiträgt, setzen Sie die Pille ab. Während der nächsten zwei Zyklen sollten Sie Ihre Stimmungen beobachten und aufzeichnen und eine mechanische Methode zur Verhütung verwenden. So können Sie am genauesten feststellen, ob die Pille Schuld hat oder nicht. Wenn Sie die Pille wieder einnehmen, denken Sie daran, dass Sie noch vierzehn Tage mechanische Verhütungsmittel einsetzen müssen, denn so lange dauert es, bis die Pille nach einer Pause wieder wirkt.

Flüssigkeitsstauungen: Bei manchen Frauen staut sich Flüssigkeit in den Körperzellen, wenn sie synthetische Hormone einnehmen. Vitamin-B_6-Mangel kann ebenfalls zu Flüssigkeitsansammlungen beitragen. Frauen haben bei Einnahme der Pille oft einen Mangel an diesem Nährstoff.

Gallenblasenerkrankung: Gallenbeschwerden treten häufiger bei jungen Frauen auf. Durch die Pille kann es zu einer größeren Konzentration von Cholesterin in der Galle kommen, und dies fördert die Bildung von Gallensteinen. Diese Steine setzen sich leicht im Gallengang fest und führen dadurch zu Entzündungen und akuten Schmerzen. Man weiß noch nicht, ob die Pille die Gallenblasenerkrankung hervorruft oder sie bei Frauen, die anfällig dafür sind, fördert.

Gewichtszunahme: Es ist ganz normal, dass Frauen zunehmen, wenn sie irgendeine Hormontherapie beginnen, also auch bei der Antibabypille. Es ist bekannt, dass eine Nebenwirkung von Östrogengaben Flüssigkeitsstauungen sind. Dazu kommt, dass Gestagene den Appetit anregt. Östrogene tragen zu unseren weiblichen Kurven bei und sind im Fettgewebe in verschiedenen Bereichen unseres Körpers gespeichert, besonders an den Hüften, am Po und an den Schenkeln. Wenn Frauen, die mehr Progesteron als Östrogene einnehmen, Gewicht zulegen, setzt es sich im oberen Körperbereich fest. Sie besitzen keine Taille mehr, bekommen einen Spitzbauch, und das Fettgewebe um ihre Mitte verstärkt sich insgesamt. Figurveränderungen werden oft in den ersten drei Monaten nach Einnahme der Pille beobachtet. Trotz dieser Beobachtungen gibt es keine wissenschaftlichen Belege, dass ein Zusammenhang zwischen Gewichtszunahme und Einnahme der Pille besteht. Es sind Mikropillenpräparate auf dem Markt, die eine östrogenbedingte Gewichtszunahme verhindern sollen. Sprechen Sie ggf. mit Ihrer Ärztin oder Ihrem Arzt darüber.

Hautjucken: Synthetisches Östrogen kann bei empfindlichen Personen Dermatitis hervorrufen. Einige Frauen werden die chronische Dermatitis wieder los, indem sie einfach die Östrogentherapie, also die Pille, absetzen.

Herzerkrankungen: Das Risiko eines Herz- oder Schlaganfalls ist bedeutend größer, wenn eine Frau zusätzlich zur Einnahme der Pille auch noch raucht. Wer die Pille nimmt, sollte nicht rauchen!

Kopfschmerzen: Einige Frauen leiden unter Kopfschmerzen, wenn sie eine Pille mit einer hohen Gestagendosis nehmen. Das ist nicht ungewöhnlich. Versuchen Sie, das Problem durch eine Pille mit einer höheren Östrogendosis zu lösen. Wenn Sie dann immer noch Kopfschmerzen haben, ist es möglich, dass Sie die synthetischen Hormone nicht vertragen und die Pille für Sie nicht geeignet ist.

Krebsrisiko: Die Pille erhöht mit großer Wahrscheinlichkeit das Risiko für Gebärmutterhals- und Brustkrebs. Das Risiko scheint in direktem Verhältnis zum Östrogengehalt der Pille zu stehen, außerdem hängt es mit den belastenden Faktoren in der Vorgeschichte der Frau zusammen, die ihr Risiko, an Krebs zu erkranken, erhöhen. Wir wissen, dass Brust- und Gebärmutterhalskrebs meist mit einem hohen Östrogenspiegel zusammenhängen, weil Östrogen die Zellteilung fördert. Die Unsicherheit liegt in der Frage, ob die Pille das Krebswachstum anregt oder Krebs fördert, der bereits angelegt ist. Die Wahrscheinlichkeit, Krebs rechtzeitig zu entdecken, ist größer, wenn Frauen regelmäßig die üblichen gynäkologischen Vorsorgeuntersuchungen durchführen lassen.

Libido-Einschränkung: Einige Frauen empfinden, dass die Einnahme der Pille ihre sexuelle Begierde und Empfindsamkeit mindert. Man behauptet, dies läge an den hohen Gestagendosen mancher Pillen. Wenn Sie glauben, dass Ihre Pille Ihrer Libido schadet, versuchen Sie es mit einer geringeren Dosis dieses Hormons.

Migräne: Das Entstehen oder die Verschlimmerung von Migräne nach Beginn der Pilleneinnahme ist ein Zeichen dafür, dass unerwünschte Gefäßveränderungen auftreten. Setzen Sie die Pille sofort ab und wenden Sie eine andere Verhütungsmethode an.

Nährstoffhaushalt: Forschungen haben ergeben, dass die Einnahme der Pille den Vitamin-B- und den Folsäurespiegel senken kann. Auch die Ausscheidung von Tryptophan im Urin verstärkt sich. Ein Mangel an dieser Aminosäure ruft Schlaflosigkeit, Angst, Depression und Konzentrationsschwäche hervor. Der Vitamin-B_6-Spiegel ist bei Einnahme der Pille ebenfalls stark reduziert. Dieser Mangel wird mit Depressionen in Verbindung gebracht. Zusätzliche Vitamin-B_6-Gaben während der Einnahme der Pille haben sich als nützlich erwiesen. Fragen Sie aber Ihren Arzt oder Ihre Ärztin.

Pigmentflecken: Einige Frauen bekommen braune Flecken im Gesicht und am Hals, wenn sie die Pille nehmen. Die Pigmentierung wird bedeutend stärker, nachdem sie in der Sonne waren, denn ultraviolettes Licht regt die Ausschüttung des Pigments Melanin an, das der Haut ihre Farbe gibt. Um diese Pigmentflecken in den Griff zu bekommen, sollte man einen Hut mit breitem Rand tragen, wann immer man in die Sonne geht.

Scheidenausfluss: Ich habe beobachtet, dass manche Frauen bei Einnahme einer Pille mit hohem Gestagenanteil verstärkt zu Scheidenausfluss neigen.
Thrombosen und Embolien: Einige Frauen haben ein erhöhtes Risiko, Blutpfropfen oder Blutgerinnsel zu bilden, wenn sie die Pille nehmen. Dies scheint mit einem erhöhten Blutgerinnungsfaktor zusammenzuhängen, der durch die Pille ausgelöst wird. In den sechziger Jahren bestand jedoch ein höheres Risiko, als der Hormongehalt der Pille deutlich größer war. Wenn Sie Symptome für Durchblutungsstörungen bemerken wie geschwollene, schmerzende Beine, schwere Kopfschmerzen, Sehstörungen oder starke Schmerzen in der Brust, müssen Sie die Pille sofort absetzen und einen Arzt oder Ihre Ärztin konsultieren.
Übelkeit: Einige Frauen reagieren sehr empfindlich auf synthetische Hormone, und es wird ihnen übel, manchmal müssen sie auch erbrechen.
Zwischenblutung (unerwartete Blutung): Dies ist eine häufige Nebenwirkung der Pille. Sie tritt meistens bei Pillen mit geringer oder einseitiger Hormondosierung aus, zum Beispiel bei der Minipille. Zwischenblutungen können in den ersten Monaten der Einnahme auftreten oder unerwartet kommen, nachdem Sie die Pille bereits seit Monaten nehmen. Manchmal zeigt eine Zwischenblutung auch an, dass der Körper die Antibabypille nicht richtig aufnimmt und vielleicht sogar nicht den richtigen Schutz vor Schwangerschaft bietet. Sie sollten auf jeden Fall mit Ihrem Arzt oder Ihrer Ärztin darüber sprechen.
Wichtig: Wenn Sie irgendwelche Schwierigkeiten mit der Pille haben, sollten Sie unbedingt möglichst bald zu Ihrem Arzt oder Ihrer Ärztin gehen.

Positive Nebenwirkungen der Pille

- Die Pille hat als Verhütungsmittel eine hohe Erfolgsquote. Viele Frauen haben Angst, wenn die Gefahr einer ungewollten Schwangerschaft besteht. Die Einnahme der Pille verringert diese Angst und kann daher indirekt die Libido der Frau verbessern und ihr mehr Spaß am Geschlechtsverkehr geben.

- Die Pille kann die Monatsblutung erleichtern und regulieren. Dadurch entstehen weniger Krämpfe. Auch das Risiko einer Anämie ist geringer.
- Manche Hormonkombinationen der Pille verringern die Gefahr gutartiger Brustbeschwerden und das Vorkommen von Zysten an den Eierstöcken.
- Die Pille trägt dazu bei, entzündliche Erkrankungen des Unterleibs zu verhindern, die häufig zu Unfruchtbarkeit führen.
- Manchmal lindert sie die Entzündung bei rheumatischer Arthritis.
- Es wurde bewiesen, dass die heutige Wirkstoffkombination der Pille das Risiko von Krebs der Eierstöcke und der Gebärmutterschleimhaut reduziert, wahrscheinlich weil sie auch bestimmte Progesterone enthält. Die Pille hat keine wesentliche Wirkung in der Krebsvorbeugung bei übergewichtigen Frauen, denn Östrogen wird im Fettgewebe gespeichert. Bei übergewichtigen Frauen ist die Wahrscheinlichkeit größer, dass sie einen extrem hohen Östrogenspiegel haben.

Die Minipille

Die Pille enthält kein Östrogen und weniger Gestagen als die Kombinationspräparte. Der Eisprung kann noch stattfinden, aber die Minipille ruft hormonelle Veränderungen hervor, die dazu führen, dass der Zervixschleim sich verdickt. Dadurch verschließt er den Zervikalkanal und macht es so Spermien unmöglich, einzudringen. Diese Pille verändert auch die Gebärmutterschleimhaut, sodass die Schleimhaut weniger gut für eine Schwangerschaft geeignet ist.

Einige Frauen haben auch während der Einnahme dieser Pille noch den Eisprung. Die Erfolgsquote dieser Pille ist mit 96 Prozent etwas geringer als die der kombinierten Pille.

Nebenwirkungen der Minipille
Die Minipille hat im Allgemeinen weniger Nebenwirkungen als die kombinierte Pille, doch sie kann zu einigen ernsten Gesundheitsproblemen führen. Es wurden vermehrt Zysten an den Eierstöcken festgestellt, und wenn es während der Einnahme dieser Pille zu einer Schwangerschaft kam, war es häufiger eine Bauchhöhlenschwangerschaft. Die Minipille kann auch zu unregelmäßigen Blutungen führen sowie zu häufigeren Zwischen- und Schmierblutungen.
Das Fehlen von Östrogen in dieser Pille kann Symptome verursachen, wie sie bei Frauen mit einem niedrigen Östrogenspiegel auftreten, besonders wenn sie Frauen verschrieben wird, die bereits einen niedrigen Östrogenspiegel haben. Zu diesen Symptomen gehören allgemeine Hauttrockenheit, Scheidentrockenheit, Kopfschmerzen und Empfindlichkeit der Brust.

Die »Pille danach«

Dies ist eine sehr starke Pille, die Frauen verschrieben werden kann, die das Gefühl haben, dass die Gefahr einer Schwangerschaft besteht, wenn ein »Panne« passiert ist (gerissenes Kondom, verrutschtes Diaphragma). Wenn Sie Angst haben, dass Sie keinen ausreichenden Schutz vor einer ungewollten Schwangerschaft hatten, können Sie sich eine kurzfristige hohe Hormondosis verschreiben lassen, um eine Schwangerschaft zu verhindern. Sie haben aber nur 48 bis 72 Stunden Zeit, um zu handeln, denn nach mehr als 72 Stunden Verzögerung ist die Methode erfolglos.
Die Pille für den Morgen danach wirkt entweder durch eine Verzögerung des Eisprungs, bis das Sperma abgestorben ist,

oder durch eine Veränderung der Gebärmutterschleimhaut, damit sich ein befruchtetes Ei nicht einnisten kann. Die Behandlung umfasst normalerweise zwei Hormongaben im Abstand von genau zwölf Stunden. Diese Pille ist sehr wirksam, wenn Sie rasch handeln.
Diese Pille ist sehr nützlich für Vergewaltigungsopfer und sollte unter diesen Umständen angewendet werden.
Die Nebenwirkungen der Behandlung sind meist sehr unangenehm. Manche Frauen leiden danach unter schwerer Übelkeit und Erbrechen. Es können gleichzeitig Mittel gegen Übelkeit verschrieben werden. Andere Nebenwirkungen sind wunde Brüste und ein leichtes Kopfweh, das einige Tage anhält.
Gelegentlich kommt es bei Frauen zu Zwischenblutungen, die keine normale Periode sind, sondern eine Reaktion auf die Hormonbehandlung. Es ist auch nicht ungewöhnlich, dass die nächste Periode unregelmäßig ist.
Wenn Sie bereits aus Ihrem vorhergehenden Zyklus schwanger sind, schadet die Verhütung am Morgen danach dem Fötus nicht. Wenn Sie jedoch während des laufenden Zyklus schwanger werden, kann die »Pille danach« zu einer Bauchhöhlenschwangerschaft führen. Suchen Sie sofort Ihren Arzt auf, wenn Ihre nächste Periode nicht kommt oder wenn Sie den Verdacht haben, schwanger zu sein.
Wichtig: Als regelmäßiges Verhütungsmittel ist die »Pille danach« absolut ungeeignet. Es handelt sich hier um eine Notfalllösung. Außerdem ist die Pille aus ethischen Gründen sehr umstritten.

Injektionen zur Verhütung

Eine Schwangerschaftsverhütung ist auch per Injektion möglich. Man spricht hierbei von Depotpräparaten und unterscheidet zwei Arten von Injektionen:

- Einmonatsspritze (ein Kombinationspräparat aus Östrogen und ein Gestagen): Sie wird einmal monatlich jeweils am siebten Zyklustag verabreicht.
- Dreimonatsspritze (ein hochdosiertes Gestagenpräparat wie die Minipille): Sie wirkt bis zu drei Monate.

Ein Problem der Regelung des Hormonhaushalts über Injektionen ist, dass man vorher nie weiß, wie die einzelne Frau darauf reagiert. Diese Behandlung kann nicht sofort rückgängig gemacht werden. Wenn das Mittel erst einmal im Blutkreislauf ist, muss man warten, bis der Körper es verarbeitet hat. Für diejenigen, die negative Nebenwirkungen verspüren und mit Stimmungs- und Verhaltensschwankungen reagieren, können die Folgen niederschmetternd sein.
Einige Frauen reagieren mit unregelmäßigen und nicht vorhersagbaren Blutungen, Kopfschmerzen und Gewichtszunahme, manche hören auf zu menstruieren. Wann die Fruchtbarkeit sich wieder einstellt, ist nicht zu sagen; es kann nach der Injektion des Mittels sieben bis 18 Monate dauern.

Neue Depotpräparate

Es handelt sich hierbei um dünne, mehrere Zentimeter lange Kunststoffstäbchen, die den Wirkstoff Etonorgestrel, ein Gelbkörperhormon (Gestagen), enthalten. Dieses Hormon kommt seit langem in einer Reihe von Pillen zur Anwendung. Das Kunststoffstäbchen wird unter die Haut an der Innenseite des Oberarms implantiert. Dafür ist eine örtliche Betäubung nötig. Der wird der Wirkstoff nach und nach in sehr geringen Dosen in den Organismus freigesetzt. Er verändert den Zervixschleim so, dass der Schleimpfropf im Gebärmutterhals für Spermien undurchlässig bleibt. Und er unterdrückt den Aufbau der Gebärmutterschleimhaut.

Bei manchen Frauen findet ein Eisprung statt, bei anderen nicht. Die Nebenwirkungen entsprechen denen der Antibabypille. Es kann problematisch werden, das Implantat zu entfernen. Da diese Methode noch sehr neu ist, sollten Sie sich ausführlich informieren.

Spermizide – chemische Empfängnisverhütung

Ein Spermizid ist eine Chemikalie zur Empfängnisverhütung. Es gibt sie in vielen verschiedenen Formen und Produkten. Spermizide töten die Spermien in der Vagina ab oder machen sie unbeweglich. Es kann sich um Cremes handeln oder um Schaum, um Gel oder Pessare (geschossförmige Tabletten zum Einführen in die Scheide), die in der Apotheke ohne Rezept erhältlich sind.

Spermizide müssen genau nach Vorschrift angewendet werden, um wirksam zu sein. Sie dürfen nicht mehr als zwanzig Minuten vor dem Geschlechtsverkehr eingeführt werden. Verwenden Sie einen Applikator, wenn einer mitgeliefert wird, denn Spermizide sollten tief in die Vagina eingeführt werden, so nahe zum Gebärmutterhals wie möglich, um wirken zu können. Bei jedem Geschlechtsverkehr müssen Sie das Spermizid erneut anwenden.

Sie haben nur eine Sicherheitsquote von 70 bis 80 Prozent und versagen häufig. Deshalb sollten sie als zusätzliche Verhütungsmaßnahme neben mechanischen Methoden wie Kondomen oder Diaphragmen eingesetzt werden. Es ist schwierig, sie bei zufälligen sexuellen Begegnungen anzuwenden und, obwohl sie geruchlos und leicht sind, können sie schmierig sein. Manche Leute beklagen sich auch, dass sie unangenehm schmecken.

Aufgrund ihrer chemischen Zusammensetzung können Spermizide allergische Reaktionen hervorrufen. Diese können als örtliche Reizung oder Wundheit auftreten.

Sie können einen gewissen Schutz gegen bakterielle Geschlechtskrankheiten wie Gonorrhoe bieten und die Übertragung von Soor und Herpes verhindern.

Abtreibung

Die Entscheidung, eine Schwangerschaft abzubrechen, ist sehr schwerwiegend und unterliegt außerdem gesetzlichen Bestimmungen. Sollten Sie sich zu einem solchen Schritt entschließen, sprechen Sie mit Ihrem Arzt oder suchen Sie eine der Schwangerschaftsberatungsstellen auf (zum Beispiel Pro Familia), die es in jeder Stadt gibt. Wenn eine Frau sich für den Schwangerschaftsabbruch entscheidet, muss sie auch hinterher von einer Beratung begleitet werden, die ihr den Umgang mit Angst, Depression, Trauer und Schuld, die sie vielleicht empfindet, erleichtert. Sie bekommt auch Information über Familienplanung, um in Zukunft eine ungewollte Schwangerschaft zu verhindern.

Jeder weiß, wie problematisch und umstritten ein Schwangerschaftsabbruch ist. Wie auch immer Sie persönlich dazu stehen: Handeln Sie, so weit es irgend geht, überlegt. Seien Sie offen für andere Lösungen. Scheuen Sie sich nicht, sich so viel Beratung wie nur möglich zu holen. Wer über Abtreibung nachdenkt, befindet sich in einer der schwersten Situationen seines Lebens, und die muss aus verschiedenen Blickwinkeln betrachtet werden, auch wenn es ungemein schwer fällt. Und ist die Verzweiflung auch noch so groß, wenden Sie sich immer an Experten, eine unsachgemäß ausgeführte Abtreibung kann Ihnen schweren körperlichen Schaden zufügen.

Sterilisation

Dies ist eine dauerhafte Methode der Verhütung, die Sie nur in Betracht ziehen sollten, wenn Sie sicher sind, dass Sie nie oder nie wieder schwanger werden wollen.
Die meisten Ärzte nehmen die Frage nach einer Sterilisation sehr ernst. Um eine gut informierte Entscheidung treffen zu können, ist es wichtig, dass Sie alle Aspekte der Maßnahme und alle möglichen Risiken kennen. Diese sollten Sie mit Ihrem Arzt besprechen, der Ihnen auch schriftliche Information zur Verfügung stellt. Sie können auch eine Familienberatungsstelle kontaktieren, um aktuellen Rat und Literatur zu bekommen. Lassen Sie sich nicht zu einer überstürzten Entscheidung treiben, denn obwohl schon manchmal eine erfolgreiche Rückoperation durchgeführt wurde, muss man eine Sterilisation als dauerhaft betrachten. Auch wenn viele Leute sich ganz sicher sind, können sich die Umstände ändern.
Es ist wichtig, alle zukünftigen Möglichkeiten zu bedenken, bevor man eine Entscheidung fällt. Nehmen Sie sich Zeit und überlegen Sie gut, bevor Sie irgendwelche Schritte unternehmen.

Sterilisation der Frau

Die Sterilisation der Frau wird Tubenligatur genannt. Das Vorgehen ist verhältnismäßig einfach: Es werden beide Eileiter blockiert und damit die Verbindung zwischen Gebärmutter und Eierstöcken unterbrochen. Die Eileiter werden entweder durchtrennt und abgebunden oder mit Clips oder Ringen verklammert. Wenn die Eileiter erfolgreich blockiert sind, kann das Ei, das sich vom Eierstock gelöst hat, nicht befruchtet werden, weil keine Spermien hinaufschwimmen und es erreichen können.

Diese Maßnahme beeinträchtigt die normale Funktion der Eierstöcke nicht. Die Hormone werden weiterhin produziert, und es erfolgt ein normaler Eisprung und eine normale Menstruation. Das freigesetzte Ei wird rasch aufgelöst und vom Körper absorbiert.

Komplikationen

Es besteht immer ein gewisses Risiko, wenn eine Unterleibsoperation unter Vollnarkose durchgeführt wird. Ihr Arzt wird mit Ihnen diese möglichen Risiken besprechen.

Einige Studien weisen darauf hin, dass sterilisierte Frauen häufiger einen unregelmäßigen Zyklus und stärkere Blutungen haben. In seltenen Fällen tritt bei sterilisierten Frauen die Menopause sehr früh ein, weil bei der Operation versehentlich Blutgefäße durchtrennt wurden und die Blutversorgung der Eierstöcke nicht mehr ausreicht.

Einige Frauen haben psychische Probleme mit dem Verlust der Fruchtbarkeit oder weil sie ihre Entscheidung bereuen.

Entfernung der Gebärmutter (Hysterektomie)

Hierbei werden die gesamte Gebärmutter und manchmal auch der Gebärmutterhals und die Lymphknoten operativ entfernt. Manchmal rät man einer Frau von einer Tubenligatur ab und empfiehlt ihr stattdessen eine Gebärmutterentfernung. Manchmal ist eine solche Operation unumgänglich, und es wäre sinnlos, unnötigerweise eine Operation zur Tubenligatur durchzuführen. Dies kann bei Frauen mit Krebs, übermäßigen Wucherungen oder einer schweren Gebärmuttersenkung der Fall sein.

Sterilisation beim Mann

Samenleiterdurchtrennung (Vasektomie) ist die Sterilisation beim Mann, bei der in einer einfachen Operation die Samenleiter blockiert werden, durch die Sperma zum Penis gelangt. Spermien werden weiterhin produziert, doch sie gelangen nicht in die Samenflüssigkeit. Ein Samenerguss findet noch statt, aber weil die Flüssigkeit keine Spermien enthält, kann keine Befruchtung stattfinden.

Fruchtbar sein

Genau wie wir unseren Garten vorbereiten müssen, damit die Pflanzen dort wachsen und gedeihen, müssen wir unseren Körper auf die Empfängnis vorbereiten. Die beste Vorbereitung auf die Fruchtbarkeit liegt in einer gesunden Ernährung und in regelmäßigem, aber mäßigem Körpertraining. Außerdem müssen wir etwas unternehmen, um körperlichen und seelischen Stress abzubauen.

Wenn Sie eine Schwangerschaft planen, nehmen Sie sich einen Zielzeitpunkt vor, bis wann Sie schwanger werden sollten, und seien Sie dann geduldig. Nicht jedes Paar wird gleich erfolgreich sein. Während manche Frauen sofort empfangen, ist es nicht ungewöhnlich, dass vier bis acht Monate bis zur Empfängnis vergehen, und manchmal dauert es sogar noch länger.

Die fruchtbare Phase

Alle Frauen können ihre Chancen auf eine erfolgreiche Empfängnis steigern, wenn sie Anzeichen ihres Körpers beobachten, die auf die fruchtbaren Phasen des Menstruationszyklus hinweisen. Dies sind die natürlichen Methoden zur Familienplanung, über die Sie im vorhergehenden Kapitel gelesen haben. Sie können Ihnen helfen, die körperlichen Aspekte und Anzeichen der Fruchtbarkeit zu verstehen und so Ihre Chancen auf eine erfolgreiche Empfängnis verbessern.

Um empfangen zu können, muss eine Frau ein Ei produzieren, dieses muss von den feinen Flimmerhärchen am Ende des Eileiters aufgenommen werden, und Spermien müssen für die Befruchtung vorhanden sein. Das befruchtete Ei braucht dann etwa drei Tage, um wieder den Eileiter hinauf zur Gebärmutter zu wandern, wo es sich in die vorbereitete Schleimhaut der Gebärmutterhöhle einnistet. Wenn alles gut geht, bleibt es in der Gebärmutter und wird sich zu einem Baby entwickeln.

Zur Zeit des Eisprungs, wenn das Ei sich vom Eierstock löst, kann es nur etwa 24 Stunden lang befruchtet werden. Wenn eine Befruchtung stattfinden soll, ist es wichtig, den richtigen Zeitpunkt für den Geschlechtsverkehr zu wählen, damit er mit dem Eisprung zusammenfällt.

Es hilft ein wenig, wenn nach dem Geschlechtsverkehr Sperma in der Nähe des Gebärmutterhalses bleibt. Stehen Sie also nicht gleich nach dem Verkehr auf. Es ist wahrscheinlich, dass das Sperma aus dem Scheideneingang herausfließt, wenn sie aufrecht stehen und sich bewegen. Es sollte sich stattdessen um den Gebärmutterhals sammeln, um ihre Chancen auf Empfängnis zu erhöhen. Sie können versuchen, nach dem Geschlechtsverkehr ein Diaphragma einzusetzen, um das Sperma zurückzuhalten. Einige Leute halten es für günstig, wenn Sie sich hinlegen und Ihre Beine an einer Wand hoch legen.

Denken Sie daran, dass Spermien etwa 24 Stunden überleben, obwohl einige auch 72 Stunden schaffen. Wenn Sie also am Tag vor dem Eisprung Geschlechtsverkehr haben, können Sie immer noch empfangen.

Versuchen Sie, sich zu entspannen und das Liebesspiel zu genießen, die Erschaffung eines Kindes sollte ein glückliches Erlebnis sein und nicht mit Stress verbunden.

Das ideale Milieu schaffen

Eine gesunde Scheide hat einen pH-Wert zwischen 4 und 4,5, einen sauren Wert, der sie für Keime und Bakterien zum feindlichen Umfeld macht. Doch auch die Befruchtung wird dadurch schwierig, denn Sperma braucht ein alkalisches Milieu, um zu

überleben. Die Samen selbst haben einen pH-Wert zwischen 7,35 und 7,5, sind also leicht alkalisch.
Doch die Natur macht für gewöhnlich keine Fehler, und so produziert unser Körper während des Geschlechtsverkehrs alkalische Ausscheidungen, um die Spermien zu schützen. Sowohl die Schleimhaut des Gebärmutterhalses als auch die Samenflüssigkeit, in der sich das Sperma befindet, sind alkalisch und neutralisieren die Säure der Scheide für einen Zeitraum von ein bis zwei Stunden nach dem Samenerguss. Unser Körper produziert auch eine Flüssigkeit aus dem Blut, die durch die Scheidenwände dringt und einen pH-Wert von 7 hat, das heißt, sie ist neutral. Wenn ein pH-Wert neutral ist, ist er weder sauer noch alkalisch.
Im Normalfall ist es am besten, nichts in die Scheide einzuführen, das die normale pH- oder Schleimproduktion stören könnte. Daher ist es nicht klug, lange zu duschen oder Scheidendeos, Sprays oder Bodylotion als Gleitmittel zu verwenden. Diese könnten Ihrer Fruchtbarkeit in die Quere kommen.
Wiesenklee-Wurzeln beispielsweise gehören zu den Kräutern, die man einnehmen kann, um eine übermäßige Säureproduktion im Scheidenbereich zu verringern und somit die Chance auf eine Schwangerschaft zu erhöhen. Experimentieren Sie aber keinesfalls selbst, sondern lassen Sie sich von einem Kräuterheilkundler beraten.

Erfolgreicher Eisprung

Einige Frauen, besonders jene Ende dreißig oder Anfang vierzig, machen sich, völlig unnötig, Sorgen um ihren Eisprung. Trotz Veränderungen im Zyklus und im Blutfluss haben die meisten Frauen in diesem Alter den Eisprung noch regelmäßig. Die Beobachtung von Anzeichen des Körpers, wie Schleim- und Temperaturveränderungen, zeigt oft, dass der Eisprung noch stattfindet, obwohl manche Frauen es ein bisschen lästig finden, jeden Tag die Temperatur zu messen.

Wenn Sie Angst haben, dass der Eisprung nicht stattfindet, können Sie sich ein Set aus der Apotheke holen, um die Menge an Luteinisierendem Hormon (LH) in Ihrem Urin zu messen. Dieses Hormon wird für den Eisprung produziert; wenn es fehlt, findet auch kein Eisprung statt. Sie können auch während der zweiten Hälfte Ihres Zyklus bei Ihrem Arzt einen Bluttest durchführen lassen, der zeigt, ob das Blut Progesteron enthält oder nicht. Wenn dieses Hormon vorhanden ist, hat der Eisprung normalerweise stattgefunden. Dieser Test kann Frauen, die Angst haben, nicht mehr länger fruchtbar zu sein, eine Menge Angst ersparen.

Eine andere Möglichkeit ist ein wiederverwendbares Gerät aus der Apotheke zum Testen der Fruchtbarkeit, damit können Sie den Eisprung über Veränderungen in ihrem Speichel feststellen. Zu dem Set gehören ein Vergrößerungsgerät, ein Objektträger und eine Lichtquelle. Sie geben jeden Tag eine Speichelprobe auf einem sauberen Objektträger in das Gerät. Wenn Sie durch das Sichtfenster sehen, stellen Sie fest, dass Ihr Speichel ein Muster trägt. Sind Sie nicht in der fruchtbaren Phase, hat der Speichel ein gepunktetes Muster. Kommen Sie in die fruchtbare Phase Ihres Zyklus, zeigt der Speichel ein farnähnliches Muster. Wenn Sie erst einmal wissen, dass ein Ausbleiben des Eisprungs kein Thema für Sie ist, kann es viel einfacher sein, Veränderungen im Schleim zu beobachten, um die fruchtbaren Zeiten festzustellen. Diese körperlichen Anzeichen sind gute Hinweise, wann Ihr Körper zur Empfängnis bereit ist. Sie werden vielleicht auch bemerken, dass Ihr Verlangen nach Geschlechtsverkehr in dieser Zeit größer ist, sodass die Zeit ideal ist, um ein Kind zu zeugen.

Subfertilität – die Ursache herausfinden

Wenn Sie neun bis zwölf Monate lang erfolglos versucht haben, schwanger zu werden, beschließen Sie vielleicht, professionelle Hilfe in Anspruch zu nehmen. Zuerst muss die Ursache der Subfertilität herausgefunden werden. Subfertilität bedeutet nicht Unfruchtbarkeit, sondern die Mediziner sprechen von »vorübergehender Unfruchtbarkeit«. Viele Paare empfinden dennoch oft große Angst vor den Untersuchungen, weil sie fürchten zu erfahren, dass einer von beiden tatsächlich unfruchtbar – infertil – ist.

Obwohl es nicht ungewöhnlich ist, dass Paare Schwierigkeiten mit der Empfängnis haben, ist es ein schwerer Schlag, wenn es geschieht. Es ist hilfreich, Ihre Ängste und Gefühle miteinander zu besprechen, dabei sollten Sie auch entscheiden, wie weit Sie zu gehen bereit sind, um ein Kind zu bekommen.

Hilfe gibt es in speziellen Kliniken. Einige Paare werden lieber ihren Arzt oder Gynäkologen aufsuchen, manche werden zu einem Naturheilkundigen, Heilpraktiker oder Homöopathen gehen. Diese Menschen können verschiedene Arten Hilfe bieten. Wenn Sie beschließen, dass Sie Unterstützung möchten, können Sie mit Erfolg eine Reihe von einander ergänzenden Methoden einsetzen, um der Subfertilität Herr zu werden.

Es gibt einige medizinische Standardmethoden, denen Sie sich unterziehen können, wenn Sie die möglichen körperlichen Ursachen der Subfertilität erforschen wollen. Einige Paare hatten nie zuvor ein Kind, bei anderen haben einer oder beide Partner bereits Kinder. Darauf wird die Vorgehensweise ausgerichtet.

Während des ersten Besuches wird eine gründliche Anamnese aufgenommen, und Ihr Arzt oder ein anderer Experte Ihrer Wahl wird eine allgemeine Untersuchung durchführen. Paare müssen bereit sein, einige sehr intime Informationen preiszugeben, und es kann nötig sein, sich einigen sehr persönlichen diagnostischen Befragungen zu unterziehen. Nachfolgend stelle ich Ihnen einige der Methoden vor.

Probleme mit den Spermien

Liegen keine körperlichen Hindernisse vor, beispielsweise das Ausbleiben der Menstruation, sollte als Erstes Ihr Partner untersucht werden, um seine Spermienanzahl festzustellen, denn wenn diese zu niedrig ist, kommt es nicht zu einer Schwangerschaft. Diese Tests sind verhältnismäßig einfach, im Vergleich zu den Tests, denen Frauen sich wegen Subfertilität unterziehen müssen. Wenn man herausfindet, dass Ihr Partner unfruchtbar ist, müssen Sie selbst weitere Tests nicht vornehmen lassen.

Um eine Spermienzählung durchzuführen, braucht Ihr Arzt eine frische Samenprobe. Diese kann in der Klinik nach Masturbation geliefert werden oder zu Hause in einem Gefäß gesammelt und binnen zwei Stunden zum Test gebracht werden. Wenn keine Spermien oder nur eine sehr geringe Anzahl gefunden werden, nimmt man Blut ab und untersucht die Hormonproduktion des Mannes, um eventuell darüber die Spermienanzahl zu erhöhen.

Die Spermienanzahl beeinflussende Faktoren

- Übermäßiger Tabak- und Alkoholgenuss
- Hodenhochstand
- Viele Krampfadern im Hodensack, Varikozele genannt
- Arbeitsbedingungen, beispielsweise die Arbeit in sehr heißer Umgebung oder mit bestimmten Chemikalien

- Eine früher erlittene Erkrankung an Mumps mit Hodenschädigung als Folge
- Strahlenbehandlung oder Chemotherapie
- Eine überstandene Gonorrhoe
- Verstopfte Samenleiter

Verstopfungen der Samenleiter können aus Narbengewebe resultieren, das bei einer früheren Infektion, Verletzung oder Operation entstanden ist.

Abhilfe: Bei manchen Männern sind operative Eingriffe erfolgreich, bei denen Verstopfungen oder Krampfadern entfernt werden. Indem man einige dieser Faktoren berücksichtigt oder – wenn möglich – ausschaltet, besteht die Chance, die Spermienzahl zu erhöhen. Sie müssen allerdings geduldig sein, denn es dauert wenigstens zehn bis zwölf Wochen, bis Spermien reif werden und in der Lage sind, ein Ei zu befruchten.

Ist die Spermienanzahl niedrig, sollten Sie nicht zu häufig Geschlechtsverkehr haben, weil dies die Spermienmenge erschöpfen kann. Lassen Sie ihnen Zeit, sich ein paar Tage neu aufzubauen.

Kräuter zur Vermehrung der Spermien

Die folgenden Kräuter sind bekannt für ihren guten Einfluss auf die männlichen Geschlechtsorgane. Obwohl es einige auch als Kapseln oder Tabletten gibt, erzielen Sie die besten Ergebnisse, wenn Sie einen Kräuterheilkundler aufsuchen, der sie Ihnen nach Ihren Bedürfnissen zusammenstellt. Hier einige Beispiele nützlicher Kräuter:

Turnera aphrodisiaca: Kann bei Männern und Frauen die sexuellen Funktionen verbessern.

Bockshornklee (*Foeniculum vulgare*): Eine nährstoffreiche Pflanze zur Unterstützung der männlichen Fortpflanzungsfunktionen.

Koreanischer Ginseng (*Panax ginseng*): Eine sehr kräftige Pflanze, die wirksamer ist als der Sibirische Ginseng. Er enthält mehr Steroide zur Anregung der Androgene und wird deshalb

zur Steigerung der Spermienanzahl empfohlen. Ginseng hat zahlreiche Auswirkungen auf den ganzen Körper. Ich empfehle, es zuerst in geringer Dosierung zu nehmen, da es eine stark anregende Wirkung hat. Bei empfindlichen Personen kann eine höhere Dosis vor allem am Nachmittag oder Abend Schlaflosigkeit hervorrufen. Man bekommt Ginseng zwar leicht als Fertigprodukt, doch sind diese Produkte oft von minderer Qualität. Ein Kräuterspezialist kann Ihnen Ginseng von hoher Qualität garantieren, denn die ihm zur Verfügung stehenden Präparate werden von den Herstellern und Lieferanten auf seine therapeutische Wirksamkeit geprüft.
Sarsaparilla (*Smilax ornata*): Ein gutes Allgemeintonikum für Männer. Die Wurzel der Sarsaparilla-Pflanze enthält sowohl Progesteron als auch Testosteron, deshalb wird es traditionell zur Behandlung von sexueller Schwäche und Impotenz eingesetzt. Sie bekommen es auch in Tablettenform.
Serenoa repens: Sehr nützlich für Männer, da es stark auf die Prostata wirkt. Es enthält Steroide und kann bei Subfertilität helfen.

Homöopathische Heilmittel
Hamamelis D6 – wird bei Krampfadern empfohlen und kann auch in der Behandlung von Varikozelen hilfreich sein.
Serenoa D6 – kann bei Hodenentzündung angewendet werden.

Ernährungshinweis
Die Vitamine A, C, E und der Vitamin-B-Komplex, Chrom, Kalium, Selen und Zink können bei der Erhöhung einer geringen Spermienzahl helfen.

Subfertilität bei Frauen

Die Gründe für Subfertilität bei Frauen können vielfältig sein, und Ihr Arzt wird vielleicht einige der folgenden Untersuchungen vorschlagen, um die Ursache herauszufinden. Ihr Arzt wird feststellen, ob Ihre Subfertilität auf ein Ausbleiben des Eisprungs zurückzuführen ist. Er wird abklären, ob die Eileiter blockiert sind oder ob es in den Fortpflanzungsorganen irgendwelche Störungen gibt, zum Beispiel Fibrome, Endometriose oder Zysten, die eine Schwangerschaft verhindern.

Test nach dem Geschlechtsverkehr

Manchmal finden bei Frauen Veränderungen im Zervixschleim statt, die ihn für Spermien feindlich machen und diese daran hindern, durch den Gebärmutterhals aufzusteigen. Obwohl es sehr selten vorkommt, sind manche Frauen allergisch auf das Sperma ihres Partners und bilden in ihrem Schleim Antikörper, um die Spermien zu vernichten.

Damit Ihr Arzt diesbezügliche Tests durchführen kann, müssten Sie seine Praxis sehr bald nach dem Geschlechtsverkehr aufsuchen. Wenn Reste von Sperma in Ihrer Scheide geblieben sind, kann Ihr Arzt eine Probe von Ihrem Zervixschleim nehmen und ihn unter dem Mikroskop untersuchen. Dort kann er feststellen, ob der Zervixschleim die Spermien zerstört.

Den Östrogenspiegel zu heben kann bei diesem Problem helfen, da so die Qualität des Schleims verbessert wird. Ich würde auch empfehlen, Betakarotin, Zink, sogar etwas Nachtkerzenöl und Vitamin E zu nehmen, um die Gesundheit des Gewebes zu verbessern. Paare können Kinder bekommen, auch wenn die Schleimhaut ein feindliches Milieu schafft.

Hysterosalpingographie (HSG)

Bei dieser Röntgenuntersuchung kann festgestellt werden, ob die Eileiter einer Frau blockiert sind und ob die Form der Gebärmutterhöhle normal ist. Einer der Eileiter muss frei sein, damit Spermien frei zur Befruchtung zum Ei schwimmen können. Die Eileiter können durch Narbengewebe vorangegangener Infektionen und operativer Eingriffe oder durch Endometriose blockiert sein.

Während der Untersuchung wird ein Katheter in die Vagina eingeführt und bis zum Muttermund geleitet. Dieser Katheter ist mit einer Spritze verbunden, die ein spezielles Röntgenkontrastmittel enthält, das langsam in die Gebärmutter injiziert wird. Wenn die Eileiter frei sind, wird das Mittel dort hineingehen und sich dann in der Bauchhöhle verteilen. Da das Mittel am Röntgengerät opak erscheint, kann der Arzt sehen, ob die Eileiter normal und frei sind. Diese Untersuchung nimmt zehn bis zwanzig Minuten in Anspruch und wird ohne Betäubung durchgeführt. Sie kann jedoch schmerzhaft sein, weil sie Unterleibskrämpfe und einen Schmerz in der Schulter hervorruft.

Bauchspiegelung

Eine Bauchspiegelung ist eine andere Untersuchungsmethode, um festzustellen, ob die Eileiter blockiert sind. Sie wird unter Vollnarkose durchgeführt.

Während Sie unter Narkose sind, wird Ihr Unterleib mit Kohlendioxid gefüllt und ein kleines Instrument, das einem Teleskop ähnelt, durch einen kleinen Schnitt in den Unterleib eingeführt. Der Arzt sieht dann durch das Teleskop auf die Organe im Becken und kann Blockierungen oder Anomalien entdecken. Es ist möglich, dass Sie bis zu 48 Stunden nach der Untersuchung Schmerzen haben, und natürlich fühlen Sie sich aufgeblasen.

Wenn blockierte Stellen gefunden werden, kann man mithilfe einer Operation versuchen, den Eileiter frei zu bekommen. Wegen der Feinheit und Enge des Eileiters sind die Erfolgsquoten aber niedrig, denn Narbengewebe bildet sich nach der Operation neu.

Blutuntersuchungen

Bei Frauen ist eine der häufigsten Ursachen für Unfruchtbarkeit, dass der Eisprung nicht stattfindet. Dies kann entweder auf Hormonmangel zurückzuführen sein, wenn nicht genügend Stimulantien produziert werden, oder auf eine Anomalität in den Eierstöcken selbst, die deren Funktion behindert.

Einige Frauen haben keinen Eisprung, obwohl sie einen regelmäßigen Zyklus haben, dies bezeichnet man als einen anovulären Zyklus. Eine Blutuntersuchung kann zeigen, ob bei Ihnen der Eisprung stattfindet. Das Blut wird in der zweiten Hälfte des Zyklus abgenommen, etwa eine Woche vor der Monatsblutung. Wenn Progesteron im Blut ist, hat sehr wahrscheinlich der Eisprung stattgefunden.

Ohne Eisprung kann Ihre Monatsblutung länger dauern und stärker sein, doch ist sie für gewöhnlich schmerzfrei. Dies geschieht normalerweise im Jahr nach der Menarche (Einsetzen der Periode) und auch vor der Menopause. Auch das Ausbleiben der Menstruation kann ein Zeichen für einen fehlenden Eisprung sein. Wenn Sie keinen Eisprung hatten, sind weitere Untersuchungen nötig, um festzustellen, weshalb.

Körperliche Faktoren

Jüngste Untersuchungen haben gezeigt, dass Frauen keinen Eisprung haben, wenn ihr Gewicht zehn Kilogramm oder mehr über ihrem optimalen Körpergewicht liegt. Nehmen die Frauen dieses Übergewicht ab, verbessert sich ihr Hormonhaushalt und damit auch die Fruchtbarkeit. Die Eierstockzysten oder Endometriose können ebenfalls die Funktion der Eierstöcke behindern. Beides kann recht erfolgreich mit pflanzlichen und homöopathischen Medikamenten und Akupunktur behandelt werden.

Ein wesentlicher Faktor bei Unfruchtbarkeit ist körperlicher und seelischer Stress. Er kann die Produktion von FSH, des follikelstimulierenden Hormons, beeinträchtigen und den Eisprung verhindern. Bach-Blüten für die Gefühle, regelmäßige Massagen und das Ausüben einer Entspannungstechnik können ausreichen, damit Sie mit Ihrem Stress umgehen lernen. So wird auch die Fruchtbarkeit gefördert.

Es gibt auch eine traditionelle Theorie, die besagt, dass die Chancen auf den Eisprung erhöht werden, wenn Frauen zwischen den Tagen 11 und 14 des Menstruationszyklus bei Licht schlafen. Diese Theorie beruht darauf, dass bei vielen Frauen der Eisprung stattfindet, wenn das helle Licht des Vollmonds scheint. Bei Licht zu schlafen, kann helfen, den Eisprung herbeizuführen, indem man die Mondphasen imitiert. Wenn Sie im Hellen gut schlafen können, ist es einen Versuch wert.

Möglichkeiten, Subfertilität zu beseitigen

Viele körperliche und seelische Probleme, die Subfertilität hervorrufen, können erfolgreich behandelt werden. Hier sind ein paar Punkte aufgeführt, die Männern wie Frauen zu besserer Fruchtbarkeit verhelfen können.

- Rauchen Sie nicht, und vermeiden Sie auch das Passivrauchen.
- Versuchen Sie Alkohol weitgehend zu meiden.
- Vermeiden Sie raschen Gewichtsverlust. Behalten Sie ein gesundes Gewicht, denn Hormone werden im Fettgewebe gespeichert.
- Nehmen Sie regelmäßig gesunde Nahrung zu sich.
- Vermeiden Sie anstrengendes oder übermäßiges Körpertraining.

Um die Subfertilität in Ordnung zu bringen, können Frauen auf eine Reihe von natürlichen Therapien zurückgreifen, zum Beispiel Kräutermedizin, Homöopathie, Chiropraktik, Ernährungsumstellung, Stress-Management und Akupunktur. Die Art der Heilmethode ergibt sich aus der Ursache und der Natur des Problems, und Ihr Arzt oder Heilpraktiker kann Ihnen vorschlagen, was für Sie am besten geeignet ist.

Wurde die Subfertilität durch ein spezielles medizinisches Problem ausgelöst, wie etwa Endometriose oder Zysten an den Eierstöcken, sollten Sie sich an einen Facharzt wenden. Auch wenn Sie sich für eine schulmedizinische Behandlung entscheiden, können Sie diese trotzdem mit Naturheilweisen ergänzen und dadurch Ihre Erfolgschancen vergrößern.

Kräuter zur Verbesserung der Fruchtbarkeit

Die folgenden Informationen gebe ich Ihnen, um Ihre Bewusstheit für traditionelle Heilmethoden und ihre Rolle bei der Verbesserung der Fortpflanzungsgesundheit von Frauen zu steigern. Bitte versuchen Sie keine Selbstmedikation mit diesen Kräutern. Konsultieren Sie einen anerkannten Kräuterheilkundler, der das Wissen hat, um Kräuter nach Ihren individuellen Bedürfnissen zu verordnen, und der Ihnen helfen kann, Ihr Baby sicher und zuverlässig zu empfangen.

Ich habe oft mit Kräutern bei der Verbesserung der Fruchtbarkeit Erfolg gehabt. Uns stehen viele Pflanzen zur Verfügung, die von Frauen in aller Welt seit Jahrhunderten mit Sicherheit und Zuverlässigkeit verwendet worden sind. Heute besitzen wir die wissenschaftlichen Kenntnisse, um zu verstehen, wie diese Pflanzen wirken. Es ist interessant zu sehen, dass die traditionelle Anwendung vieler dieser Kräuter richtig war und durch wissenschaftliche Forschung gesichert werden konnte. Hier einige Beispiele:

Caulophyllum thalictroides: Eine östrogenhaltige Pflanze, die als Tonikum für die Gebärmutter Krämpfe lindert. Sie wird vor allem eingesetzt, wenn die Muskeln der Gebärmutter schwach sind, und ist dann besonders wirksam gegen Fehlgeburten. Dieses Kraut sollte von einem Kräuterheilkundler gegeben werden, der es sicher und in der richtigen Dosierung verordnen kann.

Angelica sinensis: Hilft, den Menstruationszyklus auszugleichen. Ein Kräuterheilkundler weiß, wie man diese Pflanze zusammen mit anderen einsetzt. Die besten Ergebnisse erzielt man bei einer Einnahme zwischen Eisprung und Menstruation. Um zu wirken, wird diese Pflanze meist lange vor einer Schwangerschaft verordnet und abgesetzt, bevor eine Zeugung versucht wird.

Chamaelirium luteum: Wunderbar zum hormonellen Ausgleich und besonders geeignet, um einen Ausfall der Periode zu behandeln. Die Pflanze ist daher ideal zur Verbesserung der Fruchtbarkeit und schadet weder der Mutter noch dem sich entwickelnden Kind, wenn eine Schwangerschaft erreicht wurde. Es ist ein Tonikum für die Gebärmutter und hat – wie Wiesenklee – alkalisierende Wirkung.

Himbeerblätter (*Rubus idaeus*): Ein adstringierendes Tonikum für die Gebärmutter mit hohem Kalziumgehalt. Die Wildpflanze ist am wirksamsten. Sie wirkt synergistisch mit Wiesenklee, das heißt, man setzt beide Pflanzen am besten zusammen ein, da sie ihre Wirkung gegenseitig steigern. Geringe Dosen von Himbeerblättern können die Fruchtbarkeit verbessern und die Gebärmutter stärken.

Wiesenklee (*Trifolium pratense*): Enthält Magnesium und Kalzium und ist ein nährstoffreiches Tonikum mit hohem Vitamingehalt. Es beeinflusst auch den Säure-Alkali-Haushalt der Vagina und der Gebärmutter positiv in Richtung auf eine Empfängnis. Diese Heilpflanze kann die hormonellen Funktionen wieder verbessern und ausgleichen und die Fruchtbarkeit steigern. Sie hat eine starke Verbindung zur Gebärmutter und den Eierstöcken und ist besonders geeignet zur Behandlung von Eierstockzysten.

Brennnessel (*Urtica dioica*): Ein weiteres Tonikum für die Gebärmutter, eine sehr nährstoffreiche Heilpflanze mit einem hohen Eisengehalt. Sie stärkt die Nieren und die Adrenalindrüsen und wird ganz allgemein als gutes Tonikum für das Hormonsystem betrachtet.

Ihren Körper auf eine Empfängnis vorbereiten

Idealerweise sollte jede Frau sich zunächst um optimale Gesundheit bemühen, bevor sie schwanger wird, weil es dann wahrscheinlicher ist, dass die Schwangerschaft problemlos abläuft.

Ernährung

Babys verdienen die bestmögliche Umgebung, um gesund wachsen und sich entwickeln zu können. Der sicherste Weg dafür ist, sich gesund zu ernähren, denn Ihre Fähigkeit, schwanger zu werden, hängt direkt mit Ihrem und Ihres Partners Ernährungszustand und Körpergewicht zusammen.
Einige wesentliche Nährstoffe, die Fruchtbarkeit unterstützen, sind Zink, Vitamin E, Folsäure, Betakarotin, Vitamin C, Mangan, Kalium, Kalzium, Magnesium und essentielle Fettsäuren.

Körpertraining

Über die Jahre sind wir mit Theorien über verschiedene Fitness-Methoden bombardiert worden, doch was ist nun das ideale Training für Frauen? Heute wird Power Walking als eine der besten Fitnessmethoden empfohlen. Um beste Ergebnisse zu erzielen, sollten Sie mit gleichmäßiger Geschwindigkeit eine halbe Stunde lang gehen. Dabei werden die großen Muskeln trainiert, ohne den Körper übermäßigem Stress zu unterziehen, und es hilft, locker zu werden.
Wenn Frauen übermäßig trainieren, verbrennen sie nicht Fett, sondern wertvolle Kohlenhydrate, sodass der Blutzuckerspiegel absinkt und sie müde werden, manchmal bis zur Erschöpfung. Es ist wichtig, dass Sie übermäßiges Training, wie zum Beispiel anstrengendes Aerobic, vermeiden, wenn Sie schwanger werden wollen. Wenn die Körpertemperatur über längere Zeit erhöht ist, kann dies zu Unfruchtbarkeit führen. Manche Frauen haben wegen eines niedrigen Östrogenspiegels, der auf übermäßiges Training zurückzuführen ist, überhaupt keine Menstruation und können nicht mehr empfangen.
Schwimmen ist ein wunderbarer Weg, um die Muskeln anzuregen und zu dehnen, den Kreislauf zu verbessern und sich vom Stress zu erholen. Zwischen Schwimmen und Gehen abzuwechseln ist eine herrliche Möglichkeit, um die ideale Fitness zu erreichen, ohne sich zu überanstrengen. Wenn Sie Gehen oder Schwimmen jeden Tag mit einigen Bodenübungen kombinie-

ren, um Ihren Körper passiv zu dehnen, werden Sie die Wohltat sofort empfinden und Ihre Chancen auf Fruchtbarkeit erhöhen.

Medizinische Möglichkeiten

Bei fehlendem Eisprung werden vielleicht Fruchtbarkeits-Medikamente empfohlen. Diese Medikamente beeinflussen den weiblichen Hormonhaushalt und regen die Eierstöcke an, ein Ei zu produzieren. Manchmal produzieren sie viele Eier, und es kommt zu Mehrlingsgeburt. Obwohl diese Medikamente bei vielen Frauen den Eisprung anregen, werden nur wenige mit Erfolg schwanger.

Denken Sie daran, dass Fruchtbarkeitsmedikamente unerwünschte Nebenwirkungen haben können, zum Beispiel eine Vergrößerung der Eierstöcke, einen aufgeblähten empfindlichen Unterleib, Schwindel, Kopfschmerzen, Schlaflosigkeit, Hitzewallungen und Sehstörungen. Fragen Sie Ihren Arzt nach möglichen Spätfolgen, den Behandlungskosten und danach, wie hoch die Chancen sind, dass die Behandlung mit der Geburt eines gesunden Kindes endet.

Bevor Sie irgendeine Behandlung beginnen, sollten Sie Ihren Arzt bitten, Sie an einen Gynäkologen oder Endokrinologen, der auf Fruchtbarkeit spezialisiert ist, zu überweisen und dessen Expertenmeinung einholen. Diese Spezialisten wissen am besten, welche Tests durchgeführt werden müssen und wie hoch ihre Aussichten auf Erfolg sind. Wenn Sie Fruchtbarkeitsmedikamente einnehmen, brauchen Sie regelmäßige gynäkologische Kontrolle, und es ist am besten, wenn Sie dafür einen Spezialisten zu Rate ziehen.

Unterstützte Empfängnis

Falls es Ihnen nicht gelingt, die Subfertilität zu besiegen, können Sie überlegen, Methoden einzusetzen, um die Empfängnis zu unterstützen. Dazu gehören:

Künstliche Befruchtung: Der Samen Ihres Partners wird durch ein Röhrchen in den Gebärmutterhals oder die Gebärmutter eingeführt.

Samenspende: ebenfalls eine Form der künstlichen Befruchtung, nur wird hierbei der Samen eines unbekannten Spenders künstlich in den Gebärmutterhals oder tief in die Scheide eingebracht.

Intrazytoplasmatische Injektion: Ein einziges Spermium, das mit Hilfe einer Nadel und örtlicher Betäubung aus den Hoden des Vaters entnommen wurde, wird direkt in ein Ei injiziert. Das befruchtete Ei wird dann in die Gebärmutter eingepflanzt. Diese neue Methode verbessert die Erfolgsquote dramatisch.

In-vitro-Befruchtung (IVF): Eier und Samen werden gesammelt und im Reagenzglas befruchtet. Die befruchteten Eier werden dann in die Gebärmutter eingepflanzt.

Intratubarer Gametentransfer: Eier werden aus den Eierstöcken entnommen und zusammen mit Sperma in den Eileiter eingesetzt.

Es ist sehr wichtig, dass Frauen, die mit einem Programm zur unterstützten Empfängnis beginnen, ihren Arzt informieren, wenn sie pflanzliche Heilmittel oder Ernährungszusatzstoffe nehmen. Da diese Programme einer kontrollierten Umgebung bedürfen, um die Erfolgschancen so groß wie möglich zu gestalten, braucht Ihr Arzt alle nur möglichen Informationen.

Ich habe nur einen winzigen Überblick über die möglichen Methoden der unterstützten Empfängnis gegeben. Obwohl sie sich einfach anhören, kann ich Ihnen versichern, sie sind es nicht. Wenn Sie eine dieser Methoden in Betracht ziehen, ist es wichtig, dass Sie sich gründlich über alle Aspekte der Behandlung beraten lassen, über Erfolgsquoten, Kurz- und Langzeit-Nebenwirkungen und über die Kosten.

Der gesamte Prozess der unterstützten Empfängnis kann finanziell, seelisch und körperlich belastend sein. Paare, die mit diesen Methoden erfolgreich sind, haben großes Glück, denn die Erfolgsquoten liegen insgesamt sehr niedrig.

Der Erfolg dieser Methoden hängt weitgehend von einigen Faktoren ab, darunter vom allgemeinen Gesundheitszustand und dem Alter der Frau und davon ob es sich um eine Mehrlingsschwangerschaft handelt oder nicht. Frauen unter 25 haben im Allgemeinen mehr Erfolg als jene über 37, und natürlicherweise gibt es bei den älteren Müttern mehr Probleme bei einer Mehrlingsschwangerschaft. Der Erfolg hängt auch von der gewählten Klinik und der Erfahrung des durchführenden Arztes ab.

Paare sollten sich bewusst sein, dass in jedem Stadium bis zur Schwangerschaft die Gefahr des Scheiterns besteht. Zunächst müssen die Eierstöcke gesunde Eier produzieren. Dann müssen sie erfolgreich entnommen und aufbewahrt werden. Danach müssen sie befruchtet werden und ein gewisses Entwicklungsstadium erreichen, bevor sie wieder in den Körper der Frau eingepflanzt werden. Und nun müssen die Paare warten, ob sich das befruchtete Ei in der Gebärmutterschleimhaut einnistet. Selbst wenn eine Einnistung stattfindet, kommt es verhältnismäßig häufig zu einer Fehlgeburt.

Bei den Schwangerschaften, die erfolgreich sind, liegt die Rate der Frühgeburten hoch (vor der 28. Woche). Das Risiko einer Frühgeburt hängt auch davon ab, ob es sich um eine Mehrlingsschwangerschaft handelt; Mehrlinge kommen meist vor dem Termin.

Gedanken zur Unfruchtbarkeit

Die meisten Leute nehmen an, dass sie wählen können, wann sie ein Kind wollen und mit wem. Sie ziehen die Möglichkeit der Unfruchtbarkeit überhaupt nicht in Betracht, bis ihre Versuche, schwanger zu werden, erfolglos bleiben. Wenn sie entdecken, dass sie nicht in der Lage sind, mit dem Menschen, den sie lieben, ein Kind zu haben, kann dies einen tiefen Einschnitt in ihrem Leben bedeuten.

Es ist nicht ungewöhnlich, dass Gefühle der Schuld, der Scham, der Frustration, der Trauer und des Verlustes auftreten – manche Beziehungen werden dadurch schwer belastet. Paare müssen entscheiden, weshalb sie ein Kind möchten und wie verzweifelt sie es möchten. Vielleicht suchen sie die Hilfe eines erfahrenen Beraters, der sie bei den auftauchenden Problemen und Spannungen unterstützen kann.

Einige Paare akzeptieren, dass sie kein gemeinsames Kind haben können, und beschließen, ihre Energie auf andere Dinge zu richten. Andere werden über eine Samenspende oder eine Adoption nachdenken. Viele sehen eine In-vitro-Befruchtung (IVF) als Chance an, ihre Träume von gemeinsamen Kindern zu erfüllen, obwohl die Erfolgsaussichten nur gering sind. Für einige Paare, die Glück haben, wird der Traum Wirklichkeit.

Alle Paare, die sich für eine unterstützte Empfängnis entscheiden, müssen einen Spezialisten für Unfruchtbarkeit aufsuchen. Jemanden, der ihnen die Vorgehensweise und die Auswirkungen klar aufzeigen kann. Sie müssen miteinander diskutieren, wie weit sie zu gehen bereit sind, um ein Kind zu haben, und sich auch Grenzen setzen. Auch wenn die Chancen mit jedem Versuch wachsen, ist es kein natürlicher Vorgang und mit einem bestimmten Maß an körperlichen Unannehmlichkeiten und emotionalem Stress verbunden. Eine Freundin verglich kürzlich das Scheitern bei einer IVF mit dem Gefühl, bei einem wichtigen Examen zu sitzen. Sie lernen eifrig und bereiten sich so gut wie möglich vor. Wenn Sie beginnen, haben Sie das Gefühl, dass Ihre Erfolgschancen hoch sind, und doch scheitern Sie. Bei einigen Frauen passiert das bei jedem Versuch, und das kann seelisch niederschmetternd sein.

Es ist wichtig, dass Sie eine starke Unterstützung haben, und es bleibt zu hoffen, dass Ihr Partner Ihnen diese geben kann. Wenn Paare eine gute Kommunikation haben und sie gut informiert sind, können sie oft diese schweren Zeiten gemeinsam durchhalten, und ihre Partnerschaft bleibt intakt. Wie Menschen mit Unfruchtbarkeit umgehen, ist äußerst persönlich und bei jedem Einzelnen anders.

Ginas Geschichte

Gina kam zu mir, nachdem sie mit ihrem ersten Kind in der 11. Woche eine Fehlgeburt erlitten hatte. Natürlich war sie noch sehr unglücklich und versuchte, mit der Sache klarzukommen. Sie hatte ein Jahr gebraucht, bis sie schwanger geworden war, und hatte nun Angst, dass sie vielleicht nie wieder ein Kind haben könnte.

Gina war 38 Jahre und spürte, wie viele Frauen, die gegen Ende ihrer fruchtbaren Jahre schwanger werden wollen, dass ihr die Zeit davonlief. Sie hatte bereits beschlossen, keine Fruchtbarkeitspillen einzunehmen oder schulmedizinische Hilfe zu suchen, wegen der möglichen Nebenwirkungen.

Ich war sehr zuversichtlich, dass ich ihr würde helfen können, denn ich habe in der Vergangenheit mit sehr vielen subfertilen Frauen gearbeitet, und ich habe großes Vertrauen in meine Medikamente. Schließlich hatte Gina schon bewiesen, dass sie fruchtbar war.

Ich sah sofort einige Anzeichen, was wohl zu ihrer Subfertilität beitrug. Gina besaß das, was wir als schildförmige Körperform bezeichnen. Sie war ziemlich groß und ziemlich schlank, mit sehr wenig Körperfett. Wie viele Frauen mit dieser Figur hatte Gina einen sehr raschen Stoffwechselumsatz, das bedeutet, was immer sie aß, wurde sehr schnell verbrannt. Folglich fand sie es sehr schwierig zuzunehmen und hatte Probleme, einen gleichmäßigen Blutzuckerspiegel zu behalten. Sie hatte eine hektische Arbeit, musste eine lange Strecke zu ihrem Arbeitsplatz zurücklegen und war den ganzen Tag auf den Beinen. Dies, zusammen mit ihrer Angst, dass sie mit dem Mann, den sie liebte, kein

Kind haben könnte, trug in hohem Maß zu ihrem körperlichen und seelischen Stress bei.

Als Erstes, bevor sie wieder schwanger werden konnte, brauchte Gina Beruhigung. Obwohl es wichtig war, keine falschen Hoffnungen in ihr zu wecken, musste ihr Geist erst einmal zur Ruhe gebracht werden. Wenn man sich Sorgen macht, ob man möglicherweise unfruchtbar ist, bedeutet dies einen Riesenstress – und gerade das kann Schuld daran sein, dass es nicht zu einer Schwangerschaft kommt.

Ich erklärte ihr, dass ihr Behandlungsprogramm drei Stufen umfassen würde. Zur ersten gehörten einige kleine Änderungen in ihrer Ernährung, und wir mussten über geeignete Methoden sprechen, damit sie den Stress in den Griff bekam und entspannter sein konnte. Gina hatte mich auch gebeten, ihr zu helfen, ihre Gefühlsausbrüche zu beherrschen, denn sie hatte das Gefühl, dass sie vor ihrer Periode ziemlich launisch wurde.

Nachdem ich ihre Anamnese aufgenommen hatte, sprach ich mit ihr über ihre Ernährung und nahm eine Beurteilung ihrer Gesundheit anhand der Anzeichen ihres Körpers vor. Eine Augendiagnose ergab, dass in ihren Fortpflanzungsorganen immer noch ein Entzündungsherd steckte und dass sie eine Adrenalinschwäche hatte, wahrscheinlich aufgrund der noch nicht lange überstandenen Operation unter Narkose, die nach ihrer Fehlgeburt notwendig geworden war. Auf ihrer Zunge gab es kleine Risse, die anzeigten, dass sie wahrscheinlich Vitamin-B_3-Mangel hatte. Ihre Nägel schuppten sich, und sie sagte mir, dass sie in letzter Zeit verstärkten Haarausfall bemerkt hätte, beides ein Anzeichen für Folsäure-Mangel. Ich empfahl ein Multivitaminpräparat, das eine ausreichende Dosis B-Vitamine und Folsäure enthielt.

Ich verschrieb ein pflanzliches Präparat mit Brennnesseln und Himbeerblättern, weil diese Heilpflanzen reich an Nährstoffen sind, und etwas Angelica sinensis, um ihre Menstruation zu verbessern. Eine kleine Menge Süßholz wurde für das Adrenalin hinzugefügt und etwas wilder Yam, eine Heilpflanze, die bei Entzündungen in den Geschlechtsorganen sehr wirksam ist. Ich rundete die Mixtur mit Johanniskraut ab: Nervennahrung mit einer leichten beruhigenden und antidepressiven Wirkung. Gina sollte dreimal täglich drei Milliliter der Mixtur mit etwas Wasser einnehmen. Zu meinen Mixturen füge ich immer noch Bach-Blüten hinzu. Gina bekam: Star of Bethlehem, um das Trauma der erst kürzlich erfolgten Fehlgeburt zu überwinden; Pine gegen die Schuldgefühle, weil sie glaubte, sie sei Schuld an der Fehlgeburt, weil sie so lange noch gearbeitet hatte; Vervain, weil sie sich selbst zu sehr unter Druck setzte; Mimulus gegen die bekannte Angst, weil sie fürchtete, dass es wieder passieren könnte; Impatiens, um ihr beim Entspannen zu helfen und Geduld zu geben.

Insgesamt gab ich ihr die Mixtur, um ihre körperliche und seelische Gesundheit nach der Fehlgeburt zu verbessern. Ich erklärte Gina, dass sie einige Monate nicht schwanger werden würde, weil sie ihren Körper erst darauf vorbereiten müsste. Ich wollte nicht, dass sie jedesmal enttäuscht war, wenn ihre Periode einsetzte.

Um ihre Fähigkeit, ein Kind zu empfangen, zu verbessern und das Risiko einer zukünftigen Fehlgeburt zu verringern, mussten wir ihr Körpergewicht etwas steigern und ein wenig Fettgewebe an ihre Hüften und Schenkel bringen, damit Ginas Körper besser Hormone produzieren und speichern konnte.

Gina mied fetthaltige Nahrungsmittel, doch ich erklärte ihr, dass es gut für sie wäre, mehr Nüsse und Samen, Jogurt, Ricotta, Olivenöl und fetten Fisch (zum Beispiel Kabeljau) zu essen. Sie musste keine Hähnchenhaut, Sahne oder Torten essen, weil dies ungesunde, nicht wünschenswerte Fettformen sind. Ich bat sie auch, fünf bis sechs kleine Mahlzeiten pro Tag zu essen, die Kohlenhydrate von guter Qualität oder stärkehaltige Lebensmittel und eine kleine Menge Proteine enthielten, um ihren Blutzuckerspiegel zu regulieren. Dies war kein Problem für Gina, die sofort beschloss, eine Menge Pasta, Vollkorn-

brot und Kartoffeln mit Fisch und Meeresfrüchten und gelegentlich etwas mageres rotes Fleisch zu essen.
Wir sprachen darüber, wie sie mit dem Stress in ihrem Leben fertig werden könnte, und sie entschloss sich, ihre Arbeitszeit zu reduzieren und ernsthaft zu versuchen, mit dem Training von Entspannungstechniken zu beginnen. Sie nahm sich auch vor, jeden Tag eine halbe Stunde spazieren zu gehen, um ihre Gedanken zu klären.
Als ich sie wieder traf, hatte sie ihre Periode gehabt und war sehr erfreut, dass sie nur geringe Probleme mit PMS gehabt hatte. Der Blutfluss war regelmäßig, die Krämpfe nur geringfügig. Sie hatte vorher nur wenig geblutet, meist nur zwei oder drei Tage. Sie sagte, sie hätte allerdings etwas Flüssigkeit gespeichert, und ihre Brüste wären etwas empfindlich. Sie hatte die notwendigen Veränderungen in ihrer Ernährung vorgenommen, freute sich auf ihren täglichen Spaziergang und fühlte sich deshalb schon viel besser.
Während der zweiten Stufe ihrer Behandlung konzentrierte ich mich mehr darauf, ihren Zyklus auszugleichen, deshalb änderte ich die Kräutermixtur. Ich wollte ihren Zyklus verbessern, indem ich die Hormone wieder ins Gleichgewicht brachte.
Dieses Mal enthielt die Mixtur Chamaelirium luteum, das helfen würde, ihren Hormonhaushalt auszugleichen, und das damit indirekt auch die Empfindlichkeit ihrer Brust verringerte. Wiesenklee fügte ich für die Gesundheit ihrer Eierstöcke und Caulophyllum thalictroides als Tonikum für die Gebärmutter hinzu. Ich beschloss, auch noch Bitterdistel für die Leberfunktion dazuzugeben, denn dies würde ihren allgemeinen Gesundheitszustand verbessern. Ich verwendete wieder Johanniskraut, um ihr Nervensystem zu unterstützen, und ersetzte bei den Bach-Blüten Pine durch Red Chestnut, denn Gina machte sich jetzt Gedanken über ihren Ehemann. Obwohl ich jetzt noch nicht damit rechnete, dass Gina schwanger werden würde, erklärte ich ihr, dass diese Kräuter ihrem Baby nicht schaden würden, falls doch eine Schwangerschaft

einträte. Ich erwartete, dass sie wieder ihre Periode bekäme. Als sie ging, erinnerte ich sie, den Schleim in ihrer Vagina zu beobachten, um zu sehen, ob sie in ihrem nächsten Zyklus fruchtbaren Schleim hätte.

Gina kam nach ihrer nächsten Periode zu mir, und sie fühlte sich viel positiver. Ihre Periode hatte pünktlich eingesetzt, und sie hatte keine prämenstruellen Symptome, Schmerzen oder Wassereinlagerungen. Sie war wieder zuversichtlich, dass sie gute Chancen hatte, schwanger zu werden. Ihre Blutung hatte sich von drei auf fünf Tage verlängert, ein Zeichen für einen gesünderen Hormonspiegel, und in der Mitte ihres Zyklus hatte sie fruchtbaren Schleim festgestellt. Ihre Iris zeigte keine Anzeichen für eine Entzündung, ihr allgemeiner Gesundheitszustand hatte sich verbessert, ihre Nägel waren kräftiger, und ihre Zunge war glatt. Dies waren alles gute Zeichen, dass ihre Fortpflanzungs- und ihre allgemeine Gesundheit gut waren.

Es war jetzt Zeit, zur dritten Stufe fortzuschreiten und ihren Körper auf die Empfängnis vorzubereiten. Ich verschrieb ihr eine Fruchtbarkeitsmixtur mit nährstoffreichen Heilpflanzen, die ihre Fortpflanzungsorgane stärken und nähren würden. Darin waren Wiesenklee, Brennnesseln, Himbeerblätter, Caulophyllum thalictroides, Johanniskraut und eine Spur Ingwer. Ich gab auch verschiedene Bach-Blüten hinzu, gegen die Angst befand sich White Chestnut darunter, weil ich nicht wollte, dass Gina sich über die Möglichkeit einer erneuten Fehlgeburt Sorgen machte, wenn sie schwanger werden würde. Obwohl ich eigentlich sehr zuversichtlich war, fügte ich auch Impatiens für die Geduld bei, man weiß ja nie.

Ich erklärte ihr, dass sie diese Mixtur im Frühstadium der Schwangerschaft ohne Risiko weiternehmen könnte und dass sie sogar helfen würde, einer Fehlgeburt vorzubeugen. Es war auch in Ordnung, dass sie weiterhin täglich ein Multivitamin-Präparat einnahm, da es nicht mehr als 2500 IU Vitamin A enthielt. Diese Menge würde auch bei einer Schwangerschaft keine Probleme bringen.

Innerhalb von zwei Monaten war Gina schwanger, hatte eine problemlose Schwangerschaft und brachte ohne Komplikationen eine gesunde Tochter zur Welt.

Schwangerschaft

Während der Schwangerschaft nährt die Mutter ihr Kind, das sich in ihr entwickelt, und gibt ihm emotionale Stabilität. Schwangerschaft kann eine Zeit der großen Freude sein, gemischt mit Verwirrung, Aufregung und Angst.
Es ist nicht ungewöhnlich, dass Eltern Schwierigkeiten haben, mit ihren Gefühle über das neue Leben, das sie geschaffen haben, ins Reine zu kommen. Eine Schwangerschaft kann völlig überraschend kommen, und es dauert manchmal einige Zeit, bis die werdenden Eltern in der Lage sind, sie zu akzeptieren und sich mitreißen zu lassen. Eltern zu werden ist eine große Verantwortung, und viele sind nicht darauf vorbereitet. Selbst bei denjenigen, die ihre Schwangerschaft voller Begeisterung geplant haben, tauchen plötzlich allerlei Ängste und Sorgen auf, nachdem sie tatsächlich schwanger sind. Wenn Sie einen Partner haben, müssen Sie verstehen, dass auch er mit seinen widersprüchlichen Gefühlen und eventuellen Unsicherheiten kämpft. Fühlt er sich wohl bei dem Gedanken, ein Kind zu haben, und wird ermutigt, Anteil zu nehmen, wird er sich stärker engagieren und die seelische Unterstützung geben, die für das Wohlergehen der Mutter und des werdenden Kindes so wichtig ist.

Bestätigung der Schwangerschaft

Frauen, die einen regelmäßigen Menstruationszyklus haben, sind sich normalerweise der Möglichkeit einer Schwangerschaft bewusst, wenn ihre Periode nicht kommt. Sie stellen vielleicht fest, dass ihre Brüste etwas größer und ihre Brustwarzen empfindlich sind. Während diese Faktoren auch vor einer Menstruation auftreten können, »riechen« intuitive Frauen, dass sie schwanger sind.

Um eine rasche Bestätigung einer Schwangerschaft zu bekommen, können Sie in der Apotheke einen Schwangerschaftstest kaufen oder zum Arzt gehen, der ebenfalls schnell das Untersuchungsergebnis zur Hand hat.

Durch Urinproben lässt sich die Schwangerschaft vom elften Tag nach dem Eisprung an feststellen, und Bluttests ermöglichen es sogar, schon neun Tage nach dem Eisprung Veränderungen im Hormonspiegel festzustellen. Dies ist schon vor dem Zeitpunkt, an dem Ihre Periode kommen sollte. Die Zeiten sind längst vorbei, als Frauen nach einer ausgebliebenen Periode wochenlang warten mussten, um ihre Vermutung bestätigt zu bekommen.

Vorsorge für Mutter und Kind

Jede Frau, die ein Baby erwartet, hat ein Recht auf alle Fürsorge und Vorsorge, die ihr eine gesunde und problemlose Schwangerschaft ermöglichen. In Deutschland, Österreich und in der Schweiz gibt es klare Vorsorgesysteme, über die jede Frau von Ihrem Arzt informiert wird. Diese – kostenlosen – Vorsorgemaßnahmen sollte jede werdende Mutter voll in Anspruch nehmen, denn sie kommen ihr und ihrem zukünftigen Kind zugute.

Im privaten Umfeld sollten sich Partner und Familie genau wie der Freundeskreis darauf einstellen, dass Schwangerschaft zwar absolut keine Krankheit ist, aber doch eine gewisse Rücksichtnahme erfordert. Es ist die werdende Mutter, die seelisch und körperlich gebären muss, und jedes Kind und jede Mutter verdienen ein positives Geburtserlebnis. Ich war Zeugin bei vielen Geburten und fühle mich durch jede einzelne bereichert.

Während Ihrer Schwangerschaft müssen Sie bedenken, wo Sie niederkommen möchten und mit wem Sie dieses Erlebnis teilen möchten. Achten Sie darauf, dass Sie sich mit den Leuten, die bei der Geburt dabei sein sollen, ganz und gar wohl fühlen. Es ist wichtig, dass Sie Menschen um sich haben, denen Sie voll vertrauen.

Körpertraining während der Schwangerschaft

Ein mäßiges Körpertraining ist während der Schwangerschaft von großem Nutzen. Wenn Sie vor der Empfängnis trainiert haben, können Sie – vorausgesetzt, die Art des Trainings ist nicht zu anstrengend – ohne Gefahr weitermachen. Eines der Probleme bei sehr anstrengendem Training ist, dass möglicherweise Ihre Körpertemperatur auf eine gefährliche Höhe steigt. Über längere Zeit erhöhte Körpertemperatur kann dem sich entwickelnden Baby schaden, und Frauen, die übermäßig trainieren, haben oft Babys mit geringem Geburtsgewicht. Anstrengende Aerobic-Übungen sind beispielsweise nicht geeignet. Frauen, die vor der Schwangerschaft nicht trainiert haben, können mit täglichen halbstündigen Spaziergängen beginnen. Es ist nicht nötig, sich zu hetzen, Sie sollten nur ein stetiges Tempo beibehalten. Dies ist schon eine nützliche Übung. Trinken Sie vor und nach dem Training ein großes Glas Wasser, um den Flüssigkeitsverlust auszugleichen.

Ratsam ist es, an einer speziellen Schwangerschaftsgymnastik teilzunehmen. Entsprechende Kurse gibt es in jeder Stadt. Selbst wenn Sie auf dem Land wohnen, ist der nächste Kurs nicht allzu weit weg von Ihnen. Falls Sie vor Ihrer Schwangerschaft einen normalen Gymnastikkurs besucht haben, sollten Sie ihn aussetzen, denn viele der Übungen sind für Schwangere ungeeignet, zum Beispiel Übungen, bei denen Sie sich nach rückwärts biegen müssen, und Übungen, die anstrengend für Ihren unteren Rücken und Ihre Unterleibsmuskulatur sind.

Die spezielle Schwangerschaftsgymnastik ist eine der besten Geburtsvorbereitungen, die man sich vorstellen kann. Diese Art von Gymnastik kann zu jedem Zeitpunkt der Schwangerschaft begonnen werden und wird Ihre Beweglichkeit verbessern, die Muskeln anregen und helfen, den Körper zu kontrollieren. Auch wenn Sie gegen Ende der Schwangerschaft überhaupt keine Lust mehr haben, weil Sie so hübsch kugelrund und mehr oder weniger schwerfällig geworden sind: Gehen Sie hin und nehmen Sie den Papa des Kindes mit. Diese Form der Bewegung und des Einstimmens auf die Geburt tut allen dreien gut.

Auch Schwimmen ist während der Schwangerschaft ein ausgezeichnetes Training. Es dehnt Ihren Körper, regt die Muskeln an, reguliert Ihre Atmung und tut Herz und Lungen gut. Denken Sie nur daran, in Ihrem eigenen Tempo zu schwimmen und sich nicht selbst unter Druck zu setzen.

Stretching ist hervorragend, um Ihren Körper auf die Geburt des Babys vorzubereiten, solange Sie es richtig machen. In einer Yogaklasse für Schwangere können Sie lernen, wie Sie Ihre Beweglichkeit vergrößern. Viele Yogazentren haben auch Kurse in Entspannungs- und Atemtechniken.

Ernährung während der Schwangerschaft

Die durchschnittliche Gewichtszunahme während der Schwangerschaft beträgt etwa zwölf Kilogramm. Sie berechnet sich aus dem Gewicht des Babys plus dem vergrößerten Blutvolumen, Fettgewebe und gespeicherter Flüssigkeit. Die Zunahme ist nicht gleichmäßig über die gesamte Schwangerschaft verteilt. In den ersten 20 Wochen nehmen Frauen etwa drei Kilogramm zu, in den letzten 20 Wochen etwa neun Kilogramm.

Natürlich gibt es Abweichungen, und keine Frau sollte beunruhigt sein, wenn sie nicht genau diesem Schema folgt, vorausgesetzt, sie ernährt sich ausgewogen und nährstoffreich. Im

Durchschnitt nehmen Frauen in der zweiten Schwangerschaftshälfte etwa ein halbes Kilogramm wöchentlich zu.
Frauen erhöhen ihre Chancen auf eine gesunde Schwangerschaft, wenn wenigstens zehn Prozent ihres Gewichts aus Fettgewebe bestehen. Die Höchstmenge an Fettgewebe, die wünschenswert ist, sind etwa 40 Prozent. Daher sollten Frauen mit Untergewicht versuchen zuzunehmen und Frauen mit Übergewicht sollten, bevor sie schwanger werden, ihr Gewicht reduzieren. Dies verringert das Risiko von Komplikationen während der Schwangerschaft. Obwohl es unter Kontrolle möglich ist, während der Schwangerschaft eine Diät zum Abnehmen durchzuziehen, ist es nicht wünschenswert. Wenn Sie nicht schon vorher abgenommen haben, sollten Sie eine Schlankheitsdiät besser bis nach der Geburt Ihres Babys verschieben.

Was die Mutter und das Baby brauchen

Alle Nahrung für die schwangere Mutter und ihr sich entwickelndes Kind stammt direkt aus der Ernährung der Mutter. In der Vergangenheit hat man behauptet, dass Babys alle Nährstoffe durch ihre Mutter bekommen würden, egal, wie diese sich ernährte, und dass schwangere Frauen praktisch essen könnten, was sie wollten, ohne das Kind zu beeinträchtigen.
Dies ist ein Märchen. Heute wissen wir, dass alles, was eine Frau zu sich nimmt, die Plazenta durchlaufen und direkten Einfluss auf das sich entwickelnde Kind nehmen kann. Deshalb ist eine gesunde Ernährung während der Schwangerschaft von höchster Wichtigkeit für Mutter und Kind.
Mutter und Kind brauchen eine ständige Versorgung mit Nährstoffen. Das hilft Ihnen, so gesund wie möglich zu sein und die Gefahr von Krankheiten oder Anomalien zu verringern. Die Mutter muss voller Verantwortung darauf achten, dass ihre Nahrung alle Nährstoffe enthält, die ihr Baby braucht. Das heißt nicht, dass sie große Mengen essen soll, und sie muss auch nicht für zwei essen. Es ist wichtiger, eine gute Auswahl zu treffen. Hier ein paar Grundregeln:

Möglichst frisch: Frische, unkonservierte Nahrungsmittel sind die beste Nährstoffquelle.

Genügend Flüssigkeit: Um die Flüssigkeit ausgewogen zu halten und bei der Ausscheidung zu helfen, sollten schwangere Frauen sechs bis acht Gläser Wasser täglich trinken. Während der Schwangerschaft ist es wichtig, die Nieren nicht zu stark zu belasten. Sie arbeiten hart, um Abfallstoffe aus Ihrem Körper zu schaffen, beginnen und beenden Sie Ihren Tag daher bitte mit einem Glas Wasser. Wenn Sie dazu zwei oder drei Tassen Kräutertee und zwei Extragläser Wasser während des Tages trinken, erreichen Sie leicht die nötige Flüssigkeitsmenge.

Genügend Eiweiß: Sie müssen mehrmals täglich proteinreiche Nahrung zu sich nehmen, um die Bedürfnisse Ihres Babys abzudecken. Proteine liefern die Bausteine für jedes Wachstum und jede Reparatur von Körpergewebe. Proteine von guter Qualität finden sich in magerem Rind-, Lamm-, Schweine- oder Hühnerfleisch, frischem oder eingedostem Fisch, Eiern, Milchprodukten, Getreideprodukten, Nüssen, Samen und Hülsenfrüchten. Sojabohnen und Sojaprodukte liefern erstklassige Proteine, andere Hülsenfrüchte müssen mit anderen Nahrungsmitteln kombiniert werden, um die Proteinanforderungen zu erfüllen. Dies ist nicht schwierig, servieren Sie zum Beispiel Linsen mit Gerste oder Kichererbsen mit Reis. Gemüse mit Reis zu essen liefert nicht genügend Proteine. Sie können eine solche Mahlzeit verbessern, wenn Sie Jogurt oder Tahini dazu essen. Sie können aber auch eine Käsesauce zum Gemüse machen oder Cashewkerne darangeben.

Genügend Kohlenhydrate: Kohlenhydratreiche Nahrungsmittel wie Brot, Pasta, Getreideprodukte, Hülsenfrüchte, stärkehaltiges Obst und Gemüse helfen den Blutzucker auf einem gesunden Niveau zu halten. Essen Sie diese Nahrungsmittel reichlich. Sie führen nicht zu übermäßiger Gewichtszunahme, solange sie nicht mit Fett kombiniert sind.

Vorsicht mit Süßem: Torten, Kuchen und Plätzchen vermeiden Sie am besten. Wenn es Sie nach etwas Süßem gelüstet, essen Sie einen trocknen, nicht zu süßen Kuchen mit Früchten oder Muffins.

Genügend Vitamine und Mineralstoffe

Sie sind äußerst wichtig für die Gesundheit von Mutter und Kind.

Vitamin-B-Komplex: Hilft, während der Schwangerschaft seelisch ausgeglichen zu bleiben. Vitamin B_6 beugt Übelkeit am Morgen vor und reguliert den Flüssigkeitshaushalt. Die B-Vitamine beugen gemeinsam gegen Müdigkeit, Schlaflosigkeit und nervöse Spannung vor.

Betakarotin, Vitamin C und die Bioflavonoide: Halten die Venen gesund und können das Immunsystem stärken. Sie unterstützen die Bildung von Kollagen, das wichtig ist, damit Ihr Kind gesunde Haut und gesundes Gewebe entwickelt.

Kalzium: Ist wichtig für die Entwicklung der Knochen und Zähne des Babys. Wenn Sie in Ihre tägliche Ernährung kalziumreiche Lebensmittel aufnehmen, tun Sie auch Ihrer Knochendichte Gutes und beugen Osteoporose vor. Kalzium kann auch Muskelkrämpfe verringern.

Essentielle Fettsäuren: Müssen in der täglichen Nahrung enthalten sein, denn sie sind für die Zellgesundheit von Mutter und Kind wichtig, und haben Bedeutung für das spätere Sehvermögen des Kindes.

Folsäure: Ist ein sehr wichtiger Nährstoff während der Schwangerschaft. Sie ist am Zellwachstum des Kindes beteiligt, sorgt für ein größeres Blutvolumen und gesundes Gewebe bei der Mutter. Sie kann auch Geburtsanomalien verhindern. Nach Rücksprache mit Ihrem Arzt kann sie während der Schwangerschaft als Zusatzstoff eingenommen werden. Wenn Frauen während und nach der Schwangerschaft unter Haarausfall leiden, ist das oft direktes Ergebnis eines Folsäuremangels.

Eisen: Hilft den hohen Sauerstoffbedarf des Körpers während der Schwangerschaft zu decken. Es ist wichtig, um Anämie vorzubeugen, und auch für die allgemeine Gesundheit Ihres Babys sollten Sie täglich Nahrungsmittel zu sich nehmen, die reich an Eisen sind. Ausreichende Eisenzufuhr kann auch vor einer Fehlgeburt schützen. Ein geringer Eisengehalt im Blut kann zu starken Blutungen nach der Niederkunft führen, außerdem sind Frauen dann anfälliger für Infektionen. Eisen und Folsäure sind nötig, um den Bedarf der Brust an zusätzlichem Blut und Sauerstoff während der Stillzeit zu decken.

Magnesium: Ist für die Entwicklung der Knochen und Zähne des Babys wesentlich. Es verhindert und lindert Muskelkrämpfe, hilft der Leber beim Umgang mit einem übermäßigen Hormonspiegel und kann sehr nützlich sein, um einer Fehlgeburt vorzubeugen. Sie helfen Ihrem Körper sehr bei der Vorbereitung auf die Stillzeit, wenn Sie darauf achten, dass Sie während der Schwangerschaft täglich Nahrungsmittel zu sich nehmen, die Kalzium, Magnesium und Proteine enthalten.

Vitamin E: Hilft die Venen gesund zu erhalten und kann den Blutdruck normalisieren. Es ist nicht ungewöhnlich, dass einige Frauen wegen gestörter Venenfunktion – aufgrund eines hohen Progesteronspiegels während der Schwangerschaft – zu niedrigen Blutdruck haben. Vitamin E kann hier Abhilfe schaffen, außerdem schützt es vor Fehlgeburt und Toxämie.

Zink: Verhindert Schwangerschaftsstreifen bei der Mutter und hilft beim richtigen Wachstum und der Reifung der Geschlechtsorgane Ihres Babys.

Um all diese Nährstoffe zu bekommen, müssen Sie eine Vielfalt an gesunden Nahrungsmitteln in Ihre tägliche Ernährung aufnehmen. Essen Sie abwechslungsreich und vermeiden Sie Nahrungsmittel, die stark raffiniert und konserviert sind, wie abgepacktes weißes Mehl oder weißen Zucker. Wenn Sie dies tun, erhöhen Sie Ihre Chancen auf eine Schwangerschaft ohne Probleme, eine leichtere Entbindung und ein gesundes Kind.

Zahnpflege während der Schwangerschaft

Es ist am besten, vor einer Schwangerschaft einen Zahnarzt aufzusuchen, falls Sie eine Röntgenaufnahme oder Medikamente brauchen, besonders wenn Ihre Zähne seit längerem nicht mehr kontrolliert wurden.

Vernachlässigen Sie während der Schwangerschaft Ihre Zähne nicht. Eine gesunde Ernährung und richtige Mundhygiene sorgen dafür, dass Ihre Zähne während der Schwangerschaft nicht schlechter werden. Es ist sehr wichtig, dass Sie während der Schwangerschaft für Ihre Zähne sorgen, denn das Zahnfleisch kann aufgrund hormoneller Veränderungen empfindlicher sein. Bei manchen Frauen wird das Zahnfleisch wund, geschwollen und blutet leicht. Dies fällt oft beim Zähneputzen auf.

Putzen Sie Ihre Zähne regelmäßig und entfernen Sie Plaque und Bakterien mit Zahnseide.

- Sie können den Mund mit einem guten antiseptischen Mundwasser spülen. Salbei ist besonders gut für den Mund: eine Hand voll Salbeiblätter etwa 20 Minuten lang in einem halben Liter Wasser köcheln lassen, abgießen und mit der Flüssigkeit regelmäßig den Mund ausspülen. Sie können es auch ohne Problem hinunterschlucken.
- Verringern Sie Ihren Zuckerkonsum und essen Sie stattdessen mehr Obst und Gemüse. Vitamin C ist wichtig fürs Zahnfleisch.
- Nehmen Sie kalzium- und magnesiumreiche Nahrungsmittel in die tägliche Ernährung auf, sie erhalten den Zahnschmelz und dadurch die Zähne kräftig. Nahrungsmittel, die reich an Phosphor und Kalzium sind, dienen bei Ihrem Kind der Entwicklung der Zähne, deren Anlage sich in den ersten sechs Wochen der Schwangerschaft zu bilden beginnt. Kamillentee liefert beide Mineralstoffe.

Was Sie während der Schwangerschaft meiden sollten

Eine Mutter sollte sorgfältig überlegen, was sie ihrem Körper während der Schwangerschaft zuführt. Stoffe aus Essen, Trinken, Medikamenten, Umweltgiften und Haushaltschemikalien haben nicht nur einen Einfluss auf sie selbst, sondern auch auf das sich entwickelnde Kind.
Vermeiden Sie es, sich vor und während der Schwangerschaft den folgenden Substanzen auszusetzen, denn man hat sie mit Geburtsfehlern, Unfruchtbarkeit und Fehlgeburten in Verbindung gebracht.
Abführmittel: Vermeiden Sie starke Abführmittel, die Bauchschmerzen und Krämpfe auslösen können. Dazu gehören einige pflanzliche Medikamente, die Anthrachinon enthalten, um die Peristaltik im Darm anzuregen. Zu diesen starken Abführmitteln gehören Aloe, Cascara, Sennesblätter und Rhabarber. Das Beste ist: Nie ohne Rücksprache mit dem Arzt ein Abführmittel nehmen!
Alkohol: Während der Schwangerschaft sollten Sie absolut keinen Alkohol zu sich nehmen. Man sagt Frauen oft, dass ein oder zwei Gläschen täglich während der Schwangerschaft keine Gefahr darstellen. Neuere Forschungen haben gezeigt, dass selbst kleine Mengen von Alkohol dem Ungeborenen schaden können. Hoher Alkoholkonsum kann zu Alkoholembryopathie (FAS) führen. Kinder mit diesem Syndrom haben ein geringes Geburtsgewicht und Missbildungen im Gesicht. Es können auch unterschiedliche Stufen von geistiger Behinderung und manchmal Herzfehler damit verbunden sein.
Ätherische Öle: Viele Kräuter, die ätherische Öle enthalten, werden in der Küche oder als Tees gebraucht, beispielsweise Oregano, Majoran, Lorbeer, Kamille, Pfefferminze, Zimt, Ingwer, Melisse. Als ganze Pflanzen besitzen sie nur eine geringe Konzentration ätherischer Öle und sind auch während der

Schwangerschaft gefahrlos, doch hundertprozentig reine ätherische Öle sind hochkonzentriert und sollten während der Schwangerschaft nicht innerlich angewendet werden. Einige dieser Öle sind auch gefährlich, wenn sie auf der Haut schwangerer Frauen oder während der Schwangerschaft in der Aromatherapie gebraucht werden. Dies sind Basilikum, Zedernholz, Fenchel, Jasmin, Wacholder, Melisse, Myrrhe, Flohkraut, Pfefferminze und Thymian. Seien Sie vorsichtig mit Kamille, wenn Ihr Blutdruck niedrig ist.

Designerdrogen: Zum Beispiel Ecstasy kann extrem gefährlich sein, denn diese und andere Designerdrogen werden durch Veränderung der Molekularstruktur einer bestehenden Droge hergestellt, wobei die neu entstandene Substanz oft stärker und gefährlicher ist als das Ausgangsprodukt.

Giftige Dämpfe: Dämpfe von Verdünnern, Lösungsmitteln und Lacken sollen zu Unfruchtbarkeit führen.

Haarfärbemittel: Einige Haarfärbemittel enthalten Schwermetalle, die durch die Kopfhaut aufgenommen werden und Ihrem Baby Schaden zufügen können. Beraten Sie sich mit Ihrem Friseur über natürlichere Mittel.

Harntreibende Mittel: Diese Medikamente werden während der Schwangerschaft nicht empfohlen, da sie auch in die Plazenta gelangen und das Baby schädigen können.

Hormone: Es dauert allgemein bei allen Antibabypillen etwa drei Wochen, bis sie völlig aus Ihrem Körper verschwunden sind. Wenn Sie trotz Einnahme der Pille schwanger werden, müssen Sie diese sofort absetzen.

Katzenexkremente: Kontakt mit Katzen und ihren Exkrementen kann zu einer Parasiteninfektion – zur Toxoplasmose – führen, die dem Ungeborenen schaden kann.

Koffein: Viele Leute unterschätzen, was für eine kräftige Substanz Koffein ist, und sind sich nicht bewusst, dass man es mit Geburtsfehlern in Verbindung gebracht hat. Vermeiden Sie Medikamente mit Koffein und übermäßige Mengen von Colagetränken, Schokolade, Tee und Kaffee. Es ist möglich, Tee,

Kaffee und Cola zu erhalten, die nur einen geringen Koffeingehalt haben. Johannisbrot oder eine gelegentliche Tasse heißer Kakao können als Ersatz für Schokolade dienen.
Kokain: Verringert das Geburtsgewicht und erhöht die Gefahr einer Totgeburt. Babys von Kokainkonsumentinnen leiden meist unter Entzugserscheinungen.
Marihuana: Diese Droge gelangt in die Plazenta, und der Konsum größerer Mengen kann Geburtsfehler hervorrufen. Das Rauchen von Marihuana kann auch die Dauer der Wehen verlängern.
Medikamente auf Verschreibung: Alle Medikamente gelangen in den Blutkreislauf des Ungeborenen, und die möglichen negativen Wirkungen hängen von der Art des Medikaments, der Dauer und dem Zeitpunkt der Einnahme ab. Die folgenden Medikamente sind potentiell gefährlich und sollten, wenn irgend möglich, während der Schwangerschaft vermieden werden: Aminoglykoside (antibakterielle Antibiotika), krampflösende Mittel, Antihistamine, Antithyroide (Jodide), Aspirin, Chlorochin (gegen Malaria), Kortikosteroide, harntreibende Mittel, Lithium, Sulfonamide, synthetische Hormone, Tetrazykline (Breitband-Antibiotika), Thalidomid, Warfarin.
Opiate: Dazu gehören Morphium, Heroin, Kodein und Opium. Durch diese Drogen besteht eine größere Gefahr von Totgeburten, Wachstumsmängeln, Frühgeburten und Atemwegserkrankungen. Sie können sich auch langfristig auf Wachstum und Verhalten auswirken.
Pflanzenschutzmittel: Dazu gehören Pestizide, Herbizide und Insektizide. Viele dieser Substanzen hat man mit Geburtsfehlern und erhöhtem Risiko von Fehlgeburten in Verbindung gebracht.
Pflanzliche Medikamente: Wenn Sie pflanzliche Medikamente einnehmen, setzen Sie diese sofort ab, sobald Sie wissen, dass Sie schwanger sind, und sprechen Sie mit Ihrem Kräuterheilkundler über die Inhaltsstoffe.
Schwermetalle: Viele dieser Stoffe sind hochgiftig, zum Beispiel Blei und Quecksilber.

Strahlung: Vermeiden Sie unnötige Röntgenaufnahmen.
Tabak: Verringert das Geburtsgewicht Ihres Babys und kann Atemprobleme hervorrufen. Nikotin aus Zigaretten kann das Wachstum und die Entwicklung Ihres Kindes beeinträchtigen. Rauchen Sie nicht und vermeiden Sie auch, sich unter anderen Rauchern aufzuhalten. Auch Passivrauchen ist für Ihr Baby gefährlich; es kann Atemwegserkrankungen hervorrufen und ist mit dem plötzlichen Kindstod in Verbindung gebracht worden.
Viren: Von einigen wurde bewiesen, dass sie Geburtsfehler auslösen können und/oder der Gesundheit des Neugeborenen ernsthaft schaden. Beispiele sind Zytomegalievirus, Hepatitis B, Herpes, Röteln, Kuhpocken, Kinderlähmung, Enteroviren, HIV-Infektion.
Vitamin A: Es wird empfohlen, dass schwangere Frauen eine Menge von 5000 IU pro Tag nicht überschreiten, denn man hat es mit Geburtsfehlern in Verbindung gebracht. Nehmen Sie stattdessen Betakarotin.

Tests während der Schwangerschaft

Ihr Arzt oder Ihre Klinik können Ihnen Informationsmaterial über mögliche Tests für schwangere Frauen zur Verfügung stellen. Bei diesen Tests werden Chromosomen-Anomalien, Erbkrankheiten und Missbildungen der Wirbelsäule (Spina bifida = offener Rücken) festgestellt.
Frauen, bei denen das Risiko besonders hoch ist, sind Frauen ab Mitte dreißig; außerdem jene, die bereits ein Kind mit einer Chromosomen-Anomalie wie dem »Down-Syndrom« haben, oder jene, bei denen in der eigenen oder der Familie des Partners schon Erbkrankheiten aufgetreten sind.
Sie sollten gut informiert sein, wenn Sie sich für einen Test entscheiden. Sie müssen das mögliche Risiko eines Kindes mit einer Erbkrankheit oder einer Chromosomen-Anomalie gegen das

Risiko einer Fehlgeburt durch den Test abwägen. Ihr Arzt wird Sie gründlich über den Test aufklären und Ihnen die Risiken darlegen. Wenn Sie sich zu einem Test entschließen und bei Ihrem Kind eine Missbildung festgestellt wird, wird er Sie auch beraten.

Alphafetoprotein- oder Triple-Test

Alphafetoprotein (AFP) ist eine Substanz, die vom Fetus produziert wird und die man in Blutproben schwangerer Frauen feststellen kann. Unter normalen Umständen wird dieses Protein mit dem Urin des Babys ins Fruchtwasser ausgeschieden und geht in den mütterlichen Blutkreislauf über.

Eine außergewöhnlich hohe oder niedrige Menge im Blut der Mutter kann ein Hinweis sein, dass ein erhöhtes Risiko besteht, dass das Baby einen oder mehrere Geburtsfehler hat. Denken Sie jedoch daran, dass dieser Test nur ein Hinweis auf ein Risiko ist und dass eine anomale Menge noch längst nicht heißen muss, dass mit Ihrem Kind etwas nicht stimmt. Viele Frauen, bei denen der Wert außerhalb der Norm lag, haben schon völlig gesunde Kinder zur Welt gebracht.

Es ist keine routinemäßige Blutuntersuchung, doch Ihr Arzt wird den Test vielleicht vorschlagen, um Hinweise auf mögliche Komplikationen während der Schwangerschaft oder Probleme in der Entwicklung des Babys zu bekommen. Normale Mengen von AFP weisen darauf hin, dass alles glatt verläuft. Extrem hohe Werte können bedeuten, dass die Schwangerschaft bereits fortgeschrittener ist, als Sie dachten, dass Sie mehr als ein Baby erwarten, oder wenn es Blutungen gab, dass jetzt alles wieder in Ordnung ist. Sie können auch auf schwerwiegende Gesundheitsprobleme hinweisen, zum Beispiel darauf, dass mit der Wirbelsäule des Kindes etwas nicht in Ordnung ist, oder auf andere ernsthafte Komplikationen.

Extrem niedrige Mengen können bedeuten, dass die Schwangerschaft noch nicht so weit ist wie angenommen. Sie können jedoch auch Anzeichen für ernste Probleme sein, wie eine

Krankheit oder den Tod des Fetus, sie können außerdem auf Chromosomen-Anomalien wie das Down-Syndrom hindeuten. Wenn das Ergebnis auf ein hohes Risiko weist, müssen die Eltern sich entscheiden, ob sie weitere Tests wollen. Der AFP-Test kann keine Diagnose über Anomalien stellen, er gibt nur an, ob es Probleme geben könnte. Er wird normalerweise in der 15. oder 16. Woche durchgeführt. Es dauert etwa eine Woche, bis das Ergebnis vorliegt.

Chorionbiopsie

Dies ist ein zuverlässiger Test, um Chromosomen-Anomalien und einige Erbkrankheiten wie Sichelzellen-Anämie oder Thalassämie festzustellen. Es kann sein, dass dieser Test Ihnen empfohlen wird, wenn Sie zu einer Risikogruppe gehören, oder Sie entschließen sich nach einer Beratung selbst dazu. Er wird am besten zwischen der 10. und 12. Schwangerschaftswoche durchgeführt, und obwohl er unangenehm sein kann, ist keine Narkose nötig. Frauen ziehen diesen Test vielleicht anderen Tests vor, weil dabei schon sehr früh in der Schwangerschaft zuverlässige Informationen erhältlich sind. Wenn sie daraufhin die Schwangerschaft abbrechen möchten, kann dies zwischen der 11. und 13. Woche geschehen.

Bei diesem Test werden der Plazenta Chorionzellen entnommen. Man wird Sie bitten, etwa eine Stunde vor dem Test drei bis vier Gläser Wasser zu trinken, denn eine volle Blase erleichtert ein klares Ultraschallbild und hält die Gebärmutter in einer günstigen Position. Der größte Teil des Tests wird durch die Scheide durchgeführt, je nachdem, wo die Plazenta sitzt. Das Vorgehen ist einem Pap-Abstrich nicht unähnlich. Ein Spiegel wird in die Scheide eingeführt, und – mit dem Ultraschallbild als Wegweiser – wird ein dünnes, hohles Röhrchen, ein Katheter, in die Vagina und durch den Gebärmutterhals gebracht. Der Katheder bleibt jedoch außerhalb der Fruchtblase. Eine Spritze ist am Ende des Katheters befestigt, und eine kleine Menge Chorion-Zottengewebe wird vorsichtig damit abgesaugt. Diese

Zotten sind kleine nadelähnliche Ausbuchtungen, die an der Außenseite des Chorions, der Eihaut, wachsen, der äußersten der Membranen, die den Fetus umgeben.
Wenn die Plazenta vorne liegt, werden die Zellen mit einer feinen Hohlnadel, die durch – ebenfalls vom Ultraschallbild geleitet – die Bauchdecke geführt wird, ähnlich wie bei der Fruchtwasseruntersuchung.
Die Ergebnisse liegen nach zwei bis drei Wochen vor, je nachdem, wie viel Gewebe entnommen wurde. Wenn eine Anomalie festgestellt wurde, muss dann eine Entscheidung erfolgen, ob die Schwangerschaft fortgesetzt oder abgebrochen werden soll. Für diejenigen, die ein behindertes Baby austragen, bringt der Test die Möglichkeit, sich auf die Geburt und die Sorge für das Kind einzustellen.
Der Test ist nicht ohne Risiko. Man schätzt, dass er ein Fehlgeburt-Risiko von etwa einem Prozent in sich birgt. Das Risiko hängt ab von der Erfahrung des Arztes und der Schwierigkeit, eine Probe zu erhalten; es steht auch in Relation zur allgemeinen Häufigkeit von Fehlgeburten im ersten Drittel der Schwangerschaft. Manchmal treten leichte Blutungen infolge von Reizungen des Gebärmutterhalses auf. Setzen Sie sich mit Ihrem Arzt in Verbindung, wenn Sie Schmerzen, Krämpfe, Fieber, ungewöhnlichen Scheidenausfluss oder Blutungen haben.

Fruchtwasseruntersuchung (Amniozentese)

Eine Fruchtwasseruntersuchung wird – wenn nötig oder gewünscht – zwischen der 14. und 18. Schwangerschaftswoche durchgeführt. Dabei wird mit einer Nadel, die durch die Bauchdecke der Mutter in die Gebärmutter und die Fruchtblase geführt wird, etwas Fruchtwasser abgenommen, um Informationen über den Fetus zu erhalten. In den meisten Fällen liegt das Ergebnis nach drei Wochen vor. Frauen, die weniger an einer sehr frühen Diagnose interessiert sind, sondern einen möglichst sicheren Test möchten, ziehen die Fruchtwasseruntersuchung vor.

Eine Fruchtwasseruntersuchung sollte von einem erfahrenen Arzt durchgeführt werden, der sich die ganze Zeit über durch das Ultraschallbild leiten lässt, um zu sehen, wo die Nadel sich befindet. Dies verbessert die Chancen, Flüssigkeit zu bekommen, und vermeidet mehrere Einstiche oder Positionskorrekturen, die das Komplikationsrisiko erhöhen können.

Die Fruchtwasseruntersuchung wird ohne Narkose durchgeführt und birgt etwa das gleiche Risiko (weniger als ein Prozent) wie die Chorionbiopsie. Nach einer Fruchtwasseruntersuchung dürfen Sie zwei Tage lang nichts Schweres heben und sollten sofort den Arzt aufsuchen, falls Fruchtwasser abgeht oder Sie Fieber, starke Krämpfe oder Blutungen haben. Leichte Krämpfe, ähnlich Blähungen sind am ersten Tag normal und kein Grund zur Beunruhigung. Wenn eine kleine Menge Flüssigkeit aus der Scheide abgeht – so viel, dass ein kleiner Flecken an der Kleidung entsteht –, ist das auch normal, sollte aber trotzdem dem Arzt mitgeteilt werden.

Die drei Phasen der Schwangerschaft

Nach der Empfängnis wird die Schwangerschaft in drei Phasen eingeteilt, die man als erstes, zweites und drittes Drittel bezeichnet. Während dieser Phasen durchlaufen Frauen körperliche und seelische Veränderungen, die mit dem Wachstum und der Entwicklung ihres Babys einhergehen.

Das erste Drittel

Das erste Drittel umfasst die ersten zwölf Wochen der Schwangerschaft. Während dieser Zeit geht in Ihrem Körper eine rasche Veränderung vor. In den ersten Wochen stellen Sie fest, dass ihre Brüste größer und fester werden. Einige Frauen spüren eine Empfindlichkeit der Brust – aufgrund von Gewebeveränderungen durch erhöhte Hormonmengen und größeres Blutvolumen. Die Blutgefäße der Brust treten stärker hervor und die Brustwarzen werden dunkler.

Übelkeit am Morgen

Wenn die Schwangerschaft erst einmal in Schwung kommt und der Hormonspiegel sich vergrößert, ist es nicht ungewöhnlich, dass Ihnen am Morgen übel ist. Mehr als die Hälfte aller schwangeren Frauen leiden in den ersten Monaten unter Übelkeit.
Die Übelkeit am Morgen ist ein deutlicher Hinweis, dass die natürlichen Prozesse der Schwangerschaft stattfinden: Im Hormonhaushalt gehen bedeutende Veränderungen vor sich, und Ihr Körper versucht, sich daran anzupassen.

Übelkeit am Morgen wird etwa in der sechsten Woche auftreten und im Allgemeinen etwa in der zwölften Woche enden. Bei vielen Frauen ist sie nicht sehr heftig und relativ leicht zu ertragen. Natürlich ist dies von Frau zu Frau unterschiedlich. Oft ist es ein leichtes Gefühl von Übelkeit, das am Morgen stärker ist. Wenn das bei Ihnen so ist, versuchen Sie langsamer aufzustehen. Die Übelkeit am Morgen folgt nicht immer einem regelmäßigen Schema und kann in Wellen in unterschiedlichen Abständen während des Tages oder des Abends kommen. Frische Luft hilft meistens, denn einige Gerüche können die Übelkeit verstärken. Es gibt einige Heilmittel, die bei Übelkeit am Morgen nützlich sind. Sie können ohne Gefahr Bach-Blüten anwenden oder homöopathische Mittel, Ernährungstherapie oder einige nährstoffreiche Kräuter.

Manchmal kann Sie die Übelkeit am Morgen so schwächen, dass Sie nicht in der Lage sind, sich auf den Beinen zu halten. Wenn dies geschieht, ist es wichtig, leicht zu essen, damit die Verdauung nicht belastet wird. Die falschen Lebensmittel verlangsamen die Verdauung und geben Ihnen das Gefühl, aufgebläht und schwerfällig zu sein.

- Vitamin B_6 hilft besonders gut bei Übelkeit am Morgen. In der ersten Woche sollten Sie 100 Milligramm täglich zu sich nehmen, dann 50 Milligramm. Wenn Sie es als Nahrungszusatzstoff nehmen, sollten Sie zu einem Vitamin-B-Komplex greifen, denn das erleichtert die Aufnahme, da alle B-Vitamine vorhanden sein müssen, damit ein einzelnes richtig aufgenommen wird.
- Magnesium (400 Milligramm) und Vitamin B_6 helfen Ihrer Leber, die große Menge an Hormonen in dieser Phase der Schwangerschaft zu filtern, in der die Hauptursache der Übelkeit am Morgen zu suchen ist. Magnesium hat dazu den Vorteil, Muskelkrämpfe zu stoppen. Daher kann dieser Nährstoff auch einer Fehlgeburt vorbeugen.

Ihre Leber braucht in dieser Phase Unterstützung, weil sie Ihrem Körper hilft, sich an die große Hormonmenge anzupassen. Einige gute Nahrungsmittel für die Leber sind Rote Bete, Löwenzahn, Chicorée, Knoblauch, Zwiebel, Brunnenkresse und Karotten. Trinken Sie täglich ein Glas Karotten- und Rote-Bete-Saft und versuchen Sie Löwenzahn-Getränk anstatt Tee oder Kaffee.

Hyperemesis: Die schwerste Form der Übelkeit am Morgen nennt man *Hyperemesis gravidarum*. Einfach gesagt, bedeutet dies starkes Erbrechen während der Schwangerschaft. Frauen mit Hyperemesis verlieren oft Körpergewicht, und ihnen ist fortwährend schlecht. Dies ist für Mutter und Kind bedenklich, denn sie leiden beide unter einem Mangel an Nährstoffen. Wenn dies über einen längeren Zeitraum der Fall ist, ist es manchmal nötig, die Mutter ins Krankenhaus einzuliefern, damit sie intravenös ernährt wird. In manchen seltenen Fällen bedarf es einer Therapie mit Medikamenten. Frauen sind sich oft nicht bewusst, dass die traditionelle Kräutermedizin und Änderungen in der Ernährung diese schwächenden Symptome, die mit der Schwangerschaft Hand in Hand gehen, verringern und oft ganz beenden können.

Ernährungsratschläge gegen Übelkeit

- Essen Sie lieber sechs kleinere, nährstoffreiche Mahlzeiten statt drei großer. Dies macht den Verdauungsprozess einfacher und hält den Blutzuckerspiegel gleichmäßig.
- Meiden Sie gebratenes und fettes Essen, da es lange zum Verdauen braucht, Ihre Leber belastet.
- Essen Sie täglich gekochte gelbe und rohe oder gedämpfte grüne Gemüse. Rote Bete ist sehr gesund, und wenn Sie einen Entsafter besitzen, sollten Sie eine Kombination aus Rote-Bete- und Karottensaft versuchen.
- Haferflocken sind zum Frühstück eine gute und nahrhafte Wahl. Stattdessen können Sie auch trockenen Toast mit einer frischen Tomate, Mandelpaste oder Avocado essen.
- Versuchen Sie Sojamilch, wenn Sie keine Milchprodukte mögen. Es gibt verschiedene Marken, die mit Kalzium ange-

reichert sind und genauso viel Kalzium liefern wie eine Tasse Kuhmilch.

- Papaya ist sehr nahrhaft und erleichtert die Übelkeit am Morgen sehr. Sie ist sehr reich an Nährstoffen und beruhigt den Magen. Wenn Sie sie frisch nicht mögen, probieren Sie sie getrocknet.
- Acidophilus-Jogurt oder Acidophilus-Pulver ist sehr gut für den Verdauungstrakt. Essen Sie regelmäßig Jogurt oder nehmen Sie einen Acidophilus-Zusatzstoff, wenn Sie den Jogurtgeschmack nicht mögen.
- Trinken Sie sehr viel Wasser, um nicht zu dehydrieren. Nehmen Sie häufig ein kleines Glas Wasser oder Mineralwasser zu sich.
- Stehen Sie langsam auf.

Bach-Blüten gegen Übelkeit

Emotional kann die Übelkeit am Morgen als Nichtakzeptanz und Ausdruck dafür, dass Sie nicht mit dem Rhythmus der Schwangerschaft gehen, verstanden werden. Walnut ist von den Bach-Blüten ausgezeichnet geeignet, um Frauen zu helfen, sich an Veränderungen anzupassen.

Kräutermedizin gegen Übelkeit

Ein qualifizierter Kräuterheilkundler hat die Kenntnis, um Ihnen Kräutermedikamente gegen die Übelkeit am Morgen zu verordnen, die ohne Risiko sind. Die Heilmittel werden sorgfältig ausgewählt und nach den individuellen Ansprüchen gemischt. Sie enthalten oft Kräuter, die für die Verdauung gut sind, und haben keine negativen Auswirkungen auf den Fetus und seine Umgebung. Ich ermutige nie zur Selbstmedikation mit Kräutern, doch es gibt einige allgemein bekannte Kräuter, die ich nachstehend aufgeführt habe und die es abgepackt als Kräutertees gibt. Sie sind leicht zuzubereiten und können den Frauen nützlich sein, die nach einer einfachen Idee zur Selbsthilfe suchen.

Fenchel: Ist eine nahrhafte Pflanze, die als Gemüse gegessen werden kann. Die Samen werden als Tee aufgebrüht. Er beruhigt den Magen und beugt Blähungen vor.
Himbeerblätter: Ein Tee aus diesen Blättern ist ein nährstoffreiches Tonikum gegen die Übelkeit am Morgen und bietet sanfte Erleichterung. Er stärkt auch wunderbar die Gebärmutter und enthält Betakarotin, die Vitamine B, C, E und die Mineralstoffe Kalzium, Phosphor, Kalium und Eisen.
Ingwer: Klinische Testreihen mit Frauen, bei denen die Übelkeit am Morgen durch die Schwangerschaft anhielt, haben gezeigt, dass Ingwer ein gutes Mittel dagegen ist. Die Ergebnisse waren sehr ermutigend. Ein Kräuterheilkundler kann Ihnen Ingwer in Kapselform geben, wenn Sie Schwierigkeiten haben, ihn anders hinunterzubringen. Ansonsten können Sie Ingwer als Tee verwenden, ihn kandiert oder als frische Ingwerwurzel in Ihren Mahlzeiten essen. Für den Tee köcheln Sie frische Ingwerwurzel 20 bis 30 Minuten in etwas Wasser. Alternativ können Sie einen schwachen Tee zubereiten und einen schwach gehäuften Teelöffel Ingwerpulver zugeben. Ingwer ist auch sehr gut gegen Unterleibskrämpfe.
Kamille: Kamillentee hilft sehr gut gegen Übelkeit und bringt den Magen in Ordnung. Trinken Sie ihn regelmäßig.
Löwenzahn: Ist eine gute Heilpflanze für die Leber und hat einen ähnlichen Geschmack wie Kaffee. Versuchen Sie Löwenzahn-Getränk zu trinken anstatt Tee oder Kaffee.
Pfefferminze: Kleine Mengen Pfefferminztee helfen gegen Erbrechen und erleichtern Verdauungsstörungen. Besonders die Kombination mit Kamillentee ist nützlich.
Rot-Ulme: Kauen Sie Tabletten aus Rot-Ulme oder bereiten Sie aus Pulver ein Getränk zu, das Sie eine halbe Stunde vor den Mahlzeiten und vor dem Bettgehen zu sich nehmen. Es ist sehr nützlich gegen die Übelkeit am Morgen und beugt einer Übersäuerung vor. Rot-Ulme ist sehr sanft und beruhigt den Verdauungstrakt.

Homöopathie gegen Übelkeit

Homöopathische Heilmittel sind während der Schwangerschaft hochwirksam und gefahrlos. Sie schaden Ihrem Baby nicht, schmecken nicht unangenehm und, wenn sie richtig ausgewählt werden, helfen sie schnell. Konsultieren Sie aber einen Homöopathen, der das richtige Heilmittel für Sie auswählt!

Einige Heilmittel gegen Übelkeit sind:
Cocculus D6: Das ist ein gutes Heilmittel gegen Reisekrankheit. Es wirkt bei Frauen, die keinen Appetit haben und den Geruch von Essen nicht ertragen.
Ipecac D30: Vielleicht haben Sie schon davon gehört, dass man Ipecac einsetzt, um bei Kindern, die gewisse Gifte geschluckt haben, das Erbrechen herbeizuführen. Als homöopathisches Heilmittel kann es verwendet werden, um das Erbrechen zu verhindern, und es ist sehr nützlich, wenn Sie Schwierigkeiten mit dem Erbrechen haben.
Nux vomica D6: Dies ist besonders nützlich, wenn es sich um Übelkeit mit häufigem Aufstoßen handelt. Es hilft am besten jenen, die sich am Morgen schlechter fühlen.
Phosphorus D6: Dies ist ein gutes Heilmittel für Frauen, die einen sauren Geschmack im Mund haben und erbrechen, sobald Essen oder Trinken in ihren Magen kommt.
Tabacum D6: Nützlich für Frauen, denen es schlecht wird, wenn sie Zigarettenrauch riechen. Es ist während der Schwangerschaft auch gut bei einem ständigen Bedürfnis zu spucken.

Einer Fehlgeburt vorbeugen

Wenn Sie auf eine gesunde ausgewogene Ernährung achten, hilft das gegen Nährstoffmängel bei Ihrem Baby und verringert die Gefahr einer Fehlgeburt.

Obwohl es ganz normal ist, dass Frauen in den ersten drei Monaten der Schwangerschaft leichte Blutungen haben, sollten Sie Ihrer Hebamme oder Ihrem Arzt über jede Blutung berichten. Wenn eine Blutung auftritt, sollten Sie ruhen, nicht mehr trainieren und keinen Geschlechtsverkehr mehr haben, bis Sie erfahren, dass alles in Ordnung ist.

Selbsthilfe: Tägliche Nahrungszusätze von Magnesium und Vitamin E können helfen, eine Fehlgeburt zu verhindern, weil sie Krämpfen vorbeugen und die Blutzirkulation und Sauerstoffversorgung des Gewebes verbessern. Sprechen Sie mit Ihrem Arzt oder Ihrer Ärztin darüber. Was Sie noch tun können:

- Sie können Kamillen- und Ingwertee trinken, um zu entspannen und Muskelkrämpfe zu erleichtern.
- Brennnesseln sind gut, um Schmierblutungen zu verhindern. Versuchen Sie Brennnesseltee zu trinken oder frische Brennnesseln in eine Gemüsebrühe zu geben.
- Absolute Bettruhe ist wichtig, bis die Krämpfe völlig vorüber sind.

Kräutermedizin: Ich bereite Frauen normalerweise eine kleine Flasche mit Kräutern zu, die als erste Hilfe verwendet werden können, falls sie Zeichen einer Fehlgeburt entdecken. Dies gibt ihnen nicht nur eine gewisse Ruhe, sondern es ist auch wichtig, etwas für Notfälle in der Hand zu haben. Dies ist vor allem für allein lebende Frauen wichtig. Um eine solche Mischung zu bekommen, sind Gespräche mit einem Kräuterheilkundler nötig. Ich kann nicht zur Selbstmedikation mit diesen Kräutern raten, da die Dosierung genau beachtet werden muss, um Wirksamkeit und Gefahrlosigkeit zu garantieren. Unter den verwendeten Kräutern sind zum Beispiel Baldrian, Schneeball, Cranberry und Nesseln.

Homöopathie: Einige Heilmittel, wenn eine Fehlgeburt droht, sind Sabina, Pulsatilla und Trillium. Konsultieren Sie einen Homöopathen, um das wirksamste Mittel für Ihre individuellen Bedürfnisse zu bekommen.

Bach-Blüten: Die Heilmittel gegen Angst sind sehr wichtig, um Paniksituationen vorzubeugen. Anspannung und Angst tragen zu Muskelkrämpfen bei. Deshalb können Rescue-Tropfen die Mutter und alle, die um sie herum in Panik geraten, beruhigen.

Müdigkeit

Es ist nicht ungewöhnlich, sich während der ersten Phase der Schwangerschaft müde zu fühlen. Wenn Sie sich in den ersten Monaten nicht wohl fühlen, kann Ihre Müdigkeit direkt mit der Übelkeit am Morgen in Zusammenhang stehen. Die meisten Menschen fühlen sich müde, wenn ihnen nicht gut ist. Versuchen Sie sich gesund zu ernähren und, wenn Sie Schwierigkeiten haben, Essen bei sich zu behalten, nehmen Sie täglich eine Multivitamintablette, um ausreichend mit Nährstoffen versorgt zu sein.

Übermäßige Müdigkeit kann ein Zeichen für Anämie sein. Zeichen für Anämie können sein: dunkle Ringe unter den Augen, rote Flecken auf der Zunge, ein blasses Gesicht, schuppige Nägel und manchmal Atemlosigkeit und Schwindel. Nehmen Sie Eisenphosphat als Heilsalz, damit Sie das Eisen aus Ihrem Essen aufnehmen können. Wenn das nicht hilft, lassen Sie mittels einer Blutuntersuchung den Eisenspiegel in Ihrem Blut feststellen.

Auch ein Zinkmangel kann Müdigkeit auslösen. Essen Sie täglich Nahrungsmittel, die reich an Zink sind.

Normalerweise besteht kein Grund zur Beunruhigung, wenn Sie sich ein wenig müde fühlen, vielleicht will die Natur Sie einfach daran erinnern, zu ruhen, wenn Sie das Bedürfnis haben.

Ohnmacht oder Schwindelgefühle

In der Frühphase der Schwangerschaft ist es nicht ungewöhnlich, ohnmächtig zu werden oder sich schwindlig zu fühlen. Ihr Blutdruck kann aufgrund der Wirkung der Hormone auf Ihre Blutgefäße absinken. Plötzlicher Blutdruckabfall, zum Beispiel bei schnellem Aufstehen, kann zeitweilig den Blutstrom zum Gehirn verringern und dadurch Schwindel auslösen. Essen Sie viele Lebensmittel, die reich an Vitamin E sind, wie Weizenkeime, Nüsse und Samen, Getreide und Fischöl. Wenn Sie die Tablettenform bevorzugen, nehmen Sie 500 bis 1000 IU Vitamin E täglich, um Ihren Blutdruck zu normalisieren.

Häufiges Wasserlassen

Wenn Frauen während der Schwangerschaft häufiger Wasser lassen, haben Sie oft Angst, eine Harnwegsinfektion zu haben. Dies kann zwar vorkommen, doch die Häufigkeit ist meist auf einen höheren Urinausstoß aus den Nieren aufgrund der Schwangerschaft zurückzuführen. Wenn die Schwangerschaft fortschreitet, übt auch das höhere Gewicht der vergrößerten Gebärmutter Druck auf die Blase aus. Dadurch haben Sie das Gefühl, sie öfter entleeren zu müssen.

Trinken Sie einfach sehr viel Wasser, und machen Sie einige Übungen für den Beckenboden. Versuchen Sie Nat Mur als Heilsalz zur Normalisierung Ihres Flüssigkeitshaushaltes zu nehmen. Wenn das häufige Wasserlassen lästig wird, müssen Sie sich auf eine Infektion untersuchen lassen. Sprechen Sie mit Ihrem Kräuterheilkundler oder Homöopathen über traditionelle Therapien für Harnwegsinfektionen oder konsultieren Sie Ihren Arzt.

Wenn die Schwangerschaft weiter fortschreitet, sitzt die Gebärmutter höher in der Bauchhöhle und nimmt während des zweiten Drittels der Schwangerschaft den Druck von der Blase.

Verstopfung

Einige Frauen bemerken bei der Verdauung während der Schwangerschaft eine allgemeine Trägheit. Sie kann durch die Veränderungen im Gewebe aufgrund der Hormonausschüttung entstehen oder als Ergebnis schlechter Essgewohnheiten. Auch die Einnahme von Eisentabletten kann zu Verstopfung führen. Wenn dies der Fall ist, sollten Sie ein anderes Fabrikat von Eisentabletten nehmen und darauf achten, dass die Tabletten auch Vitamin C und Eisenphosphat enthalten. Dann können Sie das Eisen besser aufnehmen.

Sehr häufig kann die Verstopfung verhindert werden, indem Sie sechs bis acht Gläser Wasser täglich trinken. Nehmen Sie vermehrt Ballaststoffe zu sich: Essen Sie frisches Obst und Gemüse und wählen Sie Vollkornbrot und -getreideprodukte. Die Faserstoffe, Spelzen und Häute dieser Nahrungsmittel saugen Wasser auf und geben Ihren Exkrementen Masse. Dadurch wird der Stuhlgang weicher und schwerer und passiert den Verdauungstrakt wesentlich schneller.

Ein gutes Naturprodukt, um Verstopfung zu behandeln, ist Psyllium. Sie bekommen es in Reformhäusern, und es hilft, die Verdauung zu regulieren.

Hautveränderungen

Es ist nicht ungewöhnlich, dass Frauen im ersten Schwangerschaftsdrittel Pickel und Akne entwickeln; schuld daran ist der hohe Progesteronspiegel. Das wird normalerweise besser, wenn der Körper sich an die hormonellen Veränderungen angepasst hat. Sie können Ihrer Haut indirekt helfen, wenn Sie Löwenzahn-Getränk trinken, das ein gutes Tonikum für Leber und Nieren ist.

Chloasma

Einige Frauen entwickeln eine Art Maske im Gesicht, das Chloasma. Es entsteht durch übermäßiges Freisetzen von braunen Pigmenten, dem Melanin, das durch hormonelle Veränderungen hervorgerufen wird und nur schwer zu vermeiden ist. Hitze und Sonne verstärken diese Flecken und machen sie schlimmer. Cremen Sie sich daher immer gut mit Sonnencreme ein und tragen Sie einen Hut mit breitem Rand.

Heilsalze für das erste Drittel

Heilsalze (Schüssler-Salze) sind gute Selbsthilfe-Präparate während der Schwangerschaft und zu jeder Zeit ohne Risiko anzuwenden. Befolgen Sie die Dosierungsanweisungen auf der Packung.

Calc fluor: Zur Knochenentwicklung des Babys und für die Elastizität des Bindegewebes.

Ferrum phos: Zur besseren Aufnahme des Eisens aus den Nahrungsmitteln. Es kann auch bei der Übelkeit am Morgen helfen, bei Erbrechen von unverdauten Nahrungsmitteln.

Kali mur: Gegen die Übelkeit am Morgen mit Erbrechen von weißem Schleim.
Mag phos: Zur Verhinderung einer Fehlgeburt und zur Unterstützung der gesunden Nervenentwicklung des Babys.
Nat mur: Gegen die Übelkeit am Morgen mit Erbrechen von wässrigem, schaumigem Schleim.

Das zweite Drittel

Wenn Sie über die zwölfte Woche hinaus sind, treten Sie ins zweite Drittel der Schwangerschaft ein, das häufig eine sehr positive Zeit ist. Bei den meisten Frauen ist die Energie wiedergekehrt, und sie sehen gut aus und fühlen sich gut. Sie leben im Rhythmus ihrer Schwangerschaft, und wenn sie mit Übelkeit am Morgen Probleme hatten, sind diese jetzt vorüber. Das Risiko einer Fehlgeburt ist gering und betrifft nur eine kleine Zahl von Frauen.

Probleme mit dem Gebärmutterhals

Wenn Sie schon einmal in Ihre Scheide gefasst und den Gebärmutterhals betastet haben, wissen Sie, dass er sich normalerweise kräftig und fest anfühlt. Er hat eine enge Öffnung, den Muttermund, der während der Schwangerschaft versiegelt sein soll. Sie erinnern sich, der Gebärmutterhals ist der Eingang in die Gebärmutter, und dort ist Ihr Baby eingeschlossen. Wenn Ihr Baby größer wird, muss der Gebärmutterhals fest verschlossen bleiben, damit keine Bakterien in die Gebärmutter gelangen können und damit das Baby nicht in die Scheide fallen kann.
Einige Frauen laufen im zweiten Schwangerschaftsdrittel Gefahr, eine Fehlgeburt zu haben, weil der Gebärmutterhals geschwächt oder beschädigt ist. Dafür gibt es mehrere Ursachen:

- Während einer früheren Entbindung ist der Gebärmutterhals eingerissen. Dies kann passieren, wenn eine Frau zu pressen beginnt, bevor der Gebärmutterhals entsprechend geweitet ist, oder wenn das Baby zu schnell kommt.

- Manchmal kann der Gebärmutterhals auch durch einen früheren chirurgischen Eingriff beschädigt sein. Wenn der Gebärmutterhals während einer Operation gewaltsam geöffnet wird, kann der Muskeltonus beschädigt sein, und das kann zu einer unzureichenden Schließung während der Schwangerschaft führen.
- Wenn der Gebärmutterhals in der Lage ist, sich so weit zu dehnen, dass das Baby während der Schwangerschaft in den Geburtskanal gelangen kann, geschieht dies schrittweise und durch Hormone, die in der unmittelbaren Umgebung freigesetzt werden.

Idealerweise sollte ein geschädigter oder geschwächter Gebärmutterhals vor der Empfängnis mit adstringierenden Mitteln behandelt werden. Jene Frauen, die auf das Problem während der Schwangerschaft aufmerksam werden, können die entsprechenden Kräuter auch dann noch anwenden, doch es können auch medizinische Schritte notwendig sein, da das Baby in der mittleren Zeit der Schwangerschaft sehr rasch wächst. Wenn das Baby größer wird, drückt es sehr stark nach unten. Obwohl ich großes Vertrauen in meine Kräutermedizin habe, um den Muskeltonus zu verbessern, kann zusätzliche medizinische Behandlung während dieses zweiten Drittels das Risiko einer Fehlgeburt weiter verringern. Zur ärztlichen Behandlung gehören einige Stiche, mit denen der Gebärmutterhals verschlossen wird, bis die Wehen einsetzen. Dann werden die Stiche entfernt.

Die ersten Bewegungen

In der 18. bis 20. Schwangerschaftswoche etwa spüren Sie die ersten Bewegungen, wenn das Baby beginnt, seine Glieder in der Gebärmutter zu strecken. Zunächst sind die Bewegungen noch schwach, doch sie werden in den nächsten Monaten stärker, wenn das Baby größer wird. Dies ist für die Mutter eine sehr aufregende Zeit, in der sie sich des neuen Lebens in ihrem Inneren voll bewusst wird.

Heilsalze für das zweite Drittel
In dieser Schwangerschaftsphase entwickeln sich die Haare und Organe Ihres Babys, daher sieht ein nützliches Heilsalz-Programm für das zweite Drittel aus wie folgt:
Calc fluor – um die Gebärmutter anzuregen und Krampfadern vorzubeugen.
Ferrum phos – um die Eisenaufnahme und den Sauerstofftransport im Blut zu verbessern.
Mag phos – wenn das Risiko einer Fehlgeburt besteht oder gegen Krämpfe in den Beinen.
Nat mur – kann nötig sein, wenn Wasser gestaut wird.
Silicea – um bei der Bildung und Kräftigung von Haaren, Zähnen, Knochen und Nägeln zu helfen. Silicea beugt auch Schwangerschaftsstreifen vor.

Das dritte Drittel

Zu Beginn des dritten Drittels sollten Sie viel Energie haben und sich im Allgemeinen wohl fühlen. Ihre Gebärmutter ist größer geworden und liegt jetzt über Ihrem Nabel.
Wenn Ihre Schwangerschaft weiter fortschreitet, kann es während der letzten Wochen zu leichten Unannehmlichkeiten kommen. Dies ist jedoch von Frau zu Frau und bei jeder Schwangerschaft unterschiedlich.
Bei fortgeschrittener Schwangerschaft stellen Sie vielleicht leichte Kontraktionen der Gebärmutter fest. Diese sind meist schmerzfrei und folgen keinem regelmäßigen Schema.
Während des letzten Schwangerschaftsmonats sackt das Baby tiefer in die Bauchhöhle, dadurch wird der Druck reduziert, den Sie eventuell unter den Rippen gespürt haben. Wenn Ihr Baby sich näher auf den Geburtskanal zubewegt, ist es nicht unge-

wöhnlich, dass Sie noch einmal häufigeren Harndrang verspüren.

Vorbeugung gegen Sodbrennen

Sodbrennen ist während der Schwangerschaft normal und wird meist durch hormonelle Veränderungen hervorgerufen, kann aber auch in einigen anderen Faktoren begründet sein. Es kann von der Nahrung abhängen:

- Vermeiden Sie deshalb fettes oder gebratenes Essen (einschließlich Kokosnüssen oder Kokosmilch und Nüssen).
- Essen Sie nicht rasch oder nur so nebenbei, sondern essen Sie langsam, kauen Sie gründlich und trinken Sie nichts zu den Mahlzeiten. Wenn Sie zum Essen trinken, beeinflusst das die Verdauung, weil Sie unverdaute Nahrung durchschwemmen.
- Trinken Sie vor dem Essen und dann erst wieder eine halbe Stunde nach dem Essen.
- Versuchen Sie, häufiger kleinere Mahlzeiten zu sich zu nehmen, und wenn das Problem bestehen bleibt, könnten Sie ein oder zwei Verdauungsenzyme sofort nach dem Essen einnehmen. Dadurch stoppen Sie Ihre eigene Enzymproduktion nicht, sondern Sie geben nur eine Verdauungshilfe hinzu. Es gibt mehrere Marken bei Naturheilkundlern, Apotheken oder Reformhäusern.
- Essen Sie Nahrungsmittel, die reich an Enzymen sind, wie Ananas und Kiwis.
- Trinken Sie in kleinen Schlückchen Kamillen- oder Fencheltee.
- Pulver oder Tabletten (gekaut) aus Rot-Ulme eine halbe Stunde vor den Mahlzeiten und vor dem Zubettgehen eingenommen, können dem Sodbrennen vorbeugen.

Manchmal ist das Baby weit oben im Unterleib platziert und drückt auf den Magen, dadurch ruft es Verdauungsstörungen hervor. Wenn das Baby sich wieder bewegt, vergehen die Unannehmlichkeiten.

Gegen Ende der Schwangerschaft kann Sodbrennen von Gewebeveränderungen, die durch die Freisetzung des Hormons Relaxin hervorgerufen werden, bedingt sein. Dieses Hormon lässt die Klappe zwischen der Speiseröhre und dem Magen weicher werden, wodurch Sodbrennen und Verdauungsstörungen in den letzten Monaten der Schwangerschaft entstehen.

Vorbeugung gegen wunde Brustwarzen

Einige Frauen bekommen wunde Brustwarzen, wenn sie zu stillen beginnen. Dies ist hauptsächlich ein Problem des Anlegens, doch Vorbeugung kann nützlich sein:

- Setzen Ihre Brust so oft wie möglich der frischen Luft aus.
- Reiben Sie in den letzten Wochen der Schwangerschaft Jojoba-Öl oder Vitamin-E-Creme in Ihre Brust ein, damit die Haut weich und elastisch bleibt.
- Waschen Sie Ihre Brustwarzen nicht mit scharfer Seife.

Krampfadern

Krampfadern treten gelegentlich im letzten Teil der Schwangerschaft auf, aufgrund des zusätzlichen Drucks durch das Baby und der Ausschüttung von Hormonen, die dazu führen können, dass die Gefäßwände lockerer sind. Die Behandlung und die Vorbeugung bei Hämorrhoiden und Krampfadern wird im letzten Teil des Buches ausführlich beschrieben.

Hautjucken

Gegen Ende meiner ersten Schwangerschaft begannen meine Füße zu jucken. Das Jucken trieb mich fast zum Wahnsinn, und ich bekam alle möglichen Heilmittel verschrieben, obwohl kein Ausschlag zu sehen war. Ich weiß jetzt, dass es auf einen Anstieg von Gallensäuren im Blut zurückzuführen war, die anzeigten, dass ich Cholestase hatte.

Schwangerschafts-Cholestase ist eine Leberkrankheit, die – wie der Name sagt – während der Schwangerschaft auftritt. Symptom ist ein Jucken ohne sichtbaren Ausschlag, das normalerweise im dritten Drittel der Schwangerschaft beginnt. Das Jucken wird durch eine größere Menge an Gallensäuren im Blut ausgelöst, da die Leber es nicht schafft, sie zu verarbeiten. Wenn die Krankheit nicht behandelt wird, treten weitere Symptome auf wie Gelbfärbung der Haut, Unterleibsbeschwerden, dunkler Urin und heller Stuhl.

Dies ist eine ernste Erkrankung, die nicht ignoriert werden darf. Sie erfordert eine genaue ärztliche Überwachung, denn wenn die Leber nicht richtig funktioniert, schafft dies eine gefährliche Umgebung für Ihr Baby, die zu Totgeburt oder dem Tod des Neugeborenen führen kann. Häufige Bluttests sind nötig, um Ihre Leberfunktion und die Menge der Gallensäure im Blut festzustellen, und oft wird eine Einleitung der Geburt empfohlen, wenn das Baby in Gefahr ist. Frauen, die Cholestase haben, gebären selten nach 37 Wochen. Wenn Sie während einer Schwangerschaft Cholestase hatten, haben Sie bei nachfolgenden Schwangerschaften ein höheres Risiko. Wenn Ihre Haut ohne einen Ausschlag juckt, informieren Sie sofort Ihren Arzt oder Ihre Ärztin.

Um die Werte wieder zu normalisieren, ist es wichtig, Ihre Leberfunktion zu unterstützen. Trinken Sie Löwenzahn-Getränk und ein Glas Rote-Bete-, Sellerie- und Karottensaft täglich.

Rückenschmerzen

Es ist normal, dass Frauen in den späteren Phasen der Schwangerschaft unter Rückenschmerzen leiden. Am häufigsten treten sie nachts beim Liegen im Bett auf. Das liegt daran, dass die Wirbelsäule den ganzen Tag durch das Gewicht des Babys nach vorne gezogen wurde, und nun, wenn sie sich hinlegen, wird die Wirbelsäule flach ausgestreckt und die Stressrezeptoren in den Muskeln reagieren darauf. Muskelkrämpfe und Schmerzen sind die Folge.

Unterstützen Sie Ihre Wirbelsäule und legen Sie sich ein Kissen weit unten in den Rücken, wenn Sie sitzen. Wenn Sie sich hinlegen, gehen Sie langsam vor.

Entspannen Sie sich in einem warmen Bad mit Lavendel- oder Rosmarinöl. Oder lassen Sie die heiße Dusche über Ihren Rücken laufen.
Eine regelmäßige Massage, durchgeführt von einem Spezialisten, der weiß, wie man während der Schwangerschaft massiert, kann sehr hilfreich sein, oder besuchen Sie einen Physiotherapeuten.

Bluthochdruck und Spätgestose

Einige Frauen bekommen in den letzten Wochen der Schwangerschaft Bluthochdruck. Er sollte regelmäßig kontrolliert werden, obwohl man davon ausgeht, dass der Blutdruck leicht ansteigt, weil er eng mit dem Gefühlsleben verbunden ist. Vor einer Geburt baut sich eine große Menge an Aufregung und Erwartung auf.
Wenn Ihr Blutdruck jedoch stark ansteigt und Sie Probleme mit Flüssigkeitsstauungen haben, ist es möglich, dass Sie unter Spätgestose leiden. Dann sollten Sie sofort Ihren Arzt aufsuchen. Dieses Leiden wurde früher als Schwangerschafts-Toxämie bezeichnet. Spätgestose ist sehr ernst, denn wenn sie nicht behandelt wird, kann sie die Entwicklung Ihres Babys beeinträchtigen. In schweren Fällen kann das Baby sterben.
Wenn Spätgestose fortschreitet, werden Proteine im Urin entdeckt. Aus diesem Grund werden während der Schwangerschaft regelmäßig der Blutdruck überprüft und Urinproben untersucht. Entdeckt man den Bluthochdruck und die Proteine im Urin frühzeitig, kann man die Spätgestose behandeln, und Komplikationen können vermieden werden.
Mutter und Kind müssen genau überwacht werden, wenn irgendwelche Symptome auftreten, die auf Spätgestose hinweisen. Zu den Anzeichen gehören Flüssigkeitsstauungen, Kopfschmerzen, Übelkeit, Sehstörungen, Erbrechen, Krämpfe oder epileptische Anfälle. Auch wenn die Naturheilkunde sehr hilfreich sein kann und völlige Ruhe wichtig ist, geht es nicht ohne ärztliche Überwachung.

Die Selbsthilfe zur Vorbeugung gegen Bluthochdruck und Spätgestose umfasst:

Körpertraining: Geeignetes, regelmäßiges, nicht zu intensives Training beugt hohem Blutdruck vor. Bei Spätgestose müssen Sie jedoch vorsichtig sein. Überlassen Sie die Entscheidung, was und wie Sie trainieren, Ihrem Arzt.

Stress-Management: Spannung und Angst tragen zu hohem Blutdruck bei. Finden Sie eine Entspannungstechnik, auf die Sie sich täglich freuen, zum Beispiel Tai Chi, Yoga, Meditation oder eine körperliche Tiefenentspannung. Rauchen fördert den Stress und kann den Blutdruck erhöhen. Wenn Sie noch nicht damit aufgehört haben, wäre jetzt ein guter Zeitpunkt.

Ernährung: Vermeiden Sie Lebensmittel mit hohem Fettgehalt und braten Sie nichts.

Reduzieren Sie Ihren Natrium(Salz)-Verbrauch. Salzen Sie Ihr Essen nicht zusätzlich und lesen Sie bei Fertigprodukten den Natriumgehalt nach. Ihr Ziel sollten weniger als 600 Milligramm Salz täglich sein. Ein flach gehäufter Teelöffel Salz ergibt 2000 Milligramm.

Essen Sie sehr viel frisches Obst und Gemüse, Samen, Getreide und Hülsenfrüchte.

Vermeiden Sie Tee und Kaffee und trinken Sie stattdessen Kräutertees und frisches Wasser.

Löwenzahn und Rosmarin sind Kräuter, die während der Schwangerschaft ungefährlich sind und bei Bluthochdruck helfen. Sie sind leicht in getrockneter Form erhältlich. Vielleicht wachsen Sie sogar in Ihrem Garten. Sie können Tee daraus zubereiten oder sie zum Kochen verwenden.

Versuchen Sie, jeden Tag Knoblauch zu essen, denn er senkt den Blutdruck auf natürliche Weise.

Blutungen in der zweiten Hälfte der Schwangerschaft

In der zweiten Hälfte der Schwangerschaft sind Blutungen selten. Wenn Sie also feststellen, dass Sie so viel geblutet haben, dass Flecken auf Ihrer Kleidung oder Bettwäsche sind, sollten

Sie umgehend Ihren Arzt aufsuchen. Es ist sehr wahrscheinlich, dass entweder die Plazenta unterhalb des Babys liegt (*Placenta praevia*) oder dass sie sich von der Gebärmutterwand gelöst hat (*Abruptio placentae*).

Die Plazenta ist die Lebensader zwischen Mutter und Baby. Durch dieses Organ bekommt das Baby Nahrung, und sie entsorgt Abfälle, daher muss die Plazenta eine feste Verbindung in der Gebärmutter haben, damit das sich entwickelnde Baby überleben kann.

Eine Ultraschalluntersuchung muss die genaue Diagnose ergeben. Der Ultraschall zeichnet ein Bild, auf dem die genaue Lage der Plazenta zu sehen ist. Bei einigen Frauen ergibt die Ultraschalluntersuchung in der 20. Woche eine tief liegende Plazenta. Zu diesem Zeitpunkt ist das kein Problem, denn die Plazenta kann mit dem Fortschreiten der Schwangerschaft noch höher wandern. Ihr Arzt wird etwa in der 30. Woche die Ultraschalluntersuchung wiederholen, um sicherzugehen. Wenn die Plazenta dann immer noch tief liegt, kann es sein, dass man Ihnen rät, in der Klinik zu bleiben.

Wenn die Plazenta zu tief in der Gebärmutter liegt, kann sie in den letzten Wochen der Schwangerschaft ein Gesundheitsrisiko darstellen. Es ist ein ernstes Problem, wenn sie direkt über dem Ausgang des Gebärmutterhalses liegt und vollständig im unteren Teil der Gebärmutter unter dem Baby. Wenn die Schwangerschaft fortschreitet, beginnen Kontraktionen, und der untere Teil der Gebärmutter vergrößert sich. Dies kann dazu führen, dass die Plazenta sich löst und abreißt; es kann dann zu einer Blutung kommen, die eine Blutübertragung notwendig macht.

Bei vielen Frauen mit einer tief liegenden Plazenta kann eine normale Geburt stattfinden, wenn Mutter und Baby gut überwacht werden.

Es gibt Naturheilmittel, um Blutungen zu verhindern und zu behandeln, aber sie ändern die Lage der Plazenta nicht. Wenn sie tief liegt, brauchen Sie genaue ärztliche Überwachung.

Vorzeitige Wehen

Bei einem kleinen Prozentsatz aller Frauen setzen schon vor der 37. Woche die Wehen ein. Es ist schwierig herauszufinden, weshalb die Wehen beginnen, bevor die Entwicklung des Kindes abgeschlossen ist. Vorzeitige Wehen können ohne ersichtlichen Grund einsetzen oder aufgrund von Krankheit, Ernährungsmängeln oder Verletzung. Die Wehen beginnen manchmal zu früh bei Mehrlingsschwangerschaft, Hitzestress, Prägestose, tief liegender Plazenta, geschädigtem oder geschwächtem Gebärmutterhals oder Gebärmutteranomalien. In manchen Fällen hat das Kind außerhalb der Gebärmutter – als Frühgeburt – eine bessere Überlebenschance.

Man kann zwar Versuche unternehmen, die Entbindung hinauszuzögern, doch sie sind nicht immer erfolgreich oder wünschenswert. Ihr Körper gibt Ihnen normalerweise ein Zeichen, dass die Wehen beginnen. Sie haben die gleichen Symptome wie bei einer Geburt zum richtigen Zeitpunkt, doch es kann etwas langsamer beginnen. Regelmäßige schmerzhafte Kontraktionen, die häufiger werden, oder irgendwelche Anzeichen von Blutungen können auf den Beginn der Geburt hindeuten. Manchmal reißen die Membranen, die das Baby umhüllen, und Sie spüren entweder einen Schwall Flüssigkeit oder ein langsames Tröpfeln von Flüssigkeit aus der Scheide. Wenn etwas Derartiges passiert, müssen Sie sofort ins Krankenhaus gebracht werden, wo Ihr Baby überwacht und versorgt werden kann. Die Größe Ihres Babys wird geprüft, und Sie werden untersucht, um festzustellen, ob der Gebärmutterhals begonnen hat, sich zu weiten. Um das Einsetzen der Geburt zu verlangsamen, ist es wichtig, dass Sie absolute Bettruhe halten.

Einige Heilmittel, die dem vorzeitigen Einsetzen der Wehen vorbeugen, sind:

- Magnesiumphosphat, das als Gewebsalz viermal täglich zur Vorbeugung gegen Muskelkrämpfe eingenommen wird.
- Rescue-Tropfen können alle fünfzehn Minuten eingenommen werden, um Ängste zu verringern.

- Baldrian-, Kamillen- und Ingwertee können die Anspannung und Muskelkrämpfe verringern.

Steißlage

In der Mitte der Schwangerschaft wird Ihr Baby seine Lage ziemlich regelmäßig verändern, da es klein und von sehr viel Flüssigkeit umgeben ist, in der es sich bewegen kann. In den letzten Wochen vor der Geburt hat das Baby weniger Platz und legt sich für die Geburt zurecht: idealerweise mit dem Kopf nach unten. Ein kleiner Prozentsatz präsentiert sich anders herum, mit dem Po voraus. Dies nennt man Steißlage.

Obwohl es Frauen möglich ist, Ihr Baby mit den Füßen oder dem Po voraus zu gebären, ist es nicht wünschenswert, denn es kann zu einer schwierigen Geburt führen. Das Baby hat es schwerer, sich durch den Geburtskanal zu bewegen, und die Erweiterung des Kanals geht langsam vor sich. Einige Mediziner werden den Versuch empfehlen, das Baby zu drehen. Sie bezeichnen es als sanfte Manipulation, es geschieht durch ein Stoßen und Drehen des Babys von außen her, das ähnelt einer kräftigen Massagebewegung.

Lassen Sie dies nicht ohne eine gründliche Überwachung des Herzschlags Ihres Babys vornehmen. Ihr Kind sollte vor, während und nach dieser Maßnahme überwacht werden, um Anzeichen von fetaler Notsituation festzustellen. Wenn Ihr Arzt keinen Erfolg mit dem Drehen hat, sollte eine Röntgenaufnahme gemacht werden, um festzustellen, ob der Kopf in das Becken der Mutter passt.

Ich befürworte keine der oben genannten Maßnahmen. Physische Versuche, das Baby zu drehen, und Röntgenaufnahmen beinhalten immer ein Risiko für Ihr Baby. Die Plazenta kann beschädigt werden, und Ihr Kind hat keine Nahrung mehr.

Es ist nicht ungewöhnlich, dass Babys in Steißlage sich unmittelbar vor der Geburt drehen, deshalb bevorzuge ich es, abzuwarten. Es gibt andere Wege, um Ihr Baby zum Drehen zu ermutigen, ohne Gewalt.

Versuchen Sie es mit dem homöopathischen Mittel Pulsatilla D30. Ich habe es schon des Öfteren eingesetzt, und es wirkte. Es darf dreimal täglich genommen werden, bis das Baby sich dreht. Auch Akupunktur kann helfen.

Schwimmen kann nützlich sein – Brustschwimmen oder sich nur im Wasser treiben lassen. Dies verringert oft die Muskelspannung (außer das Wasser ist sehr kalt) und kann die Fähigkeit Ihres Babys, sich zu bewegen und seine Lage zu verändern, fördern. Wenn Sie aufrecht stehen, drückt die Schwerkraft Ihr Baby in den Geburtskanal.

Visualisierung ist eine starke Methode, um die Lageveränderung herbeizuführen. Stellen Sie sich beim Schwimmen vor, wie Ihr Baby mit dem Kopf zum Geburtskanal in Ihrer Gebärmutter liegt.

Eine Alternative zum Schwimmen ist es, wenn Sie sich auf den Rücken legen und einige dicke Kissen unter Hüften und Po schieben. Sie können auch ein Kissen unter den Kopf legen. Ihre Hüften sollten jedoch höher liegen als der Kopf. So fällt das Baby ein klein wenig vom Geburtskanal weg. Massieren Sie den Unterleib sanft mit den Händen und sprechen Sie mit Ihrem Kind. Versuchen Sie diese Lage regelmäßig über den Tag verteilt einzunehmen und bleiben Sie jedesmal zehn bis 15 Minuten so.

Falls Ihr Blutdruck abfällt, wenn Sie die Rückenlage einnehmen, sollten Sie diese Haltung versuchen: Knien Sie sich, beugen Sie sich nach vorn und lassen Sie sich dann auf den Ellbogen nieder. Entspannen Sie die Unterleibsmuskeln. In dieser Haltung wird das Baby sich natürlich vom Geburtskanal wegbewegen und es sich in Ihrer mittleren bis oberen Bauchregion bequem machen. So hat das Baby mehr Bewegungsfreiheit, und es kann sich leichter drehen.

Eine weitere Methode ist, sich auf den Rücken zu legen mit den Füßen an einem schrägen Brett, das ziemlich steil angelehnt ist. Ermutigen Sie Ihr Baby, sich zu lösen, indem Sie sanft Ihren Unterleib streicheln.

Wenn Ihr Baby sich nicht dreht, ist es am wichtigsten, in den Händen einer erfahrenen Hebamme oder eines guten Geburtshelfers zu sein. Versuchen Sie, sich keine Sorgen zu machen, mit sanfter Ermutigung drehen sich die meisten Babys.

Selbsthilfe für das dritte Drittel

Mehrere Möglichkeiten kommen in Betracht.

Heilsalze: Hier kommen in Frage:

- Calc fluor – gegen Krampfadern.
- Ferrum phos – um bei der Eisenaufnahme und dem Sauerstofftransport zum Gewebe zu helfen.
- Kali phos – ist Nervennahrung und kann auch bei einem überfälligen Baby helfen.
- Mag phos – zur Vorbeugung gegen Sodbrennen und Wadenkrämpfe.
- Nat mur – um den Flüssigkeitshaushalt zu kontrollieren. Es ist sehr nützlich bei geschwollenen Knöcheln und Stauungen, die mit Spätgestose in Zusammenhang stehen.
- Silicea – um Schwangerschaftsstreifen zu verhindern und die Gesundheit von Haut, Haaren, Knochen und Fingernägeln zu bewahren.

Kräutermedizin: Ein Kräuterheilkundler stellt für Sie ein Geburtstonikum her, um Ihren Körper auf die Geburt vorzubereiten. Es gibt auch einige Selbsthilfe-Heilmittel, die als Kräutertees konsumiert werden können.

- Trinken Sie in den letzten Wochen der Schwangerschaft regelmäßig Himbeerblättertee, da er sehr nährstoffreich ist und Ihren Körper gut auf das Gebären vorbereiten kann.
- Brennnesseln enthalten Vitamin K, das wichtig ist, um das Risiko von Blutungen nach der Entbindung zu verringern. Die Wirksamkeit von Brennnesseln in dieser Phase der Schwangerschaft ist schwer zu beweisen, doch sie sind absolut gefahrlos. Sie helfen auch bei Hämorrhoiden, da sie leicht adstringierend sind und die Blutfäße stärken.

Bach-Blüten: Sie sind während der Schwangerschaft und der Geburt sehr nützlich, da sie die Emotionen ausgleichen. Einige nützliche Bach-Blüten sind Walnut, Mimulus, Cerato, Sweet Chestnut, Vervain und Rescue-Tropfen.

Überfällige Babys

Am Ende der Schwangerschaft machen Hormonabsonderungen den Gebärmutterhals weicher, damit er sich schrittweise öffnen und dem Baby das Durchkommen ermöglichen kann. Wenn der Gebärmutterhals fest und unnachgiebig ist, verzögern sich die Wehen. Es gibt einige Selbsthilfemethoden, um den Gebärmutterhals vorzubereiten und die Wehen zu fördern.

- Ihre Brustwarzen zu reizen kann eine Ausschüttung von Hormonen auslösen, die dann den Gebärmutterhals weich werden lassen und die Geburt einleiten.
- Stellen Sie sich vor, wie Ihr Baby geboren wird. Fühlen Sie, wie Ihre Gebärmutter sich zusammenzieht und wie mit jeder Kontraktion der Gebärmutterhals sich zu weiten beginnt.
- Sexuelle Stimulierung ist nützlich. Der Orgasmus ist ein guter Weg, um rhythmische Muskelkontraktion auszulösen und den Gebärmutterhals anzuregen.
- Unternehmen Sie lange Spaziergänge. Wenn Sie aufrecht stehen, drückt die Schwerkraft das Baby nach unten, und es wird mehr Druck auf den Gebärmutterhals ausgeübt, der sich dann leichter öffnet.
- Gehen Sie regelmäßig in eine hockende Position. Wenn Sie Hämorrhoiden haben, schieben Sie ein Kissen oder einige dicke Bücher unter Ihren Po.
- Nehmen Sie morgens und abends das homöopathische Caulophyllum D200, bis die Wehen beginnen.
- Wenn Sie sich psychisch nicht in der Lage fühlen, zu gebären, können einige Bach-Blüten helfen. Versuchen Sie es mit Rockwater, um sich zu lösen, Impatiens für die Geduld, Aspen oder Mimulus gegen die Angst und Red Chestnut, wenn Sie nicht aufhören, sich Sorgen um Ihr Kind zu machen.

Eingeleitete Wehen

Es kann sein, dass Ihr Arzt die Wehen künstlich verkürzen möchte, indem er die Geburt einleitet. Dies geschieht entweder durch ein Prostaglandin-Gel, das auf den Gebärmutterhals aufgetragen wird, sodass die Membranen um das Kind zerrissen werden, und/oder durch eine Infusion, die Oxytocyn enthält.

Wenn nicht ernste Gefahr für das Kind besteht, falls es nicht rasch geboren wird, versuchen Sie eine Einleitung zu verhindern. In der letzten Phase vor einer natürlichen Geburt sondert der Körper Hormone ab, die in Vorbereitung der Geburt die Bänder und Sehnen lockern. Wenn die Geburt eingeleitet wird, ist Ihr Körper nicht vorbereitet, und die Wehen werden anders verlaufen. Wenn die Geburt nicht natürlich verlaufen darf, ist alles erzwungen, und die Kontraktionen sind stärker und schmerzhafter.

Es ist möglich, Ihr Kind jeden Tag zu überwachen, damit man weiß, dass es in Ordnung ist und Sie ohne Risiko ein wenig länger warten können, bis die Wehen natürlich einsetzen. Sprechen Sie mit Ihrem Arzt über diese Möglichkeit.

Ablauf der Geburt

Die Geburt ist der schrittweise Übergang des Kindes aus dem Bauch seiner Mutter in deren Arme. Es ist die Ankunft eines neuen Menschen und sowohl heilig als auch instinktiv geleitet. Vertrauen Sie Ihrer eigenen Fähigkeit, natürlich, ohne irgendein Eingreifen, zu gebären.

Frauen haben mehr als genug Gründe, um an ihre Gebärfähigkeit zu glauben, doch je weiter die Schwangerschaft fortschreitet, desto mehr Zweifel und Ängste treten auf. Es ist völlig natürlich, dass eine Frau um die Sicherheit ihres Babys besorgt ist, und es ist verständlich, dass sie Angst vor der Erfahrung der Geburt hat.

Diese Ängste werden oft noch durch eine Art der Medizin verstärkt, die nicht daran glaubt, dass Frauen in der Lage sind, ohne Intervention diese natürliche und bereichernde Erfahrung durchzustehen. Es ist jedoch wichtig, dass erfahrene Hebammen oder Geburtshelfer zur Verfügung stehen, die wissen, wie man Frauen bei der Entbindung unterstützt und ermutigt.

Sie sind oft von den ersten Wehen an bis zum Augenblick der Geburt dabei und kümmern sich um die Mutter, beantworten deren Fragen und ermutigen sie. Sie geben ihr ein positives Gefühl, weil sie volles Vertrauen in eine natürliche Geburt haben.

Frauen finden Ermutigung und Unterstützung, wenn sie sich für einen aktiven und natürlichen Geburtsvorgang entscheiden. Frauen, die anderen bei der Entbindung helfen, verstehen die gesamten emotionalen, spirituellen und körperlichen Vorgänge bei den Wehen vom Anfang bis zum Ende. Sie stellen sich auf

den Rhythmus der Geburt ein und versuchen der Mutter und dem Kind eine positive Erfahrung zu vermitteln.
Wenn wir uns während der Schwangerschaft nur mit Ärzten beraten, haben wir es mit Menschen zu tun, die nur eine sehr begrenzte Erfahrung mit Geburten haben. Als Hilfsperson bei einer Geburt habe ich nie erlebt, dass ein Arzt während der gesamten Zeit der Wehen bei einer Frau geblieben ist. Sie werden oft zu den letzten Phasen der Entbindung hinzugezogen, und nur wenige können der Versuchung widerstehen, einzugreifen.
Der werdende Vater ist willkommen und wird ermutigt, der Geburt seines Kindes beizuwohnen. Er gibt einer Frau eine große Menge Liebe und Mitleid – die Liebe, die während des Geburtsvorgangs gegeben wird, geht auch auf das Kind über. Zeuge bei der Geburt eines Kindes zu sein, schafft eine starke Verbindung und liefert eine gute Basis für die Zukunft der Beziehung. Für einige Frauen ist es eine Hilfe, wenn ihre Mutter oder eine Schwester als emotionale Unterstützung anwesend sind.
Wenn Sie sich mit den richtigen Leuten umgeben, können Sie Ihre Ängste besiegen und helfen, eine positives Geburtserlebnis zu schaffen.

Der Start in die Geburt

Ihr Baby hat sich nach unten in Ihr Becken begeben und entfernt sich langsam von der Bequemlichkeit und Sicherheit, die es im Mutterleib erfahren hat. Es ist bereit, Ihren Körper zu verlassen, und mithilfe von Muskelkontraktionen wird sich Ihr Baby ganz langsam auf den Weg in den Geburtskanal machen. Vorwehen können als eine Art Warm-up für die eigentlichen Wehen betrachtet werden. Bewahren Sie Ihr Körperbewusstsein und beobachten Sie die Zeichen der Vorwehen, denn sie können wichtige Hinweise geben, wann die Geburt Ihres Kindes bevorsteht.

Der erste Hinweis, dass die Wehen einsetzen, besteht darin, dass die leichten Kontraktionen, die Sie seit einigen Wochen spüren, sich verstärken und häufiger werden. Die Gebärmuttermuskeln entwickeln einen Rhythmus der Kontraktionen, der den Gebärmutterhals sanft dazu bringt, weicher zu werden.
Der Gebärmutterhals sitzt weit oben in der Scheide. Er ist eine Kombination aus Muskel- und Fasergewebe, und wenn Sie ein oder zwei Finger tief in Ihre Scheide einführen, tasten Sie ihn. Er ist etwa fünf Zentimeter dick und etwa zweieinhalb Zentimeter lang, er fühlt sich ein bisschen an wie Ihre Nasenspitze. Während der Schwangerschaft bleibt er durch den hohen Progesteronspiegel fest verschlossen. Wenn die Vorwehen einsetzen, beginnt er weich und flexibler zu werden. Dieser Vorgang wird unterstützt durch das »Reifen« von Gewebe in den Hüftgelenken, der Scheide und dem Beckenboden, das elastischer wird, damit das Baby sich tiefer in die Bauchhöhle bewegen und so verstärkten Druck aus der Gebärmutter auf den Gebärmutterhals ausüben kann. Das führt dazu, dass er dünner wird und sich öffnet.
Die Hormone, die Bänder und Muskeln vor der Geburt weicher werden lassen, können auch den Darm beeinträchtigen, und Sie haben vielleicht vor den Vorwehen etwas Durchfall.
Einige Frauen werden an Ihrem Schlüpfer etwas blutigen Schleim entdecken. Dies kann vom Gebärmutterhals kommen, wenn er sich zu öffnen beginnt.
Als Antwort auf die Geburtshormone tritt verstärkt Scheidenausfluss auf, da diese Hormone die Zellen zur Ausscheidung anregen und das Gewebe elastischer machen. Ihre Scheide fühlt sich feucht an, und es können Flecken an der Unterwäsche sein. Ihr Körper stellt sich auf eine natürliche Geburt ein.
Ums Steißbein, an der Innenseite der Schenkel oder im Unterbauch können leichte Krämpfe auftreten. Es fühlt sich ein bisschen an wie Menstruationsbeschwerden, und Sie werden vielleicht feststellen, dass es zu bestimmten Tageszeiten stärker ist. Dies kann durch Schmerzen beim Erweitern des Gebärmutterhalses oder verstärkten Druck auf sensible Nervenenden auf-

grund der Lage des Babys oder durch Veränderungen Ihrer Position kommen. Es können auch Stauungen im Beckenbereich auftreten, weil das Gewebe durch die Absonderung von Prostaglandin gereizt ist.

Etwa sechs Tage, bevor die Wehen einsetzen, treten oft Übelkeit und Erbrechen auf, dies kann ein nützlicher Hinweis sein. Der Grund dafür können hormonelle Veränderungen oder Angst vor der Entbindung sein, und die Beschwerden sind so ähnlich wie die Übelkeit am Morgen. Dann sind Bach-Blüten nützlich.

Unregelmäßige schmerzhafte Kontraktionen sind ein starkes Anzeichen für die Vorwehen, und obwohl jede Frau unterschiedliche Erfahrungen hat, können Sie erwarten, dass sich in den nächsten Tagen ein regelmäßiges Schema entwickelt.

Manchmal treten Blutungen auf, und sie können etwa so stark sein wie bei einer Periode. Da es schwierig ist, zu wissen, was zu viel ist, sollten Sie dann am besten Ihre Hebamme oder Ihren Arzt befragen.

Gefühlsveränderungen sind zu erwarten, wenn die Schwangerschaft ihrem Ende entgegengeht und die Geburt unmittelbar bevorsteht. Empfindsame Frauen werden spüren, wie aus der Vorfreude Erwartung wird, und manchmal führt dies zu einem Gefühlsausbruch, gerade so, als ob alle Barrieren, die eine Konzentration auf das Erlebnis der Geburt verhindern könnten, noch aus dem Weg geräumt werden sollten. Nützen Sie die Phase der Vorwehen, um ungelöste negative Gedanken auszuräumen, die Sie von einer positiven Konzentration abhalten könnten, und wenn nötig, finden Sie eine geeignete Person, um mit ihr Ihre Ängste, die Sie noch in Bezug auf die Geburt haben, zu besprechen.

Einige Frauen haben das Bedürfnis, noch ihr Haus zu putzen und in Ordnung zu bringen, andere spüren, dass der Zeitpunkt naht, und möchten ruhen.

All diese Zeichen können darauf hindeuten, dass die Wehen nicht mehr weit sind. Ob Sie darauf achten oder nicht, ist unwichtig, denn Sie werden es wissen, wenn die Wehen eingesetzt haben.

Was Sie während der Vorwehen tun können

Die Vorwehen können eine sehr aufregende Zeit sein, in der es schwierig ist, sich zu entspannen. Prüfen Sie, ob alles bereit ist, und versuchen Sie so normal wie möglich weiterzumachen. Ebenso wie es wichtig ist, den Prozess der Wehen durch Bewegung zu erleichtern, ist es auch nötig, dass Sie Ihre Energie sparen und genügend Ruhe haben. Denken Sie daran, sich nicht unter Druck zu setzen. Es ist in Ordnung, wenn Sie einen Spaziergang machen oder schwimmen, aber ruhen Sie zwischendurch auch. Zur Selbsthilfe in den frühen Phasen kann auch gehören:

- Stretching, um elastisch und entspannt zu bleiben.
- Eine Dosis homöopathisches Caulophyllum D200, sobald Sie sicher sind, dass die Wehen eingesetzt haben.
- Kamillentee, um ruhig zu bleiben und Übelkeit vorzubeugen.

Bach-Blüten: Sie werden Ihnen helfen, gefühlsmäßig ruhig und konzentriert zu bleiben. In Frage kommen:

- Rescue-Tropfen – zum Entspannen.
- Impatiens – für die Geduld.
- Mimulus – gegen bekannte Ängste.
- Sweet Chestnut – gegen Verzweiflung.
- Clematis – wenn Sie verträumt und nicht bei der Sache sind.
- White Chestnut – gegen ständige ungewollte Gedanken, oder
- Willow, wenn Sie sich selbst Leid tun.

Aroma- und andere Therapien: Versuchen Sie eine Kombination aus Basilikum und Neroli oder Lavendel, die allgemein gut gegen Angst oder Spannung ist. Wenn Sie sich müde fühlen, nehmen Sie Rosmarin und Geranie. Hilfreich sind auch Massage, Akupunktur, Tiefenentspannung, Meditation oder kreative Visualisierung. Entspannung in einem Bad mit einigen Tropfen Lavendelöl.

Ernährung: Gut essen und viel trinken. Hören Sie auf die Bedürfnisse Ihres Körpers. Wenn Sie Energie verlieren, brauchen Sie vielleicht etwas Suppe, Pasta, Obst- oder Gemüsesäfte oder Fruchtjogurt, um Ihren Blutzuckerspiegel anzuheben.

Ruhe bewahren: Wenn Sie nachts aufwachen und das Gefühl haben, dass die Wehen beginnen, versuchen Sie wieder zu schlafen, denn Sie werden Ihre Energie am nächsten Tag brauchen. Wenn die Wehen tatsächlich heftiger werden, werden sie nicht aufhören, weil Sie sich hinlegen. Wenn sie am Tag beginnen, machen Sie, so lange Sie können, mit Ihrer alltäglichen Arbeit weiter.

Die erste Phase der Geburt

Die erste Phase der Wehen dauert lang und ist durch Veränderungen am Gebärmutterhals gekennzeichnet. Zur ersten Veränderung gehört das Dünnerwerden des Gebärmutterhalses und dies wird in Prozenten angegeben. Wenn der Gebärmutterhals beginnt, dünner zu werden, kann auch eine Öffnung auftreten. Wenn der Gebärmutterhals vollständig dünner geworden ist, ist er nur noch papierdünn. Da er nicht dünner werden kann, ohne weiter zu werden, ist er schließlich drei bis vier Zentimeter erweitert.

Während der ersten Phase können Sie damit rechnen, dass Sie sich etwas ängstlich und manchmal sehr aufgeregt fühlen, weil das Baby bald kommen wird. Die Gefühle kommen jetzt an die Oberfläche, und wenn Sie sich nach Weinen fühlen, tun Sie es. Die ersten Phasen der Wehen sollten ohne äußere Störungen sein, damit Sie meditieren und sich mit Ihrem Kind verbinden können. Verwenden Sie diese Zeit, um positive Gedanken zu verstärken, und geben Sie sich selbst genügend Zeit, sich vorzubereiten, bevor Sie andere in diese Erfahrung mit hineinnehmen. Wenn Sie bereit sind, telefonieren Sie mit der Hebamme und allen anderen Menschen, die Sie um sich haben wollen, damit sie ebenfalls bereit sind.

Manchmal beginnen die Wehen damit, dass die Fruchtblase aufbricht. Darin ist das Fruchtwasser, von dem das Baby während der Schwangerschaft umgeben war. Druck, den der Kopf

des Babys auf die Häute ausübt, welche die Flüssigkeit halten, bringt sie zum Reißen, und die warme Flüssigkeit tröpfelt entweder langsam heraus oder sie kommt in einem Schwall. Wenn zu diesem Zeitpunkt die Wehen noch nicht eingesetzt haben, werden sie innerhalb der nächsten Stunden beginnen. Bei etwa zehn Prozent aller Schwangerschaften reißt die Fruchtblase, bevor die Wehen eingesetzt haben. Es kann schmerzlos geschehen, und sie bemerken vielleicht nicht einmal Kontraktionen. Achten Sie auf die Menge des Fruchtwassers, die austritt, auf ihre Farbe und ihren Geruch, damit Sie Ihrer Hebamme oder Ihrem Arzt klare Auskunft geben können.
Frauen werden oft ermutigt, wegen der Infektionsgefahr in die Klinik zu gehen, sobald die Fruchtblase geplatzt ist. Im Allgemeinen besteht kein Grund, dass Sie ins Krankenhaus eilen, doch Sie sollten nichts mehr in Ihre Scheide einführen, wenn die Häute, die Ihr Baby umgeben haben, gerissen sind. Das heißt keine Untersuchung der Scheide, wenn die Hände nicht gründlich gereinigt sind, und absolut keinen Geschlechtsverkehr.
Gelegentlich werden die Häute vom Arzt künstlich zerrissen, um die Wehen einzuleiten oder zu beschleunigen. Dies sollte nicht routinemäßig durchgeführt werden. Allerdings ist es manchmal nötig, um den Geburtsvorgang zu beschleunigen, wenn Hinweise da sind, dass Ihr Baby Probleme hat.
Anhand der Farbe des Fruchtwassers weiß Ihr Geburtshelfer, ob es Mekonium enthält, die erste Entleerung aus dem Darm Ihres Babys. Es färbt das Fruchtwasser braun oder grün und ist ein Zeichen für eine fetale Notsituation.
Wenn Sie zu Hause sind und feststellen, dass das Fruchtwasser braun oder grün gefleckt ist, sollten Sie sofort die Klinik aufsuchen, damit Ihr Baby genau überwacht werden kann.

Kontraktionen – Wehen

Unterstützt von Muskelkontraktionen gelangt Ihr Baby durch den Geburtskanal. Bei jeder Kontraktion öffnet sich der Gebärmutterhals, und das Baby wird langsam in Richtung Scheide geschoben.

Während natürlicher Wehen sind die Kontraktionen zunächst recht harmlos und leicht auszuhalten. Die Mutter fühlt einen dumpfen Schmerz im Unterleib oder Rücken, ein bisschen so wie Schmerzen während der Periode. Er ist nicht dauerhaft, hält nur so lange vor wie die Kontraktion, das Zusammenziehen des Gebärmuttermuskels.

Die Kontraktionen dauern oft einige Stunden auf diese Art an. Sie sind am Beginn der Wehen leicht auszuhalten und dauern nur 15 bis 30 Sekunden. Sie kommen alle 20 bis 30 Minuten, oder sie liegen weiter auseinander ohne ein regelmäßiges Schema. Während dieser Phase sind Frauen oft sehr aufgeregt, weil sie glauben, dass ihr Baby bald kommt, doch wenn es mitten in der Nacht ist, versuchen Sie weiterzuschlafen, wenn Sie können. Wehen sind oft ein langwieriger Prozess, und Sie werden die Ruhe zu schätzen wissen. Wenn es am Tag ist, setzen Sie so lange wie möglich Ihre gewohnte Arbeit fort.

Wenn Sie Hunger haben, ist es wichtig, dass Sie essen. Suppe kann gut sein, da sie leicht verträglich und sehr nahrhaft ist.

Während der Wehen ist es wichtig, dass Sie so viel wie möglich umherlaufen, um den Geburtsvorgang zu erleichtern. Machen Sie sich jedoch nicht müde, ruhen Sie zwischendurch auch. Duschen oder baden Sie und bitten Sie Ihren Partner, Sie zur Entspannung zu massieren.

Stellen Sie sich darauf ein, dass Sie regelmäßig das Bedürfnis spüren, Ihren Darm oder Ihre Blase zu entleeren. Dies ist nicht ungewöhnlich, wenn Ihr Baby sich tiefer in den Geburtskanal hineinbewegt.

Schmerzlinderung

Meine Erfahrung zeigt, dass Frauen, die natürliche Geburtsmethoden und Strategien zur Schmerzlinderung während der Wehen gelernt haben, nur selten schmerzlindernde Medika-

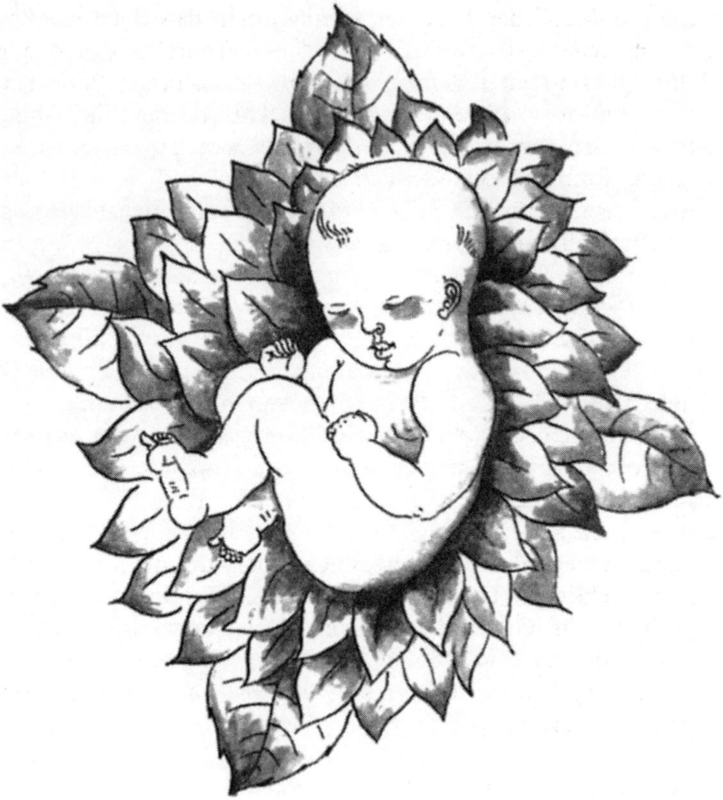

mente brauchen. Deshalb ermutige ich Frauen, die Geburt aus einer positiven Perspektive zu sehen.

Es gibt jedoch Zeiten, in denen manche Frauen Hilfe brauchen, um den Schmerz auszuhalten, und sie sollten sich deswegen nicht schuldig fühlen. Häufig angewendet wird in den Kliniken die Periduralanästhesie (PDA), das heißt, ein Betäubungsmittel wird an einer bestimmten Stelle in die Wirbelsäule gespritzt.

Moderne Methoden lassen es zu, dass man den Grad der Betäubung fein dosieren kann, sodass die Frauen sich von der Taille abwärts noch spüren. Wenn die PDA gegen Ende der Wehen gegeben werden, können Sie die Mutter daran hindern, aktiv bei der Geburt des Kindes mitzuwirken, was oft zu einer Zangengeburt mit Dammschnitt führt.
Wer auf eine natürliche Geburt Wert legt, sollte sich frühzeitig über die sanfteren naturheilkundlichen Methoden, wie sie zum Beispiel in Geburtshäusern durchgeführt werden, informieren, dazu gehören unter anderem Akupressur-Massagen oder homöopathische Arzneistoffe.

Dammschnitt

Dies ist ein chirurgischer Schnitt, der gemacht wird, um die Scheidenöffnung während der Geburt zu vergrößern. Er wird nur in Notfallsituationen durchgeführt.
Ein Riss heilt besser als ein Schnitt, und ein chirurgischer Schnitt kann noch langsamer heilen. Ein Dammschnitt schafft oft übermäßiges Narbengewebe, das in der Zukunft zu Schwierigkeiten beim Geschlechtsverkehr führen kann. Ein Dammschnitt kann für Frauen eine traumatische Erfahrung sein und diesem Vorgehen zuzusehen kann auch für den Partner zum Trauma werden.

Dammrisse vermeiden

Einer der wirksamsten Wege, um einen Riss zu vermeiden, ist Vertrauen in die Fähigkeit des Körpers zu haben, sich während der Entbindung auszudehnen. Wenn Sie nervös und ängstlich sind, verspannen Sie sich wesentlich leichter und verhindern dadurch die Dehnungsmöglichkeiten, die unsere Haut und unser Gewebe besitzen. Ihre Scheide besteht aus der gleichen Art von Gewebe wie Ihr Mund und Ihre Lippen und ist äußerst dehnfähig.
Es gibt einige Selbsthilfe-Techniken, um einem Einreißen während der Geburt vorzubeugen.

- Massieren Sie jeden Abend nach dem Baden oder Duschen Jojoba-Öl oder Vitamin-E-Creme in den Vagina- und Damm-Bereich. Führen Sie dies wenigstens sechs Wochen vor der Geburt durch.
- Machen Sie während der Schwangerschaft regelmäßig Stretching und Übungen für den Beckenboden.
- Verwenden Sie keine Puder oder Scheiden-Sprays, die den Vaginalbereich austrocknen.
- Waschen Sie den Scheidenbereich nicht mit scharfer Seife.
- Nehmen Sie Haltungen für die aktive Geburt ein wie Kauern, Hinknien oder eine Position auf allen vieren.

Drängen Sie bei der Entbindung nicht und forcieren Sie die Geburt nicht. Lassen Sie sich von Ihrer Hebamme oder Ihrem Geburtshelfer leiten.

Selbsthilfe in den frühen Phasen

Dazu können Meditation und Stretching gehören, damit Sie weich und entspannt bleiben.

Wenn Sie beginnen, sich zittrig zu fühlen, versuchen Sie sich zu entspannen, bis es vorüber geht. Es ist ein Anzeichen, dass Sie etwas gegen Ihre Anspannung tun müssen. Trinken Sie etwas Kamillentee und lassen Sie Ihre Schultern und Füße reiben. Ihr Geburtshelfer hat vielleicht spezielle Bach-Blüten oder homöopathische Mittel, die helfen. Wenn nicht, nehmen Sie Rescue-Tropfen und hören Sie sich ruhige, besänftigende Musik an. Eine kurze Meditation wird Sie mit Ihrem Baby in Verbindung bringen und darauf eingestimmt halten. Versuchen Sie, sich zu entspannen und den Rhythmus Ihrer Wehen aufzunehmen.

Einige Frauen leiden in den frühen Phasen der Wehen unter Erbrechen. Dies kann eine nervöse Reaktion sein, es geschieht jedoch häufig und ist einfach das Bedürfnis, den Mageninhalt loszuwerden. Wenn Ihnen schlecht ist, nehmen Sie eine Dosis homöopathische Nux Vomica D30. Ich habe dieses Mittel viele Male angewendet, und es hilft großartig gegen Übelkeit. Setzen Sie es nicht als Vorbeugung ein, nicht jeder Frau wird übel. Sie sollten nur Medikamente nehmen, die Sie wirklich brauchen, selbst bei natürlichen Präparaten.

Aufbruch ins Krankenhaus

Wenn Sie Ihr Baby im Krankenhaus bekommen wollen, müssen Sie entscheiden, wann der beste Zeitpunkt für den Aufbruch ist. Es hängt davon ab, wie weit das Krankenhaus entfernt ist, wie der Straßenzustand ist (holprige Straßen können während der Wehen schwierig sein) und wie rasch die Wehen fortschreiten. Es ist meistens gut, so lange wie möglich zu Hause zu bleiben, weil es kein Vergnügen ist, zehn Stunden im Kreißsaal zu verbringen. Sie sollten jedoch auch nicht zu spät starten.

Als Richtlinie kann man sagen, es ist Zeit, loszufahren, wenn die Wehen alle zwei bis drei Minuten kommen – wenn Sie keinen weiten Weg haben. Wenn Sie ängstlich sind und sich zu Hause nicht wohl fühlen, können Sie sich früher auf den Weg machen. Frauen, die eine Hausgeburt wollen, brauchen diese Entscheidung natürlich nicht zu treffen.

Eine aktive Geburt vorbereiten

Während der ersten Wehen müssen Sie versuchen, sich so viel wie möglich zu bewegen, mit kurzen Ruhepausen dazwischen. Es ist gut, häufig die Lage zu wechseln, um die bequemste Position herauszufinden. In der Senkrechten zu bleiben, sich nach vorne gegen einen Stuhl zu lehnen, auf allen vieren zu knien oder zu kauern, all das sind Haltungen, in denen die Schwerkraft den Geburtsvorgang unterstützt und Druck von ihrer Wirbelsäule genommen ist.

Trinken Sie regelmäßig Wasser und entleeren Sie Ihre Blase oder Ihren Darm, wenn nötig.

Bald kommen die Kontraktionen alle drei bis fünf Minuten und dauern 40 bis 50 Sekunden. Die Hebamme wird regelmäßig die Herzfrequenz des Babys und Ihren Blutdruck prüfen. Wenn die Hebamme zu diesem Zeitpunkt eine Untersuchung durch die Vagina vornimmt, wird sie normalerweise feststellen, dass der

Gebärmutterhals fast vollständig geöffnet ist und dass das Baby sich bald in die Scheide bewegen wird.

Jetzt sind die Wehen sehr stark und nur schwer auszuhalten. Dies ist eine Übergangsphase, in der Sie den Trost und die Unterstützung der Anwesenden mehr denn je brauchen. Es ist vielleicht die schwierigste Phase des ganzen Geburtsvorgangs, und Sie können reizbar und unglücklich werden. Es ist nicht ungewöhnlich, wenn Sie sich auf sich selbst zurückziehen, um Ihre ganze Energie dem Überstehen der mächtigen Kontraktionen zu widmen. Atmen Sie in dieser Phase weiterhin ganz regelmäßig.

Viele Frauen haben zu diesem Zeitpunkt Rückenschmerzen, und es tut ihnen sehr gut, wenn jemand ihren Rücken massiert. Auch ein warmes Bad oder eine warme Dusche ebenso wie das Eingewickeltwerden in warme Handtücher können helfen. Frauen beginnen oft intuitiv, ihr Becken hin- und herzuschaukeln, um die Muskeln zu lösen und die Anspannung zu verringern.

Atmen Sie weiter tief und machen Sie sich das Baby im Geburtskanal bewusst. Sie können dem Baby helfen, wenn Sie sich vorstellen, wie Ihr Körper sich öffnet, um dem Kind mehr Raum zum Durchkommen zu geben. Versuchen Sie, sich dem Geburtsvorgang nicht zu widersetzen, es ist Zeit loszulassen und Ihrem Baby beim Abschluss seiner Reise zu helfen. Wenn Sie das Gefühl haben, schreien oder irgendwelche Geräusche machen zu müssen, sollten Sie es tun, aber denken Sie daran, möglichst leise zu bleiben.

In dieser Zeit ist es nicht gut, wenn Sie auf dem Rücken liegen. In dieser Haltung ist der Schmerz stärker, und der Raum im Geburtskanal ist um ein Fünftel weniger. Versuchen Sie auf einigen Kissen oder über einem Bett zu knien. Vielleicht möchten Sie auch Ihren Körper lose hängen lassen, während man Sie unter den Armen hält, oder vielleicht möchten Sie sich hinkauern. Zwischen den einzelnen Wehen sollten Sie sich immer noch so viel wie möglich bewegen. Die Leute, die bei Ihnen sind, müssen Sie stützen, wenn Sie sich schwach fühlen.

Die zweite Phase der Geburt

Der Gebärmutterhals ist jetzt vollständig geweitet, und Sie sind jetzt bereit, mitzuhelfen, um Ihr Baby aus dem Körper hinauszupressen.

Man kann unmöglich wissen, welche Haltung Sie während der letzten Phasen der Geburt bevorzugen oder wie gut Sie mit der Situation zurechtkommen. Man muss viele Faktoren in Betracht ziehen, darunter die Lage des Babys im Geburtskanal, die Energie und den Gesundheitszustand der Mutter, die Dauer der Wehen und ob es Komplikationen gibt.

Arbeiten Sie in dieser Phase mit den Wehen. Bleiben Sie sich Ihres Körpers bewusst und pressen Sie instinktiv. Ruhen Sie zwischen den Kontraktionen.

Versuchen Sie, die Geburt nicht zu fürchten. Wenn Sie ängstlich sind, werden Ihre Muskeln angespannt, und das verlangsamt den Geburtsvorgang und verstärkt die Schmerzen. Geben Sie die Angst auf; Sie haben die schwierigste Phase schon überstanden und bald werden Sie Ihr Baby in den Armen halten.

Schon bald ist der Kopf des Babys am Eingang der Scheide zu sehen, und wenn Sie hinunterfassen, können Sie ihn mit der Hand fühlen. Jetzt fühlen Sie bei jeder Kontraktion einigen Druck und ein brennendes Gefühl auf der Haut um den Damm. Ihr Geburtshelfer kann sanft etwas Öl in den Bereich einmassieren, um das Gewebe elastischer zu machen. Geben Sie sich in dieser Phase dem Geburtsvorgang hin und denken Sie daran, dass Ihr Körper äußerst flexibel und elastisch ist. Ihre Scheide kann sich dehnen, ohne zu zerreißen, und sie kann sich auf die Größe des Babys einstellen.

Die Hebamme kann durch ein heißes Handtuch, das sie über den Damm breitet, das Blut anregen, ins Gewebe zu strömen und es elastischer zu machen. Dazu etwas kochendes Wasser auf ein sauberes Handtuch geben und es, wenn es leicht abgekühlt ist, auswringen, falten und gegen den Damm halten. Dies wirkt besänftigend und entspannend auf das Gewebe.

Es ist wichtig für die Geburt Ihres Babys, in dieser Phase ganz kontrolliert zu sein. Wenn Sie zu stark pressen, wenn der Kopf auftaucht, kann Ihre Haut einreißen.
In dieser Phase kann es helfen, wenn Sie hinunterlangen und Ihr Baby kommen spüren. Sie können Ihren eigenen Damm sanft dehnen und massieren; wenn eine Mutter selbst hilft, Ihr Baby zu bekommen, reißt der Damm weniger leicht ein.

Das Baby ist da

Wenn der Kopf des Babys erst einmal durch ist, folgt der Körper mit der nächsten Kontraktion, und das schmerzt nicht mehr. Wenn das Baby aus dem Körper seiner Mutter geschlüpft ist, wird es einen Moment mit dem Kopf nach unten gehalten, damit die Flüssigkeit aus seinem Mund und seiner Nase ablaufen kann, dann wird es der Mutter auf den Bauch gelegt. Die Nabelschnur, die Mutter und Kind verbindet, pulsiert. Sie versorgt Ihr Baby in dieser Phase noch mit Sauerstoff und sollte nicht sofort durchschnitten werden.
Eine Mutter wird Ihr Kind instinktiv dicht an ihre Haut halten. Diese ersten Momente nach der Entbindung sind für die Beziehung zwischen Mutter und Kind sehr wichtig. Wenn der Vater des Babys anwesend ist, wird er den Neuankömmling ebenfalls begrüßen. Dies ist eine schöne Zeit, um einige friedliche Momente miteinander zu teilen.
Nach wenigen Minuten atmet das Baby normalerweise gut, und die Nabelschnur kann abgeschnitten und abgebunden werden. Ich ermutige die Mutter meist dazu, dem Kind jetzt die Brust anzubieten. Viele Babys beginnen oft instinktiv zu saugen. Seien Sie nicht besorgt, wenn das Baby die Brust ablehnt, lassen Sie es sich nur an Sie schmiegen. Manche Babys brauchen Ermutigung zum Saugen, und einige Mütter sind anfangs etwas ängstlich. Das Stillen funktioniert nicht immer gleich, manchmal braucht es seine Zeit.

Die Nachgeburt

Die letzte Phase der Entbindung ist die Nachgeburt, bei der die Plazenta ausgestoßen wird, die in einem Stück kommen muss. Wenn die Plazenta da ist, schließen sich die Blutgefäße in der Gebärmutter und verhindern Blutungen.

Das Stimulieren der Brustwarzen kann den Ausstoß des Hormons Oxytocin auslösen, das bewirkt, dass die Gebärmutter sich zusammenzieht und die Plazenta leichter abgestoßen wird. Deshalb ist es gut, dem Baby nach der Geburt die Brust zu geben.

Die Plazenta wird leicht ausgestoßen und kommt etwa innerhalb einer Stunde nach der Geburt. In dieser Phase gebe ich der Mutter eine Dosis homöopathische Arnika D200 gegen die Blutergüsse im Geburtskanal. Dieses Mittel verhindert, dass sie sich in den nächsten Tagen zu wund fühlt.

Das Sicherheitsnetz

Ein gewisses Risiko liegt immer in einer Geburt, und wenn Komplikationen während oder nach der Entbindung auftreten, kann ein medizinischer Eingriff wirklich notwendig sein. Es gibt Momente, in denen das Leben von Mutter oder Kind in Gefahr ist und eine Notentbindung per Kaiserschnitt durchgeführt werden muss.

Hebammen, die bei Hausgeburten Hilfestellung leisten, sind dafür ausgebildet, rasch zu reagieren, wenn etwas schief geht, und bringen die Mutter dann sofort ins nächste Krankenhaus. Es ist ganz natürlich, dass Frauen in diesem Fall enttäuscht sind, doch versuchen Sie, sich nicht minderwertig zu fühlen. Denken Sie daran, egal ob Sie zu Hause, unter einem Busch, in einem Auto oder in einer Klinik entbinden, ob natürlich, aktiv, eingeleitet oder per Kaiserschnitt, es ist Ihnen in jedem Fall möglich, stark in die Geburt Ihres Kindes eingebunden zu sein.

Der nächste Tag

- Arnika D200 wird morgens und abends eingenommen, bis die Blutergüsse im Geburtskanal abgeheilt sind.
- Kräuterbäder – Ihr Kräuterheilkundler kann Schwarzwurz-, Ringelblume- und Johanniskraut-Tinktur mischen. Diese Mischung kann als Badezusatz verwendet werden und heilt Blutergüsse, Risse und Schürfwunden ausgezeichnet.
- Salzbäder können hilfreich sein, wenn der Damm genäht wurde.
- Lavendelzusatz zu einem Bad hilft bei Hämorrhoiden und heilt Risse.

Totgeburt

Die Trauer über eine Totgeburt verliert eine Mutter nie wieder. Worte reichen nicht aus, um die körperliche und seelische Leere und das unglaubliche Gefühl des Verlusts zu beschreiben.

Es ist wichtig, dass Sie versuchen, Ihre Gefühle auszudrücken, auch wenn das Loslassen der Gefühle mitunter überwältigend und sehr schmerzlich ist. Sie erfahren eine weite Palette an Emotionen, darunter Schock, Wut, Frustration, Verzweiflung, Schuld, Depression und unendliche Trauer.

Es ist trotzdem noch möglich, eine aktive Entbindung zu haben, und das ist wichtig für Sie. Sie haben die Gelegenheit, Ihr Baby zu halten, und obwohl Sie vielleicht Angst haben, das zu tun, wird es Ihnen helfen, die Realität der Situation zu begreifen. Wenn Sie Ihr Kind nicht sehen, ist es schwieriger, zu akzeptieren, was geschehen ist. Wenn Sie Ihr Baby sehen, werden Sie sofort wissen, dass es seinen Frieden hat. Ein totgeborenes Kind leidet nicht beim Tod, und im Lauf der Zeit werden Sie verstehen, dass Ihre gemeinsame Zeit, obwohl nur kurz, in jeder Hinsicht eine perfekte Beziehung war.

... in die Geduld und Wärme der Erwartung und Liebe eingebunden,
Träume von Liebe und Fürsorge, die Sie dem Kind ihres Leibes geben wollte,
ist das Einzige, was dieses Kind kannte, die Wärme und Geborgenheit des Mutterleibs,
der Reichtum und die Sorge der Geräusche seiner Mutter, während es von Mutterliebe umgeben war.

Norman Charles Grierson

Stillen

Das Stillen liefert die beste Nahrung, die Sie Ihrem Baby geben können. Während des Stillens entwickeln Sie auch eine enge Beziehung zu Ihrem Kind. In den ersten Tagen nach der Geburt produziert die Brust das so genannte Kolostrum, eine dicke gelbe Flüssigkeit, die reich an Proteinen und Antikörpern ist, um Ihr Baby vor Infektionen zu schützen. Es liefert alle Nahrung, die Ihr Baby anfangs braucht, und gibt Ihnen die Möglichkeit, einen zeitlichen Rahmen aufzustellen, während Sie darauf warten, dass die Milch kommt. Dies ist normalerweise 72 Stunden nach der Geburt der Fall, dann beginnen Ihre Brüste fester zu werden und dick von Milch. Wenn Sie Ihr Baby saugen lassen, hilft das oft, dass die Milch schneller kommt.

Der erste Schritt zu erfolgreichem Stillen ist, dass Sie so entspannt wie möglich sind. Helfen Sie dem Baby, sich wohl zu fühlen, wechseln Sie die Windel und halten Sie es dann im Arm, damit es sich sicher fühlt. Machen Sie sanfte Musik an und setzen Sie sich in einen bequemen Stuhl oder richten Sie sich auf dem Bett ein mit einigen Kissen im Rücken zur Unterstützung. Legen Sie das Baby auf die Seite, sodass die ganze Vorderseite des Körpers und der Beine auf Ihre Brust ausgerichtet sind. Es kann nützlich sein, wenn Sie ein Kissen auf Ihren Schoß legen, damit das Kind auf die richtige Höhe kommt. Es ist für beide einfacher, wenn der Hals des Babys gerade ist und der Mund direkt auf Höhe der Brustwarze. Achten Sie darauf, dass das Kinn des Babys nicht auf seine Brust gedrückt ist, und bringen Sie immer das Baby zu Ihrer Brust – nie umgekehrt.

Sprechen Sie sanft mit Ihrem Kind, während Sie es an Ihre Haut halten. Erlauben Sie ihm an Ihrer Brustwarze zu reiben, es wird ihm helfen, zu finden, wonach es sucht. Wenn Sie beobachten, wie Ihr Baby sich an Ihrer Brust reibt, werden Sie feststellen, dass es den Kopf hin und her bewegt und den Mund auf und zu macht. Dies ist der natürliche Saugreflex. Wenn Sie dieses Verhalten Ihres Babys verstehen, wissen Sie, wie Sie ihm helfen und es möglichst günstig anlegen können.
Beobachten Sie das Baby sorgfältig und warten Sie, bis sein Mund weit offen ist, bevor Sie es die Brustwarze nehmen lassen. Es sollte einen großen Teil des Warzenvorhofs, des gefärbten Teils, nehmen, nicht nur die Spitze. Es kann helfen, wenn Sie die Brustwarze dem Baby sanft in Richtung Mund schieben. Wenn das Baby sie nimmt, achten Sie darauf, dass sie gut in seinem Mund ist. Sehen Sie, wie seine Unterlippe sich zurück zum Kinn biegt, wenn es einen kräftigen Schluck nimmt. Stellen Sie sich darauf ein, dass die ersten Züge unangenehm sind. Wenn Ihre Brustwarzen weiterhin weh tun, kontrollieren Sie die Position des Babys, ob es richtig an der Brustwarze dran ist. Bringen Sie Ihren Finger in seinen Mund und schauen Sie, ob es nur am Ende der Brustwarze saugt. Die Brustwarze sollte nicht blass oder gedrückt aussehen, wenn Sie das Baby abnehmen. Wenn Sie nicht richtig stillen, werden Ihre Brustwarzen rot und wund.

Zeit nehmen zum Stillen

Manchmal saugen Babys kräftig und bekommen in kurzer Zeit, was sie wollen und brauchen. Andere Babys saugen nur sanft und brauchen viel länger. Manchmal fließt die Milch nur langsam, und bei manchen Frauen fließt sie sehr schnell. Deshalb ist es unmöglich, einen zeitlichen Rahmen anzugeben, wie lange das Stillen dauert. Wenn das Baby beim Stillen einschläft, kitzeln Sie seine Wange ein wenig, um zu sehen, ob es weitersaugen möchte. Wenn es schnell wieder einschläft, nehmen Sie es von Ihrer Brust und bringen es ins Bettchen. Scheint es am Saugen nicht sehr interessiert zu sein, unterhalten Sie sich zehn Minuten mit ihm und versuchen es dann noch einmal.

Versuchen Sie, sich nicht aufzuregen, wenn es mit dem Stillen nicht gleich klappt, einige Babys sind nach der Geburt müde oder durch Medikamente beeinträchtigt und haben nicht gleich einen guten Saugreflex.

Verweigern Sie Ihrem Baby nie die Brust: Sie ist beruhigend für das Kind, und es ist wichtig, dass es regelmäßig angelegt wird, damit es gedeiht und sich normal entwickelt. Achten Sie darauf, viel zu ruhen und Ihr Baby »auf Anforderung« zu füttern. Wenn Sie regelmäßig stillen, ist es weniger wahrscheinlich, dass Ihre Brüste schwer und voller Milch werden. Es stimmt, dass manche Babys sofort saugen, doch andere brauchen bis zu zwei Wochen, bis sie einen guten Saugrhythmus gefunden haben.

Wenn Ihr Baby sich weigert zu saugen, geben Sie nicht auf, drücken Sie einfach die Milch heraus, um die Milchproduktion anzuregen, und geben ihm die Brust später wieder. Es ist wahrscheinlicher, dass Ihr Baby trinkt, wenn es Hunger hat und vielleicht nicht alle vier Stunden. Es ist nicht ungewöhnlich, dass ein Neugeborenes nach zwei Stunden trinkt, dann nach drei Stunden, dann nach sechs Stunden und schließlich wieder nach zwei Stunden.

Denken Sie daran, dass Sie beim Stillen jede Menge Zeit haben, seien Sie nicht ungeduldig und versuchen Sie, sich nicht minderwertig zu fühlen. Wenn Sie Schwierigkeiten haben, ist es wichtig, dass Sie sich rasch guten Rat holen, zum Beispiel in einer Mütterberatungsstelle.

Wenn Sie Ihr Kind entwöhnen müssen, hilft Salbei, Ihren Milchfluss zu stoppen. Suchen Sie Ihren Kräuterheilkundler auf, der Ihnen Salbei als Medikament geben kann, damit er leicht einzunehmen ist.

Vorteile des Stillens

Stillen hat viele Vorteile. Mütter sollten unterstützt und ermutigt werden, mit Ihren Babys einen Stillrhythmus zu finden, selbst wenn es nur für einige Monate ist.

- Stillen schafft eine gute Beziehung zwischen Mutter und Baby.
- Es schützt gegen Krankheiten und Allergien.
- Es ist sparsam und praktisch.
- Es ist steril und bedarf keiner Vobereitung.
- Stillen schützt vor Übergewicht im späteren Leben.
- Die essentiellen Fettsäuren in der Muttermilch helfen, Geisteskrankheit zu verhindern.
- Mütter bekommen schneller wieder ihre Figur.
- Gestillte Babys gedeihen besser.
- Es verringert Windeldermatitis.

Kräuter, um den Milchfluss zu verbessern

Anis (*Pimpinella anisum*): Regt die Milchdrüsen zur Produktion an und hilft bei der Verdauung.
Bockshornklee (*Trigonella foenum-graecum*): Beim Kochen verwenden oder aus den getrockneten Samen einen Tee zubereiten.
Dill (*Anethum graveolens*): Eine Heilpflanze, die man Babys bei Koliken gibt. Wenn in eine Kräutermischung für eine stillende Mutter Dill gegeben wird, hilft man damit indirekt dem Baby.
Fenchel (*Foeniculum officinale*): Eine nahrhafte Heilpflanze, die auch gegen Blähungen im Unterleib hilft. Machen Sie aus den Samen Tee, oder essen Sie die ganze Pflanze als Gemüse.
Hopfen (*Humulus*): Ein altes Heilmittel für Mütter mit Zwillingen, die einen reichlichen Milchvorrat brauchen.

Luzerne (*Medicago sativa*): Eine sehr nahrhafte Pflanze, die hilft, die Milchmenge zu vergrößern. Die gekeimten Samen sind eine reiche Quelle an Vitaminen und Mineralstoffen.
Petersilie (*Petrosilium crispum*): Eine Heilpflanze mit viel Eisen, die beim Kochen verwendet werden kann.

Anmerkung: Ich rate zwar allen Müttern zum Stillen, doch eine Mutter hat nicht versagt, wenn sie ihr Kind nicht stillen kann. Wenn Sie Ihr Kind liebkosen, während Sie ihm die Flasche geben, und einen engen, intimen Kontakt mit ihm halten, ist es ebenso möglich, eine gesunde Beziehung zu Ihrem Baby herzustellen. Es wird nicht das Gefühl haben, keine Liebe zu bekommen.

Die ersten sechs Wochen

Sorge für den Rücken: Suchen Sie einen Chiropraktiker oder Physiotherapeuten in den ersten sechs Wochen nach der Entbindung auf. Die Bänder in Ihrem Becken sind immer noch ziemlich weich, weil vor der Entbindung das Hormon Relaxin ausgeschüttet wurde. Ihr Therapeut kann jetzt leicht nötige Anpassungen an Ihrem Rücken vornehmen, bevor die Bänder wieder fest werden. Ist Ihr Rücken aus der Richtung geraten, lässt sich dies nach den ersten sechs Wochen schwieriger wieder in Ordnung zu bringen.

Während der Geburt öffnen sich die Beckenknochen ein wenig, und das Steißbein bewegt sich nach hinten, damit im Geburtskanal Platz für das Baby ist. Es ist nicht ungewöhnlich, dass das Steißbein nach der Entbindung, wenn es in seine alte Lage zurückkehrt, zu weit nach innen rückt. Das kann noch verschlimmert werden, wenn Sie auf dem Bett oder einem Stuhl etwas nach hinten rutschen, weil Ihr Damm genäht worden oder noch empfindlich ist. Sie müssen darauf achten, immer richtig auf Ihrem Po zu sitzen, um dieses Problem zu vermeiden.

Libido: Es ist verständlich, dass die Libido nach der Entbindung geringer ist. Neben der plötzlich verringerten Hormonausschüttung ist eine junge Mutter damit beschäftigt, für ihr Kind zu sorgen, es nach Bedarf zu füttern. Und sie wird dauernd im Schlaf gestört. Wenn eine Frau einen Dammschnitt bekommen hat, kann es sein, dass Geschlechtsverkehr für sie unangenehm und sogar schmerzhaft ist, bis die Wunde völlig abgeheilt ist. Dies kann auch auf Frauen zutreffen, die andere operative Eingriffe im Unterleib hatten.

Vorbeugung gegen Wochenbett-Psychose

Während es ganz normal ist, sich ein bisschen leer zu fühlen, wenn die Aufregung um das neue Baby sich gelegt hat, geraten manche Frauen in eine bleibende Depression, die sehr belastend sein kann. Sie kann ausgelöst werden durch einen niedrigen Hormonspiegel, Müdigkeit, Isolation, Ernährungsmängel, Beziehungsprobleme und Alkohol- oder Drogenabhängigkeit. Ein anspruchsvolles Baby kann eine Mutter auch in Mitleidenschaft ziehen. Wenn ein Baby schlecht schläft, weil es Koliken hat, wird die Mutter nur schwer damit fertig. Manche Frauen haben die Geburt als Trauma erlebt, und dies kann auch zu einer Depression in den Wochen nach der Entbindung beitragen.

Bei schweren und chronischen Depressionen ist es nötig, dass die betroffenen Frauen einen Arzt aufsuchen, der eine Therapie und/oder Hormone oder Antidepressiva verschreibt. Bitten Sie Ihren Arzt, die Eisen- und Vitamin-B_{12}-Werte zu untersuchen. Lassen Sie auch überprüfen, ob Ihr Blutdruck zu niedrig ist.

Wenn Sie sich motivieren können, um sich selbst zu helfen, können die folgenden Vorschläge nützlich sein.

- Achten Sie auf sich selbst und essen Sie jeden Tag nährstoffreiche Lebensmittel.
- Setzen Sie sich mit einem Frauen- oder Gesundheitszentrum in Verbindung, um zu erfahren, ob es in Ihrer Gegend eine Selbsthilfegruppe gibt.
- Nehmen Sie mit einer Freundin Kontakt auf, mit der sie darüber sprechen können, wie Sie sich fühlen.
- Gehen Sie regelmäßig mit Ihrem Baby ins Freie.
- Versuchen Sie, sich so zu organisieren, dass Sie etwas Zeit für sich haben. Tun Sie etwas, was Ihnen Spaß macht.
- Trainieren Sie täglich 30 Minuten.
- Rauchen Sie nicht und trinken Sie keinen Alkohol (beide machen depressiv).
- Nehmen Sie Folgendes jeden Tag ein: Vitamin-B-Komplex- und Multivitamin-Präparat mit Zink, Magnesium (400 Milli-

gramm) und essenzielle Fettsäuren. Wenn Sie Anämie haben, brauchen Sie auch zusätzliches Eisen.

- Ein Kräuterheilkundler kann Ihnen ein Tonikum zubereiten, das Ihr Wohlbefinden verbessert und Ihren Hormonhaushalt ausgleicht.
- Trinken Sie Melissentee.
- Nehmen Sie Johanniskraut.
- Erinnern Sie sich selbst jeden Tag daran, dass Sie unter schwierigen Bedingungen gute Arbeit leisten.

Zum Abschluss

Schwangerschaft und Geburt sind natürliche Vorgänge. Es gibt keinen Grund, Angst vor der Erfahrung einer Geburt zu haben, Ihr Körper ist darauf vorbereitet.

Wenden Sie sich an die vielen intuitiven und erfahrenen Frauen, die uns als Hebammen und Beraterinnen dienen. Sie helfen Ihnen, sich auf die Geburt vorzubereiten, damit Sie möglichst zuversichtlich, aktiv und intuitiv gebären können.

Denken Sie daran, dass Sie natürlich gebären können, alles unter Kontrolle haben, ohne Komplikationen. Die Dinge gehen nur selten schief, und mit der richtigen Vorbereitung wird die Geburt Ihres Kindes eine positive und wunderbare Angelegenheit sein.

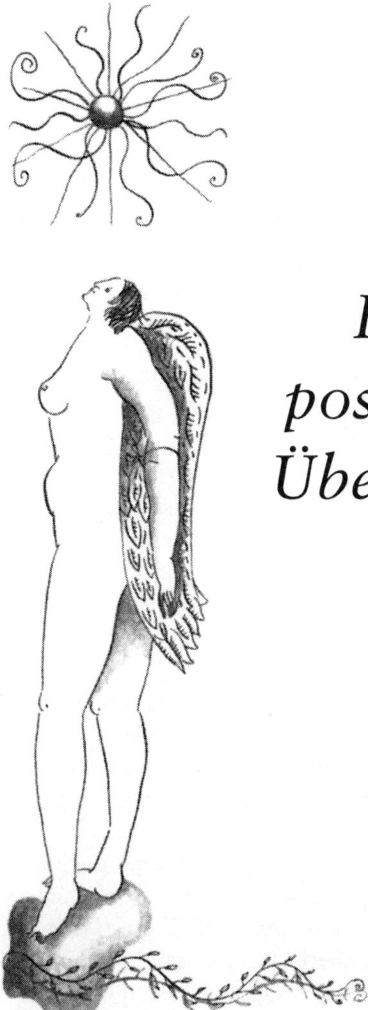

Ein positiver Übergang

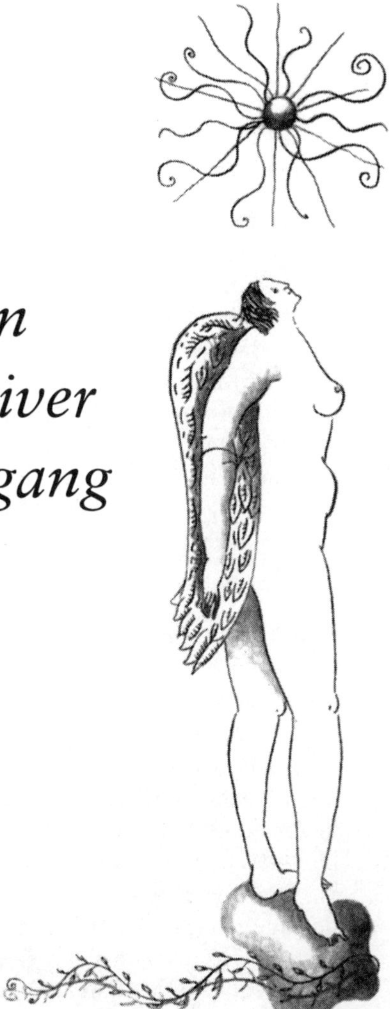

Menopause – ein natürliches Ereignis

Irgendwann kommt die Zeit, in welcher der Körper einer Frau aufhört, fruchtbar zu sein. Ihre Eierstöcke produzieren keine Eier mehr, und die Regelblutung hört auf. Dieser Vorgang wird Menopause genannt und ist ein natürliches Ereignis im Leben einer Frau. Viele Frauen erleben die Menopause ohne Schwierigkeiten und beginnen eine neue Phase ihres Lebens ohne lästige Symptome. Es ist tatsächlich für viele eine Zeit der Befreiung. Die Menstruation hat aufgehört, und Verhütung ist kein Thema mehr. Die Kinder sind meist in einem Alter, in dem sie unabhängig sind, und die Mütter sind jetzt frei, um sich wieder auf sich selbst zu konzentrieren.

Die körperlichen Anzeichen

Veränderungen in der Menstruation sind die ersten Anzeichen, dass die Menopause begonnen hat. Diese Veränderungen unterscheiden sich beträchtlich bei den einzelnen Frauen, aber bei den meisten werden die Blutungen leichter und unregelmäßig, bevor die Periode tatsächlich aufhört.

Dies geschieht allerdings nicht nach einem bestimmten Muster. Sie lassen vielleicht eine Periode ganz aus und haben dann Ihre Periode nach sechs Wochen, und sie dauert zehn Tage. Dann kommt die nächste nach drei Wochen, anschließend ist eine Pause von drei Monaten. Dieses unregelmäßige Schema beruht darauf, dass die Eierstöcke unregelmäßig arbeiten – wie auch während der Menarche, wenn die Menstruation beginnt.

Während der Menopause produzieren die Eierstöcke geringere Mengen Hormone, und sie hören auf, Eier vorzubereiten. Die Hormone, die normalerweise in den Eierstöcken entstehen, haben einen starken Einfluss auf den Körper einer Frau, und wenn sie nicht mehr produziert werden, antwortet der Körper und es treten Veränderungen auf.
Hören die Eierstöcke auf zu arbeiten, versucht der Körper sie anzuregen und setzt größere Mengen follikelstimulierendes Hormon (FSH) und luteinisierendes Hormon (LH) aus der Hypophyse frei. Reagieren die Eierstöcke nicht, können die Mengen abnorm groß werden, und dann empfinden manche Frauen Auswirkungen wie Hitzewallungen, Kopfschmerzen, verstärkten Harndrang, Hauttrockenheit, Schlaflosigkeit, schlechtes Gedächtnis, Gliederschmerzen und Stimmungsschwankungen. Natürlich hat nicht jede Frau all diese Symptome, und bei den meisten gehen sie schnell vorbei. Sie können diese Auswirkungen verringern, wenn Sie Nahrungsmittel zu sich nehmen, die reich an pflanzlichen Östrogenen sind.
Ihr Körper hat sehr gute Selbstregelungsmechanismen, und er wird schließlich die Botschaft verstehen, dass Ihre Eierstöcke nicht mehr so arbeiten, wie sie es immer getan haben. Wenn dies geschieht, verringert sich der FSH- und LH-Spiegel und die Nebennieren, die genau über den Nieren liegen, beginnen mit der Produktion einer schwächeren Form von Östrogen, die auch nach der Menopause weiter entsteht.
Dies ist der natürliche Prozess der Menopause, und es ist ein wichtiger biologischer Prozess.

Gefühle und die Menopause

Auch wenn wir wissen, dass Hormone die Stimmung beeinflussen, müssen wir darauf achten, dass wir andere Faktoren, die während der Menopause die Gefühle beeinflussen, nicht übersehen. Dies ist eine Zeit, in der eine Frau über viele Aspekte ihres Lebens nachdenkt. Das Ausbleiben der Regelblutung ist für Frauen ein deutlicher Hinweis darauf, dass sie in die letzte Phase ihres Lebens eintreten. Auch wenn ihnen noch 30 oder mehr Jahre bleiben, neigen Frauen dazu, zu diesem Zeitpunkt wichtige Entscheidungen über ihre Zukunft vorzunehmen. Sie treffen Entscheidungen über ihre Beziehungen und prüfen, ob ihr Leben ihren eigenen Wertvorstellungen entspricht. Manchmal entdecken sie, dass ihr Leben voller Kompromisse war, dass sie ihren Weg verlassen haben und dass ihnen ihre Bestimmung nicht mehr klar ist. Sie nehmen oft einige schwerwiegende Veränderungen vor, und viele Frauen beschließen zum allerersten Mal, selbst die Kontrolle über ihr Leben zu übernehmen.

Für viele Frauen ist die Menopause der Auslöser für eine Reise zu sich selbst. Ihre innere Kraft kommt ans Tageslicht und zeigt Aspekte von ihnen, die in vielen Jahren als Ehefrau und Mutter unterdrückt waren. Die Menopause ist auf vielen Ebenen eine Zeit der Veränderung, und die emotionalen Aspekte, die mit dem Ende der Menstruation Hand in Hand gehen, können die körperlichen überwiegen. Manchmal können sie überwältigend sein, daher sollten Frauen die Verbindung mit den Menschen, die ihnen nahe stehen, aufrechterhalten.

Es ist falsch anzunehmen, dass verwirrte Gedanken und Gefühlsausbrüche, die viele Leute mit der Menopause in Verbindung bringen, immer durch Hormone verursacht sind. Die Menopause ist eine Zeit, in der Frauen auf den Wellen der Veränderung treiben und ihrer Fähigkeit, Entscheidungen über ihr eigenes Schicksal zu treffen, vertrauen können.

Einen sanften Übergang schaffen

Frauen, die in der Menopause eine schwere Zeit haben, sind oft diejenigen, die in ihrem Leben fortwährend Angst verspüren. In Stresssituationen setzt der Körper große Mengen des Hormons

Adrenalin frei. Dies wird in den Nebennieren produziert, und wenn Stress stark ist und lange anhält, kann der Körper nur schwer damit zurechtkommen. Die Nebennieren müssen während der Menopause gut funktionieren, da sie die Östrogenproduktion übernehmen, wenn die Eierstöcke aufhören, Eier zu produzieren.

Die Zeit, in der die Eierstöcke mit der Östrogenproduktion aufhören und die Nebennieren damit beginnen, ist die Zeit, in der Frauen normalerweise die körperlichen Symptome der Menopause erleben, die mit einem niedrigen Östrogenspiegel verbunden sind. Um einen glatten Übergang in die Menopause zu haben, ist es nötig, die Nebennieren zu unterstützen, damit sie effektiv arbeiten und den Körper mit den Östrogenen versorgen können, die er rasch und in schnell wirksamer Form braucht.

Konsultieren Frauen in dieser Lebensphase den Arzt, bekommen sie eher eine Hormonbehandlung oder Tranquilizer verordnet, als dass man ihnen praktische Wege zeigt, wie sie mit ihrem Stress fertig werden können.

Als traditionelle Heilkundige, die Verständnis für die Menopause hat, bevorzuge ich einen anderen Weg. Wie viele Naturheilkundige wurde ich in verschiedenen medizinischen Methoden ausgebildet: Ich weiß, dass man Frauen in Stress-Situationen mit Kräutermedizin helfen kann, mit Ernährungstherapie und mit Massage. Man sollte ihnen Mut machen, eine Entspannungstechnik zu lernen, die ihnen zusagt und die sie regelmäßig praktizieren.

Wenn Sie einen Naturheilkundigen aufsuchen, werden Sie nicht gedrängt, und man gibt Ihnen die Möglichkeit, sich in einer entspannten Atmosphäre jemandem anzuvertrauen.

Die meisten Frauen machen eine Übergangsphase durch, und mit Anleitung, Führung und Unterstützung sind sie in der Lage, einen sanften Übergang in die Menopause zu schaffen.

Ich ermutige Frauen, auf Naturheilweisen zurückzugreifen und sich mit einem anerkannten Heilpraktiker zu besprechen, der ihnen auf verschiedenen Ebenen Hilfe anbieten kann.

Mit Pflanzenöstrogenen die Brücke schlagen

Kräuter, Gewürze, Obst, Gemüse, Nüsse, Getreide, Samen und Hülsenfrüchte enthalten alle Phenolbestandteile, die als pflanzliche Östrogene bezeichnet werden. Im rohen Zustand arbeiten sie nicht als Östrogene, doch ihre Östrogenanteile werden durch die Verdauung für den Körper verfügbar – sie werden auf ihrem Weg durch den Körper verändert. Leider entstehen bei dieser Umwandlung Gase, doch die Zugabe von Kräutern wie Fenchel oder Dill zur Nahrung mindert diesen Nachteil.

Pflanzliche Östrogene sind schwache Östrogene in der gleichen Form wie die natürlichen Östrogene, welche die Eierstöcke produzieren. Sie arbeiten auf zwei Arten. Wenn natürliche Östrogene fehlen, wie beispielsweise während der Menopause, binden sich pflanzliche Östrogene an die Östrogenrezeptoren im Körper und wirken so den Entzugserscheinungen entgegen. Wenn Gesundheitsprobleme durch einen Östrogenüberschuss vorliegen, wie bei Brustkrebs, Gebärmutter-Fibromen oder Endometriose, können die pflanzlichen Östrogene die stärkeren natürlichen Östrogene abblocken, indem sie mit ihnen um den Platz an den Rezeptoren konkurrieren. Dies wird als kompetitive Hemmung bezeichnet.

Bis vor kurzem ernährten sich die meisten australischen Frauen vorwiegend von tierischen Produkten wie Rind-, Lamm- und Hühnerfleisch, Eiern und Milchprodukten. Ihre einzige Quelle für pflanzliche Östrogene waren Obst, Gemüse und Getreide, die, obwohl sie gut für die Gesundheit sind, nur wenig pflanzliche Östrogene von guter Qualität enthalten. Im Schnitt nahmen sie sechs Milligramm pflanzlicher Östrogene zu sich. Im Gegensatz dazu nehmen viele asiatische Frauen täglich 30 bis 100 Milligramm davon zu sich. Sie essen vorwiegend Gerichte aus Sojabohnen, Reis, Sprossen, Obst und Gemüse, nur wenig Fleisch oder Fisch und nur eine begrenzte Menge an Milchprodukten. Statistiken zeigen deutlich, dass Frauen in westlichen Gesellschaften mehr unangenehme Symptome während der

Menopause haben als Frauen in asiatischen Ländern. Während man auch soziale Faktoren und Einflüsse der Lebensweise in Betracht ziehen muss, gibt es keinen Zweifel, dass derartige Ergebnisse stark durch die Ernährungsweise beeinflusst sind. Asiatische Frauen haben praktisch keine Beschwerden während der Menopause, auch Brustkrebs, Gebärmutter-Fibrome und Eierstockzysten treten nur sehr selten auf.
Wenn Sie regelmäßig pflanzliche Östrogene von guter Qualität in Ihrer Ernährung zu sich nehmen, können Sie die mit der Menopause verbundenen Beschwerden verringern, den Cholesterinspiegel senken und möglicherweise gegen bestimmte Krebsarten vorbeugen. Zweifellos sind pflanzliche Östrogene eine wichtige Zugabe in der Behandlung und Vorbeugung von weiblichen Gesundheitsproblemen.

Arten von pflanzlichen Östrogenen

Während es etwa 1000 verschiedene pflanzliche Östrogene gibt, sind die vier am häufigsten in essbaren Pflanzen vertretenen Genistein, Daidzein, Biochanin und Formonometin. Sie alle findet man im Wiesenklee, der die reichste Quelle ist. Sojabohnen und andere Sojaprodukte wie Soja-Drinks, Soja-Mehl, Soja-Jogurt, Soja-Öl, Miso und Tofu enthalten nur Daidzein und Genistein. Diese sind die Hauptquellen für pflanzliche Östrogene in der typisch asiatischen Ernährung.
Weitere gute Lieferanten für pflanzliche Östrogene sind Hülsenfrüchte wie Kichererbsen, Linsen und Bohnen wie Pinto- und Kidney-Bohnen.
Andere weniger intensive Quellen sind Zitronenschale und leuchtend gefärbte Früchte und Gemüse, Rotwein, Süßholzwurzel, Getreide, Nüsse und Samen (einschließlich Leinsamen und Akaziensamen) und Bohnensprossen (Luzerne, Mungbohnen).
Hinweis: Kochen hat keinen Einfluss auf pflanzliche Östrogene, es schädigt und verändert sie nicht. Dies gilt auch für Sieden und Erhitzen in der Mikrowelle.

Negative Nebenwirkungen

Obwohl einige Bedenken in Bezug auf pflanzliche Östrogene in der Nahrung und mögliche Nebenwirkungen auf den Körper laut wurden, gibt es keine Beweise oder ernst zu nehmende Hinweise darauf, dass diese Substanzen möglicherweise schädlich sind. Wir alle haben zu jeder Zeit eine große Menge an pflanzlichen Östrogenen in unserem Körper. Sie sind in jeder Pflanze, die wir verzehren. Viele Kulturen weltweit haben seit Jahrhunderten hohe Mengen pflanzlicher Östrogene in ihrer Ernährung, und es ist nichts über Nebenwirkungen auf Fruchtbarkeit und Gesundheit der Fortpflanzungsorgane bekannt.

Vorsichtig sollte man jedoch während der Stillzeit und der Schwangerschaft mit Nahrungszusätzen sein, die aus Wiesenklee hergestellt wurden oder diesen enthalten, bis genauere Untersuchungsergebnisse vorliegen. Die schädlichsten Östrogene sind die Umwelt-Östrogene oder Xenoöstrogene. Hierbei handelt es sich um synthethische Chemikalien, die vor allem bei der Herstellung von Plastik und Pestiziden anfallen.

Mit Kräutermedizin die Brücke schlagen

Traditionelle Kräutermedizin ist eine sehr wirksame Medizin, um die Menopause in den Griff zu bekommen. Sie kann vor der Menopause eingesetzt werden, um Schwankungen in der Funktion der Eierstöcke und der Hormonproduktion auszugleichen, und sie kann die Östrogenlücke während des Übergangs schließen.

Es gibt eine Reihe Kräutermedikamente, die östrogenähnliche und andere hormonelle Substanzen enthalten, die unser Drüsensystem beeinflussen. Sie scheinen alle negativen Nebenwirkungen des niedrigen Östrogenspiegels während der Menopause zu reduzieren. Einige dieser Kräuter sind Salbei, Päonie, Ginseng, Luzerne, Süßholzwurzel, Wiesenklee und Yamswurzel.

Wiesenklee: Diese Pflanze wird seit langem von Kräuterheilkundlern verwendet, um bei Frauen eine ganze Reihe von Leiden in den Fortpflanzungsorganen und Hautkrankheiten zu behandeln. Aktuelle Forschungen haben jetzt erklärt, weshalb diese Pflanze wertvoll ist. Sie ist reich an Nährstoffen und die wichtigste Quelle an pflanzlichen Östrogenen. Bei klinischen Versuchen wurde bewiesen, dass sie Hitzewallungen während der Menopause verringert, den Blutdruck senkt, den Cholesterinspiegel senkt, Akne verbessert und Tumorwachstum einschränkt. Kräuter mit pflanzlichen Östrogenen wie Wiesenklee werden zur Therapie eingesetzt, wenn ein Mangel in der Östrogenproduktion vorliegt, bei Östrogenüberschuss und um das empfindliche Gleichgewicht von Östrogen zu Progesteron herzustellen.

Wirksamkeit der traditionellen Medizin

Es liegen zahlreiche Forschungsergebnisse vor, in denen die Wirksamkeit der traditionellen Medizin bestätigt wird, um Frauen eine natürliche Menopause zu verschaffen, ohne eine Drogentherapie, zu der eine Hormontherapie, Tranquilizer und Antidepressiva gehören können. Die Rolle der Kräuterheilkunde in der Menopause ist nicht auf die Verwendung von pflanzlichen Östrogenen beschränkt. Als traditioneller Kräuterheilkundlerin stehen mir Medikamente zur Verfügung, welche die Nebennieren unterstützen und Stress mildern können. Gute Beispiele sind Süßholz, Ginseng, Johanniskraut und Passionsblume. Diese Kräuter helfen Ihnen zu entspannen und sind ein gutes Tonikum für das Nervensystem.

Es ist auch von Vorteil, die Funktion der Leber zu verbessern, damit übermäßige Hormonmengen effektiv aus dem Blutkreislauf entfernt werden. Löwenzahn und Bitterdistel sind für diesen Zweck hervorragend geeignet.

Es gibt Kräuter, die Schmerzen und Krämpfe in Verbindung mit Kopfschmerzen lindern, zum Beispiel Rosmarin, Cranberry und Baldrian.

Natürliche entzündungshemmende Kräuter wie Mutterkraut und Weidenrinde können gegen arthritische und rheumatische Beschwerden eingesetzt werden. Sie sind eine gute Alternative zu Steroiden, die das Osteoporose-Risiko erhöhen.
Kräuter, die gegen Depression wirken, sind Johanniskraut und Melisse, die helfen, die Stimmung zu verbessern.
Baldrian, Jujube, Helmkraut, Hopfen, Kamille und Passionsblume wirken alle beruhigend und können bei Schlafstörungen helfen.
Keine dieser Heilpflanzen birgt die Gefahr von Sucht oder ernsten Nebenwirkungen. Und noch wichtiger, sie müssen nicht über einen langen Zeitraum genommen werden, um eine dauerhafte Wirkung zu zeigen.
Lassen Sie uns einige gängige Symptome der Menopause betrachten, und wie sie sich natürlich beheben lassen.

Natürliches Progesteron

Im Moment liegt es im Trend, eine natürliche Progesteron-Creme als nützliches Ersatzhormon in der Menopause anzupreisen. Der Begriff »natürlich« ist irreführend, denn die meisten dieser Cremes enthalten synthetisches Progesteron.
Einige natürliche Cremes, die aus wilden Yamswurzeln hergestellt sind, können nützlich sein, allerdings versteht man ihre Wirkung noch nicht ganz. Einige Kräuter enthalten Saponine, die in ihrer Struktur Progesteron ähneln. Beispiele für solche Kräuter sind Yam (auch Yamswurzel genannt) und Frauenmantel. Diese Kräuter sind bei der Behandlung von Gesundheitsproblemen, die durch einen niedrigen Progesteronspiegel ausgelöst werden – wie Zwischenblutungen –, nützlich, doch es ist schwierig zu sagen, ob das Progesteron in der Pflanze für die Ergebnisse verantwortlich ist. Es gibt gegenwärtig keinen wissenschaftlichen Beweis, dass die Saponine der Pflanze umgesetzt und vom Körper als Progesteron verwendet werden.

Obwohl die Hersteller von Yamscremes behaupten, dass ihr Produkt wegen seiner progesteronähnlichen Vorgehensweise nützt, muss man betonen, dass Yam auch Östrogene liefert. Während der Menopause produzieren die Eierstöcke kein Östrogen mehr, und es findet kein Eisprung statt. Ohne Eisprung setzen wir kein Ei frei, der Gelbkörper entsteht nicht, und es wird kein Progesteron gebildet. Gelegentlich führt ein niedriger Progesteronspiegel bei manchen Frauen zu Gesundheitsproblemen, doch allgemein gilt, wenn wenig Östrogene vorhanden sind, sollte auch wenig Progesteron vorhanden sein. Deshalb sehe ich keinen Grund, während der Menopause den Progesteronspiegel zu erhöhen.

Begleiterscheinungen der Menopause

Die von den meisten Frauen als sehr unangenehm empfundenen Begleiterscheinungen der Menopause lassen sich in vielen Fällen auf natürliche Weise recht gut in den Griff bekommen.

Hitzewallungen

Die wissenschaftliche Welt ist sich nicht einig, weshalb manche Frauen in der Menopause Hitzewallungen bekommen. Wir wissen, dass Hitzewallungen häufiger und unangenehmer sind, wenn Sie ängstlich sind oder unter Druck stehen, weil sich dann mehr Blut unter der Hautoberfläche sammelt. Wenn Sie gestresst sind oder eilig herumlaufen, steigert sich die periphere Blutzirkulation, und dadurch entsteht mehr Hitze unter der Haut. Ihr Körper versucht dann, sich abzukühlen, indem er die Poren anregt, sich zu öffnen und zu schwitzen. Dies ist ein wirksamer natürlicher Kühlungsmechanismus, der bei manchen Frauen während der Menopause zu häufig auftritt.

Kräutermedizin: Zu Kräutern, die gegen Hitzewallungen eingesetzt werden, gehören Wiesenklee, Jujube und Salbei. Verwenden Sie diese Kräuter zum Kochen oder suchen Sie einen Kräu-

terheilkundler auf, der Ihnen ein Tonikum gibt, in dem sie enthalten sind.
Homöopathie: Lachesis D30 ist sehr wirksam, um Hitzewallungen zu kontrollieren. Es wird normalerweise drei- bis sechsmal täglich genommen, bis die Symptome zurückgehen.
Heilsalz: Nat mur hilft den Flüssigkeitshaushalt im Gleichgewicht zu halten.

Scheidentrockenheit

Wenn in der Menopause der Östrogenspiegel sinkt, leiden manche Frauen unter Hauttrockenheit. Diese Trockenheit betrifft die meisten Körpergewebe, auch das Gewebe in der Scheide. Einige Frauen haben wegen der Scheidentrockenheit und den Unannehmlichkeiten, die mit dem verringerten Östrogenspiegel auftreten, keinen Geschlechtsverkehr mehr. Frauen haben zwar ein Recht, auf Geschlechtsverkehr zu verzichten, wenn sie es wollen, aber diese Abstinenz kann das Problem noch verschlimmern. Sexuelle Anregung kann die Produktion der Hormone, die zur Verbesserung der Libido nötig sind, anregen. Sprechen Sie mit Ihrem Partner darüber. Verwenden Sie ein Gleitmittel und lassen Sie sich Zeit.

Wenn Sie aufgrund des niedrigen Östrogenspiegels unter Scheidentrockenheit leiden, verzweifeln Sie nicht, das Problem kann besiegt werden. Es gibt in Ihrer Apotheke oder Drogerie einige gute Gleitmittel auf Wasserbasis, die speziell für diesen Zweck sind. Sie sind pH-neutral und ohne Parfum, sodass sie die Scheide nicht reizen. Das einzige Problem ist, dass sie während einer langen Liebesnacht etwas klebrig werden können und dass sie nicht gerade billig sind.

Wenn Sie unter chronischer Trockenheit aufgrund des niedrigen Östrogenspiegels leiden, kann Ihre Scheide ziemlich rau und wund werden. Dies kann den Geschlechtsverkehr schwierig, schmerzhaft oder unmöglich machen. Um damit fertig zu werden, müssen Sie eine Substanz verwenden, die nicht nur als Gleitmittel wirkt, sondern auch die Vagina heilt.

Sie bekommen in der Drogerie oder im Reformhaus sehr gute lindernde Gels, die etwa 98 Prozent reine Aloe vera enthalten. Fragen Sie einfach nach Aloe-vera-Gel. Es ist sehr wirksam als Gleit- und Heilmittel und gibt eine Kühle, die das Brennen, das oft mit diesem Problem verbunden ist, lindert. Sie sollten das Gel am weichen Gewebe in der Nähe des Scheideneingangs testen, um eine eventuelle Überempfindlichkeit auszuschließen. Verwenden Sie diese Gels nicht zusammen mit Kondomen; wie Vaseline oder Babyöl können sie zum Zerreißen des Kondoms führen.

Es gibt reine Vitamin-E-Salben, die keine Erdölprodukte enthalten; Kräuterheilkundler halten sie für Sie bereit. Ich habe diese Salbe vielen Frauen verordnet, die sie sehr lindernd und hilfreich für die Heilung von Haut und Gewebe gefunden haben. Eine Zugabe von Ringelblume in der Salbe kann die Heilwirkung noch verstärken.

Manchmal berichten mir Frauen, dass ihre Partner sich nach dem Geschlechtsverkehr über Brennen und Rötung am Penis beklagen. Dies kann an einem Säuren-Basen-Ungleichgewicht in der Vagina und ihren Sekreten liegen. Sie können mit Lackmus-Papier oder einem Stäbchen zur Urinanalyse den pH-Wert in der Scheide feststellen. Der normale pH-Wert sollte etwa bei 4 liegen, das ist sauer. Wenn die Scheide sauer ist, wird Lackmuspapier gelb-orange, und wenn sie basisch ist, wird es blaugrün.

Harnwegprobleme

Der Harntrakt erlebt auch häufig Gewebeveränderungen, wenn der Östrogenspiegel sinkt. Dies kann zu häufigeren Infektionen, verstärktem Wasserlassen und Inkontinenz führen.

Es kann helfen, wenn Sie sich verstärkt pflanzliche Östrogene zuführen und häufiger gekochte gelbe Gemüse essen, um die Vitamin-A-Dosis zu erhöhen, oder ein Betakarotin-Präparat einnehmen. Diese Nährstoffe halten unsere inneren Körpergewebe gesund und verhindern Trockenheit und Entzündungen.

Homöopathische Phosphorsäure 6 kann vermehrtes Wasserlassen verhindern, außerdem gibt es eine Reihe von Kräutern, die ebenfalls als Unterstützung verordnet werden können.

Schlaflosigkeit

Manche Frauen bekommen nach dem Eintritt in die Menopause Schlafprobleme. Dies liegt oft an nächtlichen Schweißausbrüchen und dem häufigen Drang zum Wasserlassen, durch die der natürliche Schlafrhythmus gestört wird. Nachtschweiß kann mit der Leberfunktion zusammenhängen, und es nützt eventuell, Löwenzahn-Getränk anstatt Tee oder Kaffee zu trinken. Erhöhen Sie die Aufnahme von pflanzlichen Östrogenen mit der Nahrung.

Trinken Sie eine Tasse Kamillen- oder Baldriantee vor dem Zubettgehen und vermeiden Sie süße Snacks.

Regelmäßiges Körpertraining kann den Schlafrhythmus ungeheuer verbessern.

Wenn die Selbsthilfe-Methoden nichts nützen, beraten Sie sich mit einem Kräuterheilkundler, der Ihnen eine Kräutermischung für Ihre speziellen Bedürfnisse zubereiten kann.

Frühe Menopause

Bei den meisten Frauen tritt die Menopause zwischen dem 45. und dem 55. Lebensjahr auf. Gelegentlich hat eine Frau die Menopause schon, bevor sie 40 wird. Manchmal ist dies ein direktes Ergebnis einer Strahlentherapie zur Krebsbehandlung, doch ist es nicht klar, weshalb es natürlich vorkommt. In einigen Fällen scheint eine frühe Menopause erblich zu sein, wenn es auch bei Mutter oder Schwestern so war.

In meiner klinischen Erfahrung hatte ich sehr gute Ergebnisse mit Kräutermedizin, um die Menstruation bei Frauen anzuregen, die eine sehr frühe Menopause hatten. Ich habe großes Vertrauen in traditionelle Methoden, um die Regelblutung und die Fortpflanzungsfunktionen wiederherzustellen.

Operative Menopause

Bei Frauen, denen die Eierstöcke entfernt wurden, tritt die Menopause plötzlich auf, gleichgültig, wie alt sie sind. Der medizinische Fachausdruck dafür ist Oophorektomie. Diese Frauen möchten oft eine Hormontherapie, besonders wenn sie unter 45 sind. Wenn nur ein Eierstock entfernt wird, funktioniert der andere normal, und es tritt keine Menopause ein.

Bei einer Gebärmutterentfernung wird nur die Gebärmutter herausgenommen, und die Eierstöcke bleiben. Es tritt dann zwar keine Regelblutung mehr auf, aber der Hormonausstoß geht weiter. Frauen, denen die Gebärmutter entfernt wurden, spüren gefühlsmäßig immer noch einen monatlichen Zyklus, und es ist nicht ungewöhnlich, dass sie einen Arzt oder Heilpraktiker aufsuchen, wenn sie Mitte 40 sind, um herauszufinden, dass die Menopause eingetreten ist. Für Frauen ohne Menstruation kann es schwierig sein, festzustellen, wann die natürliche Menopause beginnt.

Man hat beobachtet, dass bei Frauen, denen die Gebärmutter entfernt wurde, die Menopause häufig früher einsetzt und dass sie schwerere Symptome zeigen. Diese Frauen brauchen manchmal über einen längeren Zeitraum Kräuter. Wenn die Symptome schwer oder überwältigend sind, können sie eine Pille, ein Pflaster oder eine Salbe mit einer geringen Menge Östrogen verwenden, ergänzt durch Ernährungstherapie, Kräutermedizin und Massagetherapie.

Die Gesundheit Ihrer Knochen

Knochen bestehen aus lebenden Zellen, die fortwährend ab- oder aufgebaut werden. Dieser Prozess wird von zwei hauptsächlichen Zelltypen durchgeführt – den Osteoblasten und den Osteoklasten.

Osteoklasten tragen den Knochen ab, und Osteoblasten füllen ihn wieder auf. Man nimmt an, dass Östrogen entweder die

Geschwindigkeit reduziert, mit der Knochen abgetragen wird, oder die Aktivität der Osteoblaste verstärkt, die neuen Knochen bilden. Es hilft unserem Körper auch, Kalzium aufzunehmen, sodass es keinen Zweifel gibt, dass Östrogen einen Schutzmechanismus für die Knochen liefert.

Es ist jedoch nicht der einzige wichtige Faktor, und die Verringerung des Östrogenspiegels in der Menopause ist nicht der einzige Grund für den Knochenabbau bei Frauen. Es sind auch eine Reihe von Nährstoffen nötig, um die Gesundheit unserer Knochen zu erhalten, nämlich Kalzium, Magnesium, Phosphor und Vitamin D. Es ist wichtig, diese Nährstoffe in ausgewogenen Mengen zu sich zu nehmen. Einige andere besondere Nährstoffe sind Bor (in Hagebuttentee), Kupfer, Zink, Mangan und Vitamin C.

Vitamin D ist wesentlich für die Gesundheit der Knochen, weil es dem Körper hilft, Kalzium und Phosphor aufzunehmen und zu verwerten.

Kalzium: Ist der Hauptbestandteil der Knochen, und Phosphor wird zu ihrer Bildung benötigt. Magnesium erhält die Knochen stark und ist wesentlich für die richtige Aufnahme von Kalzium.

Ich habe festgestellt, dass ein hoher Prozentsatz der Frauen über 35, die zu mir kommen, nicht die nötige Menge Kalzium in ihrer Ernährung haben. Die Meinungen gehen zwar darüber auseinander, wie viel Kalzium eine Frau täglich braucht, doch man geht allgemein von 800 bis 1200 Milligramm aus. Um den Kalziumspiegel ausgewogen zu halten, ist es am besten, das Kalzium in einer Form zu sich zu nehmen, die leicht verarbeitet wird, zum Beispiel Kalzium-Orotat.

Kamillen-, Haferstroh- und Luzernetee enthalten alle Kalzium, und Magnesium.

Gute Kalziumquellen sind:

Milch (250 ml)	300 – 450 mg Kalzium
Jogurt (200 g)	240 mg Kalzium
Ricotta (30 g)	100 mg Kalzium

Sardinen (100 g)	350 mg Kalzium
Thunfisch mit Gräten (100 g)	290 mg Kalzium
Mandeln (etwa 25 Stück)	70 mg Kalzium

Magnesium: Kalzium sollte mit Magnesium gepuffert werden. Gute Magnesiumquellen sind Mandeln, Cashewkerne, Sojabohnen, Melasse und Vollkorn-Produkte. Vitamin D wird von der Sonne geliefert und ist auch in Fischöl reichlich vorhanden.
Bewegung: Knochen ähneln stark den Zähnen: Sie haben eine harte, dichte Außenhülle, und das Innere gleicht einer gewebten Struktur. Die Festigkeit des Knochens hängt von der Dichte dieser Struktur ab.
Mäßiges Training mit Gewichten kann die Dichte der Knochen stark verbessern, denn wenn Knochen gefordert werden, werden sie stärker. Walking oder Tanzen sind beides gute Trainingsformen, um die Knochen gesund zu erhalten.

Osteoporose

Osteoporose ist eine Krankheit, bei der die Knochendichte nachlässt und die Knochen porös werden. Statt dass der Knochen eine dichte, dicke Struktur hat, entwickelt er ein Lochmuster. Wenn wir älter werden, kann die Dichte unserer Knochen geringer werden. Dadurch können Sie spröde werden, das heißt, sie brechen leichter.
Einer der Gründe für Osteoporose ist eine zu geringe Aufnahme von Kalzium über eine Reihe von Jahren. Andere Gründe und Risikofaktoren für Osteoporose können sein:
- Ein Mangel an Körpertraining.
- Ein niedriger Östrogenspiegel.
- Zu viele phosphathaltige oder sprudelnde Getränke.
- Viel Tee oder Kaffee.
- Trinken von Alkohol.
- Einnahme von Steroiden (einschließlich der Antibabypille).
- Schilddrüsen- oder harntreibende Medikamente.
- Krampflösende Medikamente.
- Mittel gegen zu viel Magensäure, die Aluminium enthalten.

- Übermäßige Einnahme von Abführmitteln.
- Rauchen (senkt den natürlichen Östrogenspiegel).
- Asiatische Abstammung oder helle Haut und ein zarter Körperbau.
- Erbfaktoren, beispielsweise eine Mutter mit Osteoporose.

Bei allen Frauen in der Menopause oder nach der Menopause sollten regelmäßig Messungen der Knochendichte durchgeführt werden, um den Knochenzustand festzustellen.

Wenn Sie bei diesem Test ein gutes Ergebnis haben, können Sie einfach die richtige Menge an Nährstoffen in Ihrer Ernährung beibehalten und täglich trainieren. Wenn die Dichte gering ist und Sie bereits Osteoporose haben, gibt es verschiedene Behandlungsmöglichkeiten.

Ipriflavon, ein Isoflavon-Derivat, ein pflanzliches Östrogen, kann die Osteoporose abwehren, indem es die Knochen-Reabsorption verhindert und die Synthese aus Knochen und Kollagen fördert. Bis jetzt gibt es allerdings keinen Beweis, dass pflanzliche Östrogene die Knochendichte bei Frauen mit Osteoporose verbessern. Da Osteoporose eine ernste Krankheit mit schwächenden Folgen ist, empfehle ich nicht, dass sich Frauen, die daran leiden, auf pflanzliche Östrogene als einzige Behandlungsmethode stützen.

Sie können sich zu einer Hormontherapie entschließen, oder Ihr Arzt kann ihnen ein Vitamin-D-Präparat verschreiben.

Wenn die Osteoporose das direkte Ergebnis einer Medikation, zum Beispiel von Medikamenten gegen Asthma, ist (und das ist sie oft), ist es möglich, traditionelle Therapien als Ergänzung zu verwenden. So kann beispielsweise ein Naturheilkundiger helfen, die Anzahl an Bronchialinfektionen zu verringern, indem er Ihr Immunsystem stärkt, dadurch werden weniger Steroide benötigt, die zur Osteoporose beitragen. Die andere Möglichkeit ist, auf die Ernährungstherapie zu vertrauen und ein Körpertraining durchzuhalten.

Hormontherapie

Die Hormontherapie gibt es nun seit einer Reihe von Jahren, und viele Frauen haben sie ausprobiert. In den vergangenen Jahren habe ich mit vielen Frauen gearbeitet, die verschiedene Hormonpräparate eingenommen haben, und ich habe beobachtet, dass nur wenige daran festhielten. Dafür gibt es einige Gründe.

Obwohl die Ärzte versuchen können, eine Blutung zu verhindern, haben die meisten Frauen während einer Hormontherapie weiterhin eine Blutung und würden eigentlich gern darauf verzichten. Dies ist keine echte Periode, sondern eine Zwischenblutung aufgrund der Hormontherapie. Einige Frauen bekommen eine Zwischenblutung, die nicht vorhersagbar ist.

Einige Frauen nehmen nicht gern Tabletten, wenn sie sich nicht krank fühlen oder irgendwelche Gesundheitsprobleme haben.

Die Hormontherapie kann die Essgewohnheiten beeinflussen, und Gewichtszunahme ist normal. Sie kann bei Frauen, die eine Diät machen, auch die Gewichtsabnahme beeinträchtigen. Wir wissen, dass Progesteron appetitanregend wirkt, besonders kann es Heißhunger auf salzige Lebensmittel auslösen, während ein hoher Östrogenspiegel eher Heißhunger auf süße, cremige Nahrungsmittel macht.

Veränderungen im Brustgewebe sind normal, und Frauen haben während einer Hormontherapie oft schmerzende Brüste. Frauen sind auch sehr besorgt über ein mögliches Krebsrisiko. Langzeitstudien zeigen auch tatsächlich, dass bei einer längerfristigen Hormontherapie ein erhöhtes Brustkrebsrisiko besteht.

Einige Frauen haben während der Hormontherapie schmerzende Beine und ein höheres Risiko von Blutgerinnseln.

Eine Empfindlichkeit gegen synthetische Hormone kann zu Kopfschmerzen und Migräne führen.

Hautausschlag und Dermatitis sind bei einigen Frauen Nebenwirkungen einer Hormontherapie.

Eine Hormontherapie kann Flüssigkeitsstauungen verursachen.

Unter dem Einfluss synthetischer Hormone kann eine Endometriose entstehen.

Während sich einige Frauen mit einer Hormontherapie wohl fühlen, steigen sehr viele, die es damit versuchen, vorzeitig wieder aus.

Ich habe sagen hören, dass alle Frauen über 45 eine Hormontherapie machen sollten. Frauen müssen natürlich ihre eigene Entscheidung treffen, doch sie sollten sehr vorsichtig mit einer langfristigen Hormontherapie sein. Eine Studie über den Zusammenhang von Hormontherapie und Brustkrebs von Dr. Graham Colditz vom Brigham and Women's Hospital, Harvard Medical School in USA, die 1998 durchgeführt wurde, hat ergeben, dass mit jedem Jahr, in dem nach der Menopause eine Hormontherapie stattgefunden hat, das Krebsrisiko um 2,3 Prozent steigt.

Während einigen Frauen eine Hormontherapie sicher gut tut, gibt es andere, beispielsweise Frauen, die bereits an Brustkrebs erkrankt waren, bei denen sie nicht anwendbar ist. Diese Frauen haben oft Angst, Osteoporose zu bekommen, weil sie keine Hormontherapie machen können. Das liegt daran, wie für Hormontherapien geworben wurde. Man hat dabei vor allem in den Vordergrund gestellt, dass Hormontherapien den Alterungsprozess verzögern und Osteoporose und Herzkrankheiten vorbeugen können.

Jene Frauen, die sich keiner Hormontherapie unterziehen können oder wollen, sollten sich nicht hilflos, schuldig oder unverantwortlich fühlen. Nicht jede Frau wird Osteoporose oder Herzprobleme bekommen. In den meisten Fällen können diese Probleme mit Ernährungsumstellungen oder Änderungen der Lebensweise behandelt werden.

Wissenschaftler sind sich noch nicht im Klaren über die Rolle der Östrogene bei der Vorbeugung von Herz-Kreislauf-Erkrankungen. Während eine Hormontherapie die Arterien verbessert, erhöht sie den Blutfettgehalt und die Gefahr von Gefäßverengungen. Es gibt viele Möglichkeiten, um dem Risiko einer Herzerkrankung auch ohne Hormontherapie vorzubeugen.

Viele Ärzte propagieren Hormontherapien und sagen den Frauen, dass das Krebsrisiko durch synthetische Hormone gering bis minimal ist. In Vorträgen von Verfechtern der Hormontherapie wird uns oft mit großem Nachdruck gesagt, dass die Vorteile die Risiken weit überwiegen. Dies soll uns wohl ein besseres Gefühl bei der Verwendung einer krebserregenden Substanz geben. Ich habe den Verdacht, dass diese Information für die Frauen, die nach der Einnahme synthetischer Hormone Krebs bekommen haben, nur ein schwacher Trost ist.

Zum Schluss

Ich habe mit Frauen in jeder Phase der Menopause gearbeitet, und meine klinische Erfahrung geht über die traditionellen Therapien hinaus. Ich ermutige Frauen, auf traditionelle Therapien zurückzugreifen, wenn sie während der Menopause Hilfe brauchen. Eine Hormontherapie sollte nur nach einer Totaloperation in Betracht gezogen werden oder wenn die Knochendichte aufgrund von Osteoporose stark nachlässt. Meiner Ansicht nach sollte eine Hormontherapie nur eingesetzt werden, wenn andere Methoden versagt haben.

Wenn bei Frauen die Menopause einsetzt, können sie sich oft noch auf 30 bis 40 gute Jahre freuen. Für viele Frauen ist es eine Zeit der Befreiung, und einige beginnen einen neuen Weg. Sie müssen nicht erwarten, schnell zu altern oder krank zu werden, nur weil ihre Menstruation vorüber ist. Frauen können ganz sanft durch die Menopause kommen, und dies geht besonders leicht mit der Hilfe der traditionellen Medizin und der Anleitung und Unterstützung eines Naturheilkundlers.

Diannes Geschichte

Dianne war 48 Jahre alt, als sie zum erstenmal zu mir kam. Ein Jahr zuvor war ihre Periode drei Monate lang unregelmäßig gekommen und dann ganz ausgeblieben. Als die Periode auf-

hörte, bekam sie Hitzewallungen, die sie nachts wach hielten. Sie erinnerte sich an schreckliche Stimmungsschwankungen, Müdigkeit und einen ständigen dumpfen Kopfschmerz. Ihr Arzt hatte ihr erklärt, dass sie in der Menopause war, und ihr eine Hormontherapie verschrieben. Dadurch hatte sie ihre Periode wieder regelmäßig, und die Hitzewallungen hatten aufgehört, sodass sie nachts durchschlafen konnte. Obwohl sie noch gelegentlich Kopfschmerzen hatte, war sie nicht mehr so müde, und ihre Stimmungen waren stabiler.

Dianne war zuerst glücklich über das Ergebnis, doch im Lauf der Zeit, fühlte sie sich bei dem Gedanken, Hormone einzunehmen, nicht mehr so recht wohl. Wie so viele Frauen, die zu mir kommen, hinterfragte Dianne die Notwendigkeit, für den Rest ihres Lebens verschreibungspflichtige Medikamente einzunehmen, und war besorgt über mögliche Nebenwirkungen.

Sie hatte kleine Veränderungen in ihrem Körper bemerkt wie ein gewisses Gefühl der Aufgeblähtheit, und trotz regelmäßigen Trainings und einer Low-Fat-Diät war es ihr nicht gelungen, die sechs Kilo, die sie seit Beginn der Hormontherapie zugenommen hatte, wieder loszuwerden. Ihre Brüste waren etwas empfindlich und schwer, und sie hatte Angst, dass in ihrem Brustgewebe Veränderungen stattfinden könnten.

Dianne hatte über die Menopause gelesen und beschlossen, dass sie lieber natürlich damit umgehen wollte. Sie hoffte, dass ich ihr helfen könnte, sich von der Hormontherapie zu lösen, hatte aber Angst, dass die Symptome, die sie vorher gehabt hatte, zurückkommen könnten.

Ich erklärte ihr, dass sie beim Absetzen der Hormone mit einer Reaktion ihres Körpers rechnen müsste, da dieser sofort einen Östrogenmangel verspüren würde. Daraufhin wären vermehrt Hypophysen-Hormone in ihrem Blut, da ihr Körper versuchte, die Eierstöcke zu stimulieren. Da es sehr unwahrscheinlich war, dass die Eierstöcke reagierten, wären die Hypophysen-Hormone wie FSH und LH im Blut, während der Östrogenspiegel niedrig blieb. Diese extreme Unausgewogenheit der Hormone ruft normalerweise in dieser Phase der Menopause Symptome wie Hitzewallungen, Nachtschweiß und Kopfschmerzen hervor. Ich erklärte Dianne, dass sie sich noch körperlich und seelisch auf die Menopause einstellen müsste und dass der Übergang einfacher wäre, wenn sie auf Heilpflanzen zurückgriffe. Es gab auch die Möglichkeit, dass ihre Periode wiederkommen würde.

Die Mischung, die ich ihr verschrieb, enthielt Kräuterauszüge, Süßholz, Löwenzahn, Salbei und Johanniskraut. Einige dieser Kräuter enthalten pflanzliche Östrogene, und andere würden ihrem Körper helfen, sich schneller auf die Menopause einzustellen und Auswirkungen wie Hitzewallungen und Kopfschmerzen verhindern. Ich gab auch einige Bach-Blüten dazu: Honeysuckle, Walnut, Wild Oat und Rescue-Tropfen. Honeysuckle würde sie aus der Vergangenheit lösen, Walnut könnte ihr helfen, sich auf Veränderungen einzustellen, und Wild Oat würde es ihr leichter machen, weiterzugehen. Rescue-Tropfen kamen dazu, damit sie ein Gefühl der Ausgeglichenheit und Kontrolle bekäme. Dianne sollte mit der Einnahme der Kräuter in einer niedrigen, aber regelmäßigen Dosis zweimal täglich zwei Wochen vor Ende der Hormontherapie beginnen. Dies sollte zeitlich mit der Zwischenblutung zusammentreffen, bei der Gebärmutterschleimhaut, die sich eventuell durch die Hormontherapie aufgebaut hatte, abgestoßen wurde. Die schwacheren pflanzlichen Östrogene würden zunächst den Östrogenspiegel senken, da sie mit den synthetischen Östrogenen um die Rezeptoren konkurrierten. Dann, wenn die Kräuter erst einmal in ihrem System waren, konnte Dianne die Hormontherapie beenden und die Kräuter in einer etwas höheren Dosis dreimal täglich nehmen. Während der Östrogenspiegel mit dem Ende der Hormontherapie wieder sank, würden die schwächeren Östrogene die Rezeptoren besetzen und normalerweise krasse Schwankungen in der Menge der Hypophysen-Hormone verhindern.

Dianne war bereit, die Kräuter zu nehmen, und ich bat sie, in drei bis vier Wochen wieder zu mir zu kommen. Ich bat sie auch, alles aufzuschreiben, was sie in den nächsten zwei Wochen essen würde, damit ich beim nächsten Mal ihre Ernährung beurteilen könnte. Ich musste sichergehen, dass ihr täglicher Nährstoffbedarf gedeckt wurde.

Bei unserem nächsten Treffen ging es Dianne gut. Sie hatte zunächst einige Tage Kopfschmerzen, als sie die Hormontherapie beendete, doch das verging. Sie fühlte sich einige Male ungewöhnlich heiß, wenn sie bei der Arbeit im Stress war, doch sie schwitzte nicht übermäßig.

Ich bereitete ihr die Kräutermischung wieder zu, gab aber diesmal etwas mehr Salbei hinein, um die Hitzewallungen in den Griff zu bekommen. Als ich Diannes Ernährung überprüfte, stellte ich fest, dass sie gut war, allerdings bekam sie an einigen Tagen nicht die nötige Menge Kalzium. Ich empfahl ihr ein gutes Kalziumpräparat, das sie an Tagen nehmen sollte, an denen ihre Ernährung nicht genügend Kalzium enthielt.

Dianne trainierte täglich, und sie gehörte keiner Risikokategorie in punkto Osteoporose an, trotzdem empfahl ich ihr, ihre Knochendichte überprüfen zu lassen. Ich sah sie sechs Wochen später wieder, und sie fühlte sich großartig. Sie hatte keinerlei Symptome und alle Aufgeblähtheit war ebenso verschwunden wie die zusätzlichen Pfunde, die sie durch die Hormontherapie zugelegt hatte. Die Ergebnisse der Knochendichte-Messung waren sehr gut, sodass sie, solange sie weitertrainierte und genügend Kalzium zu sich nahm, kein Osteoporose-Risiko hatte. Ich empfahl eine weitere Überprüfung in acht bis zwölf Monaten, um sicherzugehen.

Dianne kam in den nächsten zwölf Monaten in unregelmäßigen Abständen. Die erneute Untersuchung zeigte keine Veränderungen in der Knochendichte, und ihre Periode kam nicht wieder. Obwohl sie mit der Kräuterbehandlung hätte aufhören können, nahm Dianne täglich einmal eine geringe Dosis zusammen mit einem Multivitaminpräparat, einfach weil sie sich damit so gut fühlte.

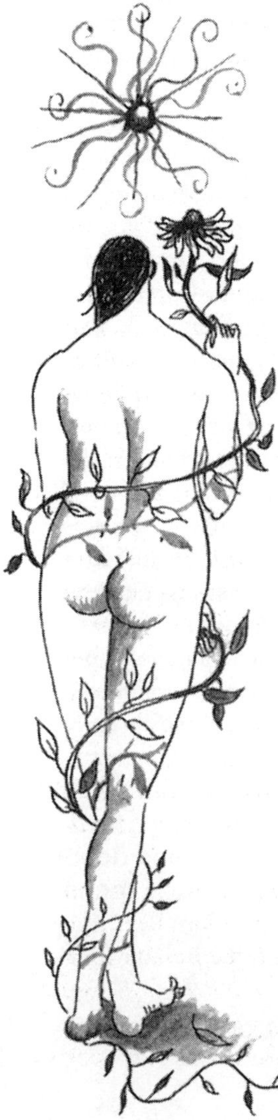

Heilkunde für Frauen

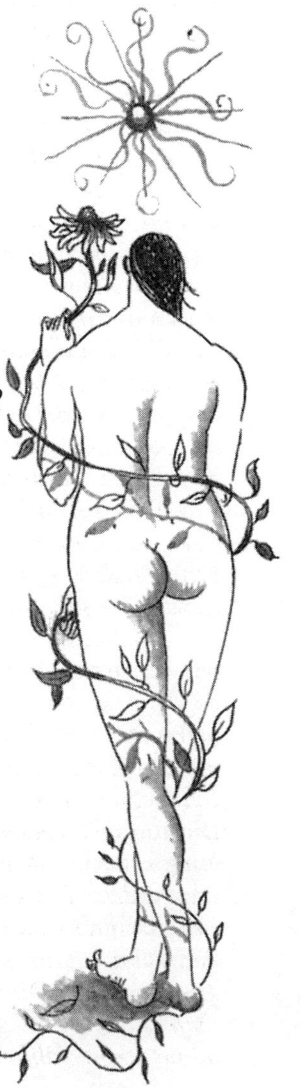

Gesundheitsratgeber von A bis Z

Krankheiten signalisieren, dass in unserem Körpers etwas nicht stimmt. Wenn Sie lernen, diese Signale zu deuten, können Sie eine aktive Rolle in der Behandlung und Vorbeugung von Krankheiten übernehmen.

Dieses Kapitel ist eine alphabetische Auflistung von Gesundheitsstörungen, die Frauen betreffen. Es liefert Informationen zur Selbsthilfe, die deutlich machen, wie man natürliche Heilmittel und Behandlungsweisen sicher und wirksam einsetzt, zum Beispiel Bach-Blüten, homöopathische Heilmittel, ätherische Öle, Nahrungsergänzungen, Kräutertees. Auch ausführliche Ernährungstipps fehlen nicht. Ihr Körper hat eigene Heilungskräfte, und in diesem Teil des Buches werden Sie lernen, wie Sie diesen Heilungsprozess fördern können. Ich habe bei den einzelnen Frauenkrankheiten Informationen zu Heilmethoden der traditionellen Medizin beziehungsweise Naturheilkunde und der Schulmedizin angegeben, um Ihnen eine möglichst große Palette an Heilmethoden zur Verfügung zu stellen.

Die vorgeschlagenen Therapien sind als Information und Anregung gedacht. Gehen Sie unbedingt zu Ihrem Arzt/Ihrer Ärztin oder Ihrem Heilpraktiker/Ihrer Heilpraktikerin, um eine genaue Diagnose stellen zu lassen und eine wirksame Behandlung zu finden.

Zubereitung und Dosierung von Kräutermedizin

Kräuter können auf vielerlei Weise verwendet werden.

Aufguss

Unter Aufguss versteht man einen starken Tee, der am besten aus den Blättern, Blüten und Stielen der Pflanzen zubereitet werden kann. Aus Samen, Rinde und Wurzeln lässt sich schwieriger Tee aufgießen, weil sie härter sind. Man kann zwar auch die Samen zuerst zerdrücken sowie Wurzeln und Rinde zu Pulver zermahlen, aber sie sind wesentlich leichter als Absud zuzubereiten (siehe unten). Aufgüsse können von frischen oder getrockneten Pflanzenteilen zubereitet werden. Von frischen Pflanzen brauchen Sie dreimal so viel wie von getrockneten, weil sie nicht so konzentriert sind.
Zubereitung: Für eine Tasse einen gehäuften Teelöffel von getrockneten Kräutern oder drei Teelöffel von frischen Kräutern in eine Tasse geben. Kochendes Wasser darüber gießen, zehn bis zwanzig Minuten ziehen lassen und abgießen. Zwei- bis dreimal täglich eine Tasse trinken. Aufgüsse können heiß oder kalt getrunken werden, doch am besten nimmt man sie warm zu sich.
Hinweis: Tees sind sehr schwache Aufgüsse, die keine sehr große medizinische Wirkung zeigen. Aber auch Tees wirken noch heilend und kräftigend und liefern wertvolle Nährstoffe. Und sie eignen sich gut, um den täglichen Flüssigkeitsbedarf teilweise zu decken.

Absud

Ein Absud wird genauso verwendet wie ein Aufguss, ist aber besser geeignet, um getrocknete Kräuterpflanzenteile wie Samen, Rinde, Harz und Wurzeln zuzubereiten.
Zubereitung: Pro Tasse einen Teelöffel getrocknete oder drei Teelöffel frische Pflanzenteile in kaltes Wasser geben (nie einen Kochtopf aus Aluminium verwenden). Zum Kochen bringen, die Hitze reduzieren und zwanzig bis dreißig Minuten zugedeckt

köcheln lassen. Leicht abkühlen lassen. Abgießen und warm oder kalt servieren. Ein- bis zweimal täglich eine Tasse trinken.

Heilkräuter in Pulverform

Man kann das Pulver mit Wasser, Jogurt oder gekochten Haferflocken zu einer Paste vermischen oder in kleine Stücke frisches Brot einrollen. Diese Art der Verabreichung ist zweckmäßig, wenn das Heilmittel direkt auf den Hals oder die Speiseröhre wirken soll. Das Pulver kann auch in Gelatinekapseln gegeben werden, wenn es auf das Gewebe des Magens und der Eingeweide oder den unteren Teil des Verdauungstraktes einwirken soll. Einige Kräuter gibt es auch in Tablettenform, doch die Wirksamkeit von Tabletten hängt von der Verarbeitung ab. Faustregel für die Dosierung: täglich bis zu drei Gramm der getrockneten Pflanze.

Flüssiger Extrakt

Wird auf verschiedene Arten hergestellt, darunter heiße oder kalte Filtration oder mehrfaches Übergießen mit Alkohol von Kräutern, die dicht gedrängt in einem Kessel liegen. Extrakte enthalten Alkohol. Zwei- bis viermal täglich einen halben bis drei Milliliter in etwas Wasser oder Fruchtsaft zum Essen einnehmen. Die Dosierung hängt stark von der verwendeten Heilpflanze ab.

Tinktur

Dafür lässt man Kräuter einige Wochen in einer starken Alkohollösung (mindestens 30 Prozent) ziehen. Die Flüssigkeit wird dann gefiltert und mit Wasser auf die richtige Verdünnung gebracht. Der Alkohol ist wichtig, denn er hilft die medizinischen Eigenschaften der Kräuter herauszuholen und dient als Konservierungsmittel. Tinkturen ohne Alkohol sind nicht so wirksam wie Tinkturen auf Alkoholbasis, aber besser für schwangere Frauen geeignet, die Alkohol vermeiden sollten. Die Dosierung richtet sich nach der gewählten Heilpflanze. Im Allgemeinen werden bis zu drei Milliliter dreimal täglich in Wasser oder Fruchtsaft vor oder nach den Mahlzeiten eingenommen. Tinkturen und flüssige Extrakte werden von Kräuterheilkundlern oft in einer Rezeptur vermischt. Häufig braucht man nur zehn bis fünfzehn Tropfen zwei- bis dreimal täglich in Wasser oder Fruchtsaft. Da die Größe der Tropföffnungen sich unterscheidet, sollten Sie die Tropfen zuerst in ein Messglas geben, um sicherzugehen, dass die Dosis drei Milliliter nicht übersteigt. Tinkturen bekommt man selten als Fertigprodukte. Sie werden nach einer persönlichen Beratung von einem Kräuterheilkundler verordnet.

Pastillen

Gibt es in Reformhäusern und Apotheken, die pflanzliche Präparate verkaufen. Sie sind geeignet für Probleme im Mund- und Rachenbereich sowie im oberen Atmungsapparat. Lesen Sie die Packungsbeilagen gründlich und halten Sie sich genau an die Dosierungsangabe, denn in Pastillen kann ätherisches Öl enthalten sein.

Dosierung und Verabreichung homöopathischer Mittel

Homoöpathische Mittel gelten zwar als ungiftig, aber es sind dennoch Medikamente, die eine Veränderung im Körper hervorrufen, und sollten mit gebotener Vorsicht behandelt werden. Ich gebe einige Selbsthilfemedikamente an, die ich als gefahrlos und wirksam betrachte, doch die besten Ergebnisse werden erzielt, wenn Sie sich von einem Homöopathen persönlich beraten lassen.

Hier ein paar Faustregeln für die Dosierung und Anwendung:

- Niedrige Potenzen wie D6 werden drei- bis sechsmal täglich eingenommen.

- Mittlere Potenzen wie D30 nimmt man ein- bis dreimal täglich ein.
- Hohe Potenzen von D200 und mehr werden in größeren Abständen eingenommen, zum Beispiel einmal pro Woche.
- Nehmen Sie mehrere homöopathische Mittel immer mit wenigstens 15 Minuten Abstand zum Essen.
- Starke Aromen verderben die Mittel, daher nichts einnehmen, wenn Sie Ihre Zähne geputzt oder Pfefferminze gegessen haben.
- Bewahren Sie die Mittel nicht zusammen mit Suppen, Parfüms oder ätherischen Ölen auf.
- Vermeiden Sie Knoblauch und Kaffee, wenn Sie homöopathische Mittel einnehmen.
- Sobald Sie eine Verbesserung der Symptome bemerken, setzen Sie das Mittel ab und warten Sie, ob sie anhält, bevor Sie die nächste Dosis einnehmen. Vielleicht brauchen Sie das Mittel nicht mehr.

Heilsalze (Schüsslersalze): Nehmen Sie viermal täglich eine Pille ein. Sie können sie im Mund zergehen lassen oder mit etwas Wasser nehmen.

Bach-Blüten: In akuten Fällen acht Tropfen in Wasser je nach Bedarf. Als allgemeine Therapie nehmen Sie viermal täglich acht Tropfen. Langsam schlucken.

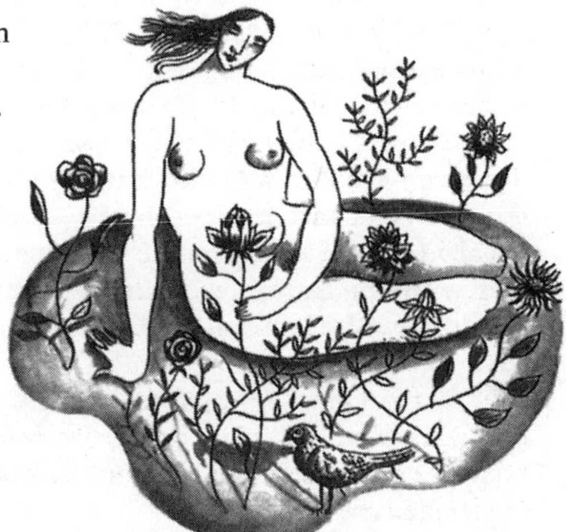

Frauenleiden von A bis Z

AIDS/HIV

AIDS wird durch eine Infektion mit einem Virus namens Human Immunodeficiency Virus (HIV) ausgelöst. Das Virus findet man im Blut (einschließlich Regelblut), im Sperma und in der Scheidenflüssigkeit von Menschen, die infiziert sind. HIV greift das Immunsystem des Körpers an und verhindert, dass es wirksam Antikörper gegen Krankheiten bildet. Die meisten Menschen, die sich mit diesem Virus infiziert haben, entwickeln in sieben bis fünfzehn Jahren AIDS. AIDS steht für Acquired Immune Deficiency Syndrome – es ist die schwerste Form einer HIV-Infektion.
Ansteckung: Das Virus macht keinen Unterschied und kann jede Frau infizieren. Es ist zunehmend unter heterosexuellen Frauen verbreitet und verschont auch lesbische Frauen nicht. Wenn Sie in einer Beziehung leben, in der Sie ungeschützten Sex haben, sollten Sie die Risiken von HIV mit Ihrem Partner diskutieren und einige Richtlinien für Ihre Beziehung aufstellen. Vertrauen und Aufrichtigkeit sind sehr wichtig, Ihr Leben kann davon abhängen.

Das Virus kann durch ungeschützten oralen, analen und vaginalen Sex übertragen werden, ebenso durch gemeinsam benutzte sexuelle Spielzeuge, Nadeln und Spritzen. Damit es zu einer Infektion kommt, muss das Virus ins Blut gelangen. Dies kann durch Schnitte, wunde Stellen und Abschürfungen geschehen. Das Virus kann während der Schwangerschaft, Geburt oder in der Stillzeit von einer infizierten Mutter auf ihr Baby übertragen werden.

Symptome: Etwa zwei bis vier Wochen nach der Infektion haben etwa 50 Prozent der Betroffenen leichte bis schwere grippeähnliche Symptome. Kurzzeitig können die Drüsen anschwellen, dann geht alles vorüber wie bei einer normalen Erkältung. Sie können sich dann viele Jahre lang gut fühlen, obwohl das Virus in ihrem Körper ist. Etwa 35 Prozent der Betroffenen entwickeln in den nächsten fünf bis sieben Jahren Symptome, die mit der Abschwächung der Immunreaktion zu tun haben. Die Schwere und Art der Symptome variiert von Mensch zu Mensch.

Deutliche Symptome sind dauerhaft vergrößerte Lymphdrüsen am Hals, in den Achselhöhlen und Leistenbeugen, was als Lymphadenopathie bezeichnet wird. Das heißt nicht gelegentlich geschwollene Drüsen, sondern geschwollene Drüsen an zwei oder drei Stellen, die mehr als drei Monate anhalten. Andere Symptome sind wiederkehrendes Fieber, Nachtschweiß, wiederkehrender Ausschlag, ungeklärte Gewichtsabnahme, Durchfall, ständiger Husten, Müdigkeit, Appetitlosigkeit, Gedächtnisverlust, Lungenentzündung und einige Formen von Krebs.

Tests: Es gibt eine spezielle Blutuntersuchung für HIV, die entweder positiv oder negativ ist. Die Untersuchung ist freiwillig, niemand kann Sie dazu zwingen. Sie können den Test in jeder ärztlichen Praxis oder Klinik durchführen lassen.

Eine HIV-Infektion zeigt sich im Blut vielleicht erst ein bis drei Monate nach der Ansteckung. Wenn Sie das Gefühl haben, dass bei Ihnen die Gefahr einer Infektion besteht, sollten Sie so lange mit dem Test warten. In der Zwischenzeit dürfen Sie weder ungeschützten Sex haben noch Spritzen mit jemandem teilen (im Interesse Ihrer Gesundheit und der Gesundheit anderer sind diese Vorsichtsmaßnahmen generell dringend zu empfehlen).

Es dauert etwa zwei Wochen, bis Sie das Ergebnis bekommen: »HIV-positiv« bedeutet, dass Sie Antikörper gegen das Virus im Körper haben, das heißt: Ihr Körper hat auf das eingedrungene Virus reagiert. In diesem Fall wird ein zweiter Test durchgeführt. Wenn dieser ebenfalls die Reaktion des Körpers auf HIV bestätigt, kann man sicher sein, dass eine Infektion stattgefunden hat. »HIV-negativ« bedeutet, dass keine Infektion vorliegt. Lassen Sie sich am besten schon vor dem Test beraten, von der Aids-Hilfe oder einem Arzt Ihres Vertrauens. Im Falle einer Infektion empfehle ich dringend, Beratung zu suchen, damit Sie Verbindung zu Selbsthilfegruppen und Informationsquellen bekommen. Vor allem aber müssen Sie Ihren Sexualpartner informieren. Wenn Ihr Partner nicht HIV-positiv ist, aber Ihr Test positiv war, können Sie immer noch Geschlechtsverkehr haben, aber nur »safer sex«.

Schutzmaßnahmen: »Safe« ist jeder Geschlechtsverkehr, bei dem weder Samen, Vaginalflüssigkeit noch Blut von einer Person in den Körper einer anderen gelangen kann. Dafür wird ein Latexschutz verwendet, um sich oder andere vor einer Infektion zu schützen. Kondome bieten guten Schutz, ebenso Latexhandschuhe während einer Fingerpenetration. Latex-»Barrieren« gibt es auch für sicheren oralen Sex.

HIV wird nicht durch Speichel (Küssen ist sicher), Tränen oder Schweiß übertragen, doch eine Ansteckung kann durch Exkremente oder Urin erfolgen, wenn Blut darin ist. Verwenden Sie zum Beispiel Zahnbürsten oder Rasierapparate nicht gemeinsam.

Behandlung: Wenn Sie eine HIV-Infektion beziehungsweise Aids haben, müssen Sie Ihrem Immunsystem so viel Unterstützung geben wie nur möglich. Das heißt, Sie müssen Drogen (einschließlich Rauchen) und Alkohol aufgeben, nährstoff- und proteinreiches Essen zu sich nehmen und irgendeine Entspannungstechnik und Meditation praktizieren. Kräutermedizin und Nährstoffpräparate können dem Immunsystem in großem Maß helfen. Auch Lymphdränage dient dazu, den gesamten Gesundheitszustand zu verbessern.

Für Aids gibt es keine Heilung. Die verschiedenen mit der Krankheit verbundenen Infektionen können jedoch mit Medikamenten behandelt werden. Die Behandlung mit kombinierten Medikamenten vermag das Fortschreiten der Krankheit zu verlangsamen. Aidskranke sollten sich immer in die Obhut eines Arztes begeben, der ständig ihre Gesundheit genau überwacht und Unterstützung gibt.

Ernährungstipps: Unser Immunsystem hat die Aufgabe, bestimmte Viren in unserem Blut herauszufinden und wirksam zu zerstören. Der Erfolg hängt völlig davon ab, wie stark und gesund es ist. Da eine HIV-Infektion das Immunsystem stark schwächt und damit den Menschen anfälliger für andere Infektionen und Krankheiten macht, sollten die Betroffenen alles tun, um ihr Immunsystem zu stärken, zum Beispiel durch die Versorgung des Körpers mit entsprechenden Nährstoffen. In Frage kommen hier vor allem: Vitamin-B-Komplex, Vitamin A oder Betakarotin, Vitamin C, Vitamin E, außerdem Flavonoide, Selen, Magnesium und Zink. Dosierungsempfehlungen sollte man sich von einem Ernährungsberater, der sich mit Ernährungstherapien bei Immunschwäche auskennt, geben lassen. Hilfreich sind auch frischer Knoblauch und Lysin, eine Aminosäure, die sich in Nahrungsmitteln mit Proteinen von guter Qualität findet, zum Beispiel Fisch, Hähnchen, Lamm und Mungbohnensprossen. Wichtig ist auch, die Darmflora zu verbessern, zum Beispiel, indem man jeden Tag Jogurt isst oder ein Getränk zu sich nimmt, das mit *Lactobacillus acidophilus* gesäuert ist.

Kräutermedizin: Hier kommen eine ganze Reihe von Heilpflanzen, bei denen keine schwerwiegenden Nebenwirkungen auftreten, in Frage:

- Sonnenhut (*Echinacea angustifolia*) – hat eine starke, das Immunsystem verbessernde Wirkung.
- Knoblauch (*Allium sativum*) – stärkt das Immunsystem und soll – wie man festgestellt hat – auch das Krebsrisiko verringern.
- Orangenwurzel (*Hydrastis canadensis*) – unterstützt, als nährstoffreiches, antibakterielles Tonikum verabreicht, die Verdauung.

- Myrrhe (*Commiforma molmol*) – eine antiseptische und antimikrobielle Heilpflanze.
- *Picrorrhiza kurroa* – eine bekannte Heilpflanze der ayurvedischen Medizin, doch im Westen noch ziemlich neu. Untersuchungen haben ergeben, dass sie ein breites Spektrum an Immunreaktionen schafft. Zusammen mit der Bitterdistel (*Silybum marianum*), die als Tonikum zugleich für die Leber gut ist, wirkt sie stark anregend auf das Immunsystem.
- Borstige Fingeraralie (*Eleutherococcus senticosus*) – Doppelblindstudien haben eine starke Wirkung auf das Immunystem gezeigt. Die Populationen von natürlichen Killerzellen und T-Helferzellen haben sich bei gesunden Freiwilligen deutlich vermehrt. Dies weist darauf hin, dass diese Pflanze sehr nützlich ist, um das Immunsystem zu stärken.

Akne

Akne ist eine weit verbreitete Hautkrankheit, unter der vorwiegend Heranwachsende leiden, von der aber auch noch Dreißigjährige betroffen sein können.
Symptome: Die Ausprägung der Akne reicht von gelegentlichen Pickeln bis zu schwerer *Acne cystica*, die dauerhafte Narben hinterlässt. Die meisten Menschen mit Akne fühlen sich unansehnlich, daher kann Akne vernichtende Auswirkungen auf das Selbstbewusstsein und das Selbstvertrauen haben.
Ursachen: Die Hauptursache für Akne ist die Überreaktion der Hautdrüsen auf die Produktion von androgenen – männlichen – Hormonen. Jeder Mensch produziert Androgene, doch nur Frauen, die darauf empfindlich reagieren, bekommen Akne. Während des Heranwachsens werden oft größere Mengen dieser Hormone produziert, und sie beeinflussen die Talgdrüsen in der Haut. Diese Drüsen sondern Talg ab, eine ölige Substanz, die Haare und Haut weich und elastisch hält. Wenn der Spiegel an diesen männlichen Hormonen zu hoch ansteigt, werden die

Drüsen angeregt, größere Mengen Talg abzugeben, wodurch fettige Haut zustande kommt. Diese Hormone bewirken auch ein Verdicken der Talggänge, die dadurch enger oder ganz verschlossen werden. Der Talg kann dann nicht mehr austreten und sammelt sich unter der Haut – es bildet sich Hautgrieß. Wenn der Talg der Luft ausgesetzt ist, dunkelt er häufig nach, und aus dem Hautgrieß wird ein Mitesser. Geht die Talgproduktion weiter, ohne dass Talg austreten kann, verursachen Bakterien eine Entzündung im umgebenden Gewebe, und ein Pickel entsteht. Die Entzündung kann sich in tiefere Hautschichten ausbreiten und zu einem schmerzhaften tiefer liegenden Pickel führen.

Die schwerste Form von Akne ist *Acne cystica*, bei der sich Zysten in der Haut bilden, die eine chronische Entzündung hervorrufen, die manchmal Monate braucht, um abzuheilen. Sie hinterlässt meist Narben und sogar Löcher in der Haut. Diese schwere Form erfordert häufig eine ärztliche Behandlung, die besonders wirksam ist, wenn sie mit der äußerlichen Anwendung von Kräuterlotionen und -salben und einer Ernährungsumstellung kombiniert wird.

Andere Ursachen für Akne können Allergien, seelischer Stress, einige Antibabypillen, schlechte Ernährung, mangelnde Hygiene und ein geschwächtes Immunsystem sein.

Behandlung: Wie Nieren, Lungen und der Darm ist die Haut ein Ausscheidungsorgan. Wenn irgendeines der anderen Organe nicht richtig arbeitet, sucht sich der Körper einen Ausweg, die Haut. Haben Sie jemals bemerkt, wie sich der Geruch Ihrer Haut verändert, je nachdem, was Sie essen oder trinken?

Schweißdrüsen sind in den meisten Bereichen unserer Haut vorhanden. Sie sind von winzigen Blutgefäßen umgeben. Wir schwitzen, um die Körpertemperatur zu regulieren und Abfallprodukte auszuscheiden. Der Schweiß ist eine Mischung aus Wasser, Salz, Harnstoff (ein Nebenprodukt des Eiweiß-Stoffwechsels), Harnsäure, Aminosäuren, Ammoniak, Zucker, Milchsäure und Vitamin C. Einige dieser Stoffe können die

Gesundheit der Haut beeinträchtigen. Der Körper besitzt zwar gute Regulative, doch einige Menschen reagieren empfindlicher auf diese Stoffe als andere.

Man kann leicht übersehen, was sich im Inneren des Körpers tut, wenn die Probleme sich an der Außenseite zeigen. Doch Sie dürfen Ihre Haut nicht abgesondert von Ihrem Körper betrachten. Daher sollten Sie, wenn Sie unter Akne leiden, sich gesund ernähren, viel frisches Wasser trinken und täglich für ausreichend Bewegung sorgen.

Akute Ausbrüche von Akne können durch Stress, Umweltgifte, fettige Kosmetika, Absetzen der Antibabypille, größere Mengen ungesunder Lebensmittel, Fieber oder Krankheit ausgelöst werden. Akne ist in erster Linie ein Hormonproblem, deshalb müssen zunächst die Hormone in Ordnung gebracht werden, um die Akne in den Griff zu bekommen. Denken Sie daran, dass die Hormone auf Stress und Ernährungsgewohnheiten reagieren.

Wenn die Ursachen für Ihre Akne geklärt sind, kann Ihnen ein Kräuterheilkundler Kräuter verordnen, um Ihre Haut zu verbessern. In Frage kommen Kräuter gegen hormonelle Unregelmäßigkeiten, zur Entwässerung und Entgiftung, für eine Verbesserung der Verdauung sowie Methoden gegen Stress und für eine Verbesserung des Immunsystems. Die Behandlung wird auf die individuellen Bedürfnisse eingestellt.

Ernährungstipps: Auch wenn Hautärzte erklären, eine schlechte Ernährung führe nicht unbedingt zu Akne, beschleunigt eine gesunde Ernährung mit Sicherheit den Heilungsprozess und verhindert auch häufig ein erneutes Aufflammen der Krankheit. Bei der Behandlung der meisten Leiden liegt die Heilung nicht allein in einer Therapieform.

Frauen mit Akne sollten eiweißreiche pflanzliche Lebensmittel auswählen, wie Hülsenfrüchte, Sojaprodukte, Vollkornprodukte, Nüsse und Samen.

Nährstoffe, die benötigt werden, sind Vitamin A, C, E und der Vitamin-B-Komplex sowie Kalzium, Zink und essenzielle Fettsäuren.

Essen Sie viel gekochte gelbe Gemüse, die reich an Vitamin A sind, denn dieses Vitamin ist für die Gesundheit Ihrer Haut und Ihres Immunsystems wesentlich.
Essen Sie jeden Tag rohe oder gedämpfte grüne Gemüse, sie sind reich an B-Vitaminen, die gegen Stress helfen.
Nehmen Sie jeden Tag frisches Obst und rohen Salat zu sich – sie enthalten Vitamin C und Ballaststoffe. Ein träges Verdauungssystem kann Akne entscheidend fördern, daher sind Ballaststoffe wichtig.
Vitamin E hilft, den Hormonhaushalt auszugleichen, dient der Heilung von Akne und verhindert Narbenbildung. Gute Quellen hierfür sind Mandeln, Mais und Weizenkeime.
Essentielle Fettsäuren können die Entzündung verringern und den Hormonhaushalt ausgleichen. Nehmen Sie Fischöl in Ihre Ernährung auf, auch Leinsamen und Tofu sind gute natürliche Quellen.
Versuchen Sie, jeden Tag Jogurt zu essen für ein gesundes Verdauungssystem und um ausreichend Kalzium aufzunehmen. Kalzium sorgt für die Ausgewogenheit von Säuren und Basen in Ihrem Blut – sie ist für einen guten Teint nötig.
Essen Sie jeden Tag Knoblauch, wenn Sie ihn vertragen, oder nehmen Sie Knoblauchpillen.
Vermeiden Sie raffinierte Kohlenhydrate, zum Beispiel Produkte aus weißem Mehl oder weißem Zucker. Nehmen Sie stattdessen Vollkornprodukte wie Mais-, Kürbiskern-, Sonnenblumen- und Gerstenbrot zu sich, und essen Sie mehr Reis.
Essen Sie nichts Gebratenes. Ein wenig Öl an einem Salatdressing ist in Ordnung.
Halten Sie Ihren Kaffee-, Tee- und Alkoholkonsum so gering wie möglich. Trinken Sie stattdessen jeden Tag frisches Wasser. Wenn Sie heiße Getränke mögen, trinken Sie Kräutertees – gut sind Kamille, Hagebutte, Hibiskus und Löwenzahn.
Täglich ein gutes Multivitamin- oder Antioxidantien-Präparat mit Nachtkerzen- oder Fischöl kann helfen.

Selbsthilfe: Waschen Sie Ihre Haut zweimal täglich mit einer milden Reinigungslotion oder einfach mit Seife. Klopfen Sie die Haut sanft trocken.
Einen schmerzenden Pickel, der einen Kern hat, stechen Sie mit einer sterilisierten Nadel an und wischen den Eiter mit einem in Teebaumöl getränkten Wattebausch weg.
Masken oder Gesichtspackungen können nützlich sein, um Hautunreinheiten zu beseitigen; wenden Sie diese ein- oder zweimal pro Woche an. Sie können aus Haferflocken selbst eine Packung zubereiten: Haferflocken zu einem dicken Brei kochen, abkühlen lassen und Honig und »Schwefelblüten« (aus der Apotheke) untermischen. Gleichmäßig auf dem Gesicht verteilen, zehn Minuten einwirken lassen, dann mit lauwarmem Wasser abwaschen.
Setzen Sie fettige Haut keiner Dampf- oder Hitzebehandlung aus. Hitze bringt nur mehr Fett an die Oberfläche. Halten Sie Ihr Gesicht nicht direkt unter das heiße Wasser der Dusche. Legen Sie sich nicht in die Sonne. Während Frischluft und Ultraviolettstrahlen helfen können, ist zu viel Sonne schädlich und verstärkt die Fettproduktion.
Verwenden Sie keine scharfen Peelings. Sie können die Entzündung verstärken und zusätzliche Hautzellen anregen, die dann die Gänge blockieren.
Drücken Sie Pickel, Hautgrieß oder Mitesser nicht aus, denn Sie können mit Ihren Fingern oder Nägeln Infektionen übertragen und die Entzündung so verschlimmern.
Versuchen Sie, Ihren Stress abzubauen, sei es mithilfe von Meditation, Yoga, Tiefenatmung, Spazierengehen oder Schwimmen. Wählen Sie das, was Ihnen am besten zusagt.
Kräutermedizin: Es gibt viele Kräuter, die bei der Behandlung von Akne eingesetzt werden können, dazu gehören:

- Schwertlilie (*Iris versicolor*) – speziell für fettige Haut, außerdem gut für die Leber.
- Klette (*Arctium lappa*) – eine gute antibakterielle Heilpflanze speziell für die Haut.

- *Stillingia sylvatica* – gegen Hautprobleme mit Lymphstauungen.
- Wiesenklee (*Trifolium pratense*) – enthält pflanzliche Östrogene und hilft besonders bei chronischen Hautkrankheiten.
- Krauser Ampfer (*Rumex crispus*) – besonders gut für Akne an den Schultern und am Rücken, hat leicht abführende Wirkung.

Wenn die Haut ganz besonders fett ist, helfen adstringierende Kräuter in Verbindung mit antibakteriellen Kräutern als Lotion oder Tonikum. Eine gute Kräutermischung kann aus gleichen Teilen Orangenwurzel, Ringelblume und Krauser Ampfer bestehen. Wenn die Haut juckt, kann man noch etwas Vogelmiere zugeben. Ist die Haut trocken, wird diese Mischung zu einer reinen Vitamin-E-Creme hinzugefügt (ein Teil Kräuter auf drei Teile Vitamin-E-Creme).

Bach-Blüten: Oft sind mit Akne seelische Probleme verbunden. Zu den Bach-Blüten, die eine Überlegung wert sind, gehören Crab Apple, Walnut, Larch, Agrimony und White Chestnut.

Ätherische Öle: Einige Tropfen dieser ätherischen Öle können in etwas Vitamin-E-Salbe (Salbe auf Wasserbasis, in der Apotheke erhältlich) gemischt und als Feuchtigkeitsspender aufgetragen werden.

- Kamillenöl – gut für empfindliche Haut, hilft die Hautrötung zu beseitigen.
- Geranienöl – reguliert den Fetthaushalt an der Hautoberfläche.
- Zitronengrasöl – kühlt die Haut, wirkt adstringierend und ist ein perfektes Tonikum für die Haut.
- Teebaumöl – Untersuchungen in Australien haben gezeigt, dass es zur Behandlung von Akne sehr wirksam ist, es trocknet die Haut nicht aus, verhindert Narbenbildung und wirkt antiseptisch.

Homöopathie: Hier sollten Sie sich von Ihrem Homöopathen beraten lassen. In Frage kommen aus meiner Erfahrung folgende Mittel.

- Sulphur D6 oder D30 – ein gutes Hautreinigungsmittel, besonders wenn die Haut rot und heiß ist und juckt. Stellen Sie sich jedoch darauf ein, dass die Haut zu Beginn der Behandlung schlimmer werden kann, da Schwefel von innen nach außen heilt.
- Graphite – zur Behandlung von *Acne cystica*, bei der es leicht zu Narbenbildung kommt.

Heilsalze: Hier kommen verschiedene in Frage:

- Calc sulph – gut gegen Pickel mit Eiterbläschen darauf. Kalzium reinigt das Blut.
- Kali mur – für Akne im Gesicht, bei der die Drüsen beteiligt sind.
- Kali sulph – für trockene, sich schälende Haut an der Oberfläche, während der Pickel selbst eitrig ist und wässrige Flüssigkeit absondert, die darüber verkrustet.
- Silicea – für Akne, die Narben auf Wangen, Rücken und Brust hinterlässt.

Hinweis: Oft hilft es, eine Kosmetikerin aufzusuchen, die Ihre Haut äußerlich behandelt und Ihnen Ratschläge über die richtige Reinigung geben kann. Manchmal ist es nötig, dass die Kosmetikerin einige Poren öffnet, um festsitzenden Talg zu lösen.

Schulmedizin: Ihr Arzt schlägt vielleicht Medikamente zur Verringerung der männlichen Hormone im Körper vor oder verordnet eine Antibabypille. Solange man sie einnimmt, kann die Antibabypille sehr wirksam gegen Akne sein, doch sie schafft keine Heilung. Es ist wichtiger, als Erstes gegen die Ursache der Akne vorzugehen.

Die Therapie mit Antibiotika hat sich in manchen Fällen als hilfreich erwiesen, doch eine Langzeittherapie fordert Tribut vom Immunsystem und kann Pilzinfektionen auslösen. Wenn Sie Antibiotika einnehmen, essen Sie unbedingt jeden Tag Jogurt oder nehmen Sie einen Nahrungszusatz mit Lactobacillus acidophilus oder Ähnlichem.

Bei schweren Fällen von Akne kann der Hautarzt eine synthetische Form von Vitamin A verschreiben, die Acne cystica sehr wirksam heilt. Sie dürfen dieses Medikament nicht während der Schwangerschaft einnehmen und während der Behandlungszeit kein zusätzliches Vitamin-A-Präparat nehmen.

Anämie

Anämie ist ein Zeichen, dass den Körperzellen Sauerstoff fehlt. Die roten Blutkörperchen enthalten ein Protein, das Hämoglobin, das dem Körper den Sauerstoff zugänglich macht. Hämoglobin enthält Eisenpartikel, die den Sauerstoff in den Lungen an sich binden, ihn durch den Blutkreislauf transportieren und ins Körpergewebe abgeben. Wenn Sie zu wenig rote Blutkörperchen haben und/oder diese unregelmäßig in Größe oder Form und empfindlich sind, ist deren Fähigkeit, Sauerstoff im Körper zu transportieren, verringert. Wenn dem Körper kein Eisen zur Verfügung steht, schränkt er die Produktion von roten Blutkörperchen ein.

Ursachen: Anämie ist häufig die Folge von Eisenmangel oder wird durch Infektionen, Leberkrankheiten, Blutverlust oder Verdauungsstörungen verursacht. Es gibt jedoch verschiedene Arten von Anämie und eine Vielzahl von Ursachen.

Symptome: Dazu zählen Müdigkeit, Kurzatmigkeit, blasse Haut, Kälteempfindlichkeit, Reizbarkeit, spröde Nägel und Schwindelgefühl. Vielleicht stellen Sie auch fest, dass Sie weniger Widerstandskraft gegen Infektionen haben.

Behandlung: Wenn Sie glauben, Symptome für Anämie zu haben, kann es sich lohnen, Ihren Arzt oder Heilpraktiker aufzusuchen, damit eine Blutuntersuchung vorgenommen wird. Dabei wird die Menge des Hämoglobins und die Anzahl eisenhaltiger roter Blutkörperchen genau festgestellt, außerdem wird auch untersucht, ob die Blutkörperchen empfindlich oder missgebildet sind. Der Eisenspiegel im Blut ändert sich von Tag zu Tag, und es ist möglich, dass der Hämoglobinwert stimmt und Sie trotzdem Anämie haben. Gute Hinweise auf einen Eisen-

mangel geben Blutuntersuchungen, die die Eisenspeicherung und die Eisenaufnahme des Körpers messen.
Wenn die Diagnose Anämie lautet, sollten Sie gemeinsam mit Ihrem Arzt oder Heilpraktiker über die Therapie entscheiden. Diese hängt stark von der Art der Anämie ab. Einige Frauen werden nur die Zufuhr von Eisen über die Nahrung erhöhen müssen, während andere eine Reihe von Eisen- oder B_{12}-Injektionen brauchen. Die häufigste Art von Anämie bei Frauen ist eine Eisenmangel-Anämie, die in der Regel mit einer Verbesserung der Eisenzufuhr über die Nahrung oder mit einem Eisenpräparat behandelt wird. Bei Präparaten halten Sie sich bitte genau an die Dosierungsanleitung des Herstellers.
Wenn rote Blutkörperchen absterben, wird das Eisen, das sie enthalten, im Körper wiederverwertet. Daher brauchen Frauen, wenn sie nicht durch extrem starke Monatsblutungen oder innere Blutungen Blut verlieren, nur sehr geringe Mengen an Eisen.
Ernährungstipps: Eine Eisenmangel-Anämie kann oft durch eine verstärkte Aufnahme von eisenhaltigen Nahrungsmitteln in Ordnung gebracht werden, zum Beispiel durch Leber, dunkelgrüne Blattgemüse, Pinienkerne, Petersilie, Aprikosen, Austern, Sojabohnen und mageres rotes Fleisch.
Manchmal wird das Eisen vom Dünndarm nicht aufgenommen. Sie können die Aufnahme verbessern, wenn Sie Nahrungsmittel mit viel Vitamin C zusammen mit eisenhaltigen Nahrungsmitteln essen. Zum Beispiel ist Taboulé wunderbar, weil es eisenhaltige Petersilie und Tomaten mit Vitamin C enthält. Wenn Sie zum grünen Salat eine Spalte Papaya oder Ananas geben oder eine frische Tomatensauce zu magerem Steak zubereiten, nehmen Sie mehr Eisen auf. Vitamin C ist auch in Zitrusfrüchten, Paprika, Erdbeeren, Guaven und Hagebutten enthalten.
Übermäßiger Tee- und Kaffeegenuss kann dem Eisenspiegel wegen des hohen Tanningehalts dieser Genussmittel ernsthaft schaden. Versuchen Sie, sich auf zwei Tassen täglich zu be-

schränken. Als Alternative können Sie Kräutertees trinken oder Tee mit niedrigem Tanningehalt kaufen.

Auch Mittel gegen Magensäure oder zu viel Kalzium und Zink können die Eisenaufnahme behindern.

Zusätzlich zu den oben genannten Lebensmitteln sollten Sie versuchen, die folgenden Nährstoffe in Ihre Ernährung aufzunehmen, damit Ihr Körper besser rote Blutkörperchen produzieren kann, die Eisenaufnahme verbessert und so Anämie verhindert wird.

- Biotin – in Sojabohnen, Vollkornprodukten, Eigelb und Bohnensprossen.
- Kupfer – in Mandeln, Pflaumen, Austern, Meerestieren, Vollkornprodukten, Hülsenfrüchten und Pilzen.
- Folsäure – in grünem Blattgemüse, Eiern, Leber, Linsen, Hefe und getrocknetem Bohnen.
- Molybdän – in Hülsenfrüchten, Cerealien, Sonnenblumenkernen, Weizenkeimen, Linsen und Butter.
- Vitamin B_6 – in Eigelb, Thunfisch, Lachs, Walnüssen und Hülsenfrüchten.
- Vitamin B_{12} – in Nieren, Leber, Milchprodukten (vor allem Magermilchpulver), Eiern, Fisch, Melasse, Pilzen, Muscheln, Tempeh und Weizenkeimen.
- Vitamin E – in Nüssen, Samen, Mais, Eigelb und Weizenkeimen.
- Zink – in Austern, Kürbiskernen, Vollkornprodukten und Leber.

Kräutermedizin: Viele der Kräuter, die bei der Behandlung von Anämie eingesetzt werden, wählt man, weil sie reich an Nährstoffen sind. Dazu gehören Brennnesseln, Himbeerblätter, Klette, Königskerze, Löwenzahn, Luzerne, Mädesüß, Petersilie und Wiesenklee.

Frauen, die anfällig für Anämie sind, gebe ich oft die Heilpflanze Berberitze in Mischungen als Tonikum, da diese Pflanze gut für die Milz ist, in der die roten Blutkörperchen entstehen.

Hinweis: Manche Frauen bekommen Verstopfung, wenn sie gewisse Eisenpräparate nehmen, und sie stellen fest, dass ihr Stuhl schwarz ist. Dies ist ein Zeichen dafür, dass das Eisen nicht richtig aufgenommen wurde. Die Zugabe von Vitamin C und homöpathischem Eisenphosphat, als Heilsalz genommen, verbessert die Fähigkeit des Körpers, Eisen aufzunehmen.

Bauchhöhlen- oder Eileiterschwangerschaft

Manchmal wird ein Ei befruchtet, während es frei in der Bauchhöhle liegt, und dies führt dazu, dass der Embryo sich im Eileiter oder in der Bauchhöhle entwickelt anstatt in der Gebärmutter. Dies wird als Bauchhöhlen- oder Eileiterschwangerschaft bezeichnet. Diese Arten von Einnistung eines befruchteten Eis verlaufen nicht erfolgreich, weil das sich entwickelnde Ei keine Verbindung zum mütterlichen Blutkreislauf bekommt.

Eine Bauchhöhlenschwangerschaft kann auftreten, wenn Frauen, die eine Spirale tragen, schwanger werden, da diese den Zugang zur Gebärmutter versperrt. Sie kann auch bei Frauen vorkommen, bei denen ein oder beide Eileiter blockiert sind, zum Beispiel durch Narbengewebe von einer früheren Infektion, Endometriose oder Operation.

Eine Bauchhöhlenschwangerschaft führt häufig in den ersten drei Monaten zu einem chirurgischen Abbruch und der Entfernung des Fötus. In manchen Fällen muss auch der Eileiter entfernt werden.

Zu Anfang treten alle Symptome einer Schwangerschaft auf, doch die betroffene Frau bekommt dann starke Schmerzen und vielleicht auch Blutungen. Es ist nicht möglich, dass sich eine Bauchhöhlenschwangerschaft normal entwickelt, und deshalb muss operiert werden. Vorausgesetzt, der andere Eileiter ist in Ordnung, kann sie später noch ganz normal empfangen und ohne Komplikationen wieder schwanger werden.

Obwohl die Ärzte und Schwestern den Frauen sagen, dass der Fötus sich nicht normal entwickeln kann, verspüren die Betroffenen Trauer und Verlustgefühle, genau wie dies Frauen nach einer Fehlgeburt oder einer Abtreibung tun. Dagegen sind einige Bach-Blüten wie auch homöopathische Mittel hilfreich.

Ernährungstipps: Nährstoffreiche Nahrungsmittel sind wichtig, um die Heilung und Genesung nach einer Narkose zu unterstützen.

Die benötigten Nährstoffe sind Vitamin A, C und E sowie Zink und essentielle Fettsäuren.

Versuchen Sie jeden Tag Knoblauch und Zwiebeln zu essen, um einer Infektion vorzubeugen.

Vitamin C ist eine natürliche entzündungshemmende Substanz, und Nahrungsmittel, die reich an diesem Nährstoff sind, fördern die Heilung. Die Nebennieren können durch die Narkose beeinträchtigt sein, daher brauchen sie unter anderem Vitamin C, um gut arbeiten zu können.

Vitamin A dient der Gesundheit des Körpergewebes und unterstützt das Immunsystem.

Zink, essentielle Fettsäuren und Vitamin E sind äußerst nützlich für die Wundheilung.

Kräutermedizin: Nach einer Operation können die folgenden Kräuter hilfreich sein:

- Ringelblume (*Calendula officinalis*) – eine natürlich antiseptische und nährstoffreiche Heilpflanze.
- Orangenwurzel (*Hydrastis canadensis*) – eine antibakterielle Heilpflanze zur Unterstützung der Heilung und Verhinderung von Infektionen nach der Operation.
- Wiesenklee (*Trifolium pratense*) – zur Vorbeugung gegen Verwachsungen und zur Unterstützung der Heilung.
- Yam, Yamswurzel (*Dioscorea villosa*) – beugt Entzündungen und Stauungen im Becken vor.
- Schafgarbe (*Achillea millefolia*) – eine Heilpflanze zur Unterstützung der Heilung, die allgemein gut für die weiblichen Fortpflanzungsorgane ist.

Bach-Blüten: Nützlich sind Mustard, Aspen, Sweet Chestnut, Star of Bethlehem und Rescue-Tropfen.

Homöopathie: Die zwei speziellen Mittel, die ich einsetzen würde, sind

- Arnica D200 – gegen Schock, zur Unterstützung der Heilung und Verringerung von Wundsein nach der Operation.
- Silicea D200 – gegen Verwachsungen und zur Unterstützung der Heilung.

Heilsalze: Wunden, die von chirurgischen Schnitten herrühren, werden durch das Blut behoben. Diese Salze können zu einer schnelleren Heilung beitragen, Infektionen verhindern und sind ein gutes Selbsthilfemittel.

- Calc sulph – zur Unterstützung der Wundheilung.
- Ferrum phos – zur Linderung von Schmerzen und Stauungen und zur Unterstützung der Heilung.
- Kali mur – bei deutlicher Schwellung.
- Silicea und Calc sulph – sollten kombiniert angewendet werden, wenn eine Infektion aufgetreten ist.

Blasenentzündung (Zystitis)

Zystitis ist eine Entzündung der Blase. Sie wird selten durch Bakterien ausgelöst, kann aber den Weg für eine Infektion bereiten.

Ursachen: Gewebeentzündung ist normalerweise die Folge einer Reizung. Sie kann durch eine Verletzung am Eingang zu den Harnwegen ausgelöst werden, zum Beispiel nach einem heftigen Stoß oder durch Reibung während des Geschlechtsverkehrs. »Honeymoon cystitis« ist nicht ungewöhnlich bei Frauen, die von häufigem Geschlechtsverkehr ohne ausreichendes Gleitmittel eine Entzündung bekommen.

Um den Eingang der Harnröhre gibt es stets sehr viele Bakterien, auch solche aus dem Darm. Einige Keime leben immer dort und richten normalerweise keinen Schaden an, doch es ist sehr leicht für Bakterien, in die Blase hinaufzusteigen und eine Infektion zu verursachen. Einige durch Geschlechtsverkehr übertragene Krankheiten können eine Blaseninfektion hervorrufen.

Nierensteine können beim Passieren die Schleimhaut der Harnwege verletzen und einer Infektion den Weg bereiten.

Symptome: Das häufigste Symptom von Zystitis ist häufiges Wasserlassen mit extremem Drang. Wenn Sie versuchen, die Blase zu entleeren, kommt nur sehr wenig Urin, und am Ende des Wasserlassens kann ein starkes, schmerzhaft ziehendes Gefühl auftreten. Auch Schmerzen und Brennen im Unterbauch kommen häufig vor. Manchmal ist auch Blut im Urin und färbt ihn rosa. Sie können auch feststellen, dass der Urin stark riecht und wolkig ist. Wenn eine Infektion vorliegt, kann der Urin ziemlich dunkel werden, und Sie haben Schmerzen oberhalb der Nieren in den Lenden. Bei einer Infektion oder einer Entzündung sind Sie ständig sehr müde und können auch Fieber haben.

Behandlung: Kräutermedizin, die Pflanzenschleim enthält, ist unter diesen Umständen sehr nützlich.

Brust-Abszess

Gelegentlich bildet sich ein Abszess im Brustgewebe nach einer Infektion der Brustdrüsen oder eines Milchganges nahe der Brustwarze. Bei einer Untersuchung fühlt sich der Knoten warm und äußerst empfindlich an.

Wenn Sie während des Stillens einen Abszess in der Brust bekommen, besteht keine Gefahr für Ihr Baby, die Infektion wird nicht übertragen. Stillen Sie dann weiter, denn wenn Sie mit dem Stillen aufhören, verringern oder gefährden Sie Ihren Milchfluss.

Wichtiger Hinweis: Ihr Baby kann durch Antibiotika, die Sie eventuell einnehmen müssen, beeinträchtigt werden, da diese in die Milch gelangen können. Sie sollten Ihr Baby genau beobachten, wenn Sie Antibiotika einnehmen, denn bei empfindlichen Kindern können manche dieser Präparate eine Dickdarmentzündung hervorrufen. Symptome dieser Entzündung sind Schmerzen im Unterleib und manchmal auch Blut im Stuhl des Babys. Es ist wichtig, dass Sie dann ärztliche Hilfe in Anspruch nehmen.

Selbsthilfe: Achten Sie auf strikte Hygiene und legen Sie eine warme Kompresse auf den Abszess. Ein Breiumschlag ist gut, um den Abszess zu heilen und die Entzündung in der Brust abklingen zu lassen. Rotulmenpulver eignet sich dafür ausgezeichnet: Ein bis zwei gehäufte Teelöffel Rotulmenpulver in eine kleine Schüssel geben und etwas frisch gekochtes Wasser dazugießen, bis ein weicher Ball entsteht. Um die Wirksamkeit zu erhöhen, können Sie etwas Ringelblumen- oder Orangenwurzeltinktur hinzufügen, da dies gute antiseptische Kräuter sind. Die Mischung auf ein Stück Gaze oder Stoff geben und auf den Abszess legen, solange sie noch ziemlich heiß ist. Gaze oder Stoff mit Pflaster auf der Brust festkleben und über Nacht dort belassen. Wenn Sie den Umschlag morgens wegnehmen, sehen Sie, dass der Brei den Inhalt des Abszesses weggenommen hat und das Wundsein und den Druck stark gelindert hat.

Für den Brei sind auch Haferflocken, Brot und geriebene rohe Kartoffeln geeignet.

Schulmedizin: Eine Behandlung mit Antibiotika kann ratsam sein. Der Arzt muss den Abszess vielleicht aufstechen, um den Inhalt herauszubringen.

Brustentzündung (Mastitis)

Mastitis ist eine entzündliche Erkrankung der Brust, die in erster Linie stillende Mütter trifft.

Symptome: Eine Brust oder beide Brüste schmerzen, sind schwer, heiß und geschwollen. Auch Fieber tritt auf, und Sie werden sehr krank.

Selbsthilfe: Legen Sie ein warmes Kohlblatt in Ihren Büstenhalter.
Legen Sie mehrmals täglich heiße Kompressen auf Ihre Brust.
Phytolacca-Salbe (Kermesbeer-Salbe) kann direkt sanft in die Brust eingerieben werden.
Setzen Sie das Stillen fort, aber achten Sie darauf, dass Sie es richtig tun. Ihre Brustwarze muss gut im Mund des Babys liegen. Nach jedem Füttern sollte die Brust leer sein, sonst können die Milchgänge verstopfen, was Mastitis zur Folge haben kann.
Wenn Ihr Baby nicht alle Milch trinkt, stellen Sie sich unter eine warme Dusche und lehnen Sie sich nach vorn. Streichen Sie sanft mit der Innenfläche Ihrer Hand über die Brust und fördern Sie so die Milchabsonderung. Versuchen Sie nicht, mit einer Brustpumpe alles herauszupressen, denn das regt eine größere Milchproduktion an.
Ruhen Sie viel, um die Genesung zu beschleunigen.
Homöopathie: Bewährt haben sich zum Beispiel folgende Mittel:

- Phytolacca – eignet sich speziell für Mastitis und kann rasche Erfolge erzielen.
- Belladonna – bei heißen, roten, geschwollene Brüsten, die pulsieren und von Fieber begleitet werden.
- Bryonia – speziell für Milchfieber mit heißen, harten, schmerzenden Brüsten.

Schulmedizin: Oft wird ein mildes Antibiotikum verordnet und Mittel zur Schmerzlinderung und zum Fiebersenken.

Brusterkrankungen – allgemeine Heilmittel

Probleme mit der Brust können ganz unterschiedlicher Natur sein. Um Ihnen die Orientierung zu erleichtern, sind hier einige der häufigsten Probleme und deren Behandlungs- und Selbsthilfemöglichkeiten aufgeführt.

Ernährungstipps: Hierbei kommt es auf das individuelle Problem mit der Brust an beziehungsweise auf den Östrogen- und/oder Progesteronspiegel einer Frau.

Hoher Östrogenspiegel – gut sind Nahrungsmittel, die reich an pflanzlichen Östrogenen sind, zum Beispiel Sojaprodukte und gekeimte Samen. Diese Nahrungsmittel können wirksam einen extrem hohen Östrogenspiegel senken, der Frauen anfällig für Krebs macht.

Probleme mit der Brust signalisieren möglicherweise Jodmangel. Dies gilt besonders für Frauen mit einer Schilddrüsenunterfunktion. Diese Frauen neigen zu einem hohen Östrogenspiegel. Verwenden Sie Jodsalz zum Würzen. Eine Ergänzung durch Riementang kann nützlich sein, vor allem bei Frauen, die auf eine niedrige Natriumzufuhr achten müssen. Andere Quellen für Jod sind Kabeljau, Austern, Pilze und Sonnenblumenkerne.

Zu viel Progesteron sowie empfindliche und sich schwer fühlende Brüste vor der Periode – eine fett- und natriumarme vegetarische Ernährung, die einige Magermilchprodukte enthält, kann hier hilfreich sein.

Vermeiden Sie unbedingt Koffein, wenn Sie wunde, empfindliche Brüste haben, denn es kann entscheidend zu diesen Symptomen beitragen. Koffein findet sich in Tee, Cola-Getränken, Kaffee und Schokolade. Trinken Sie stattdessen ein aus Löwenzahn zubereitetes Getränk. Falls Sie auf Tee oder Kaffee nicht verzichten möchten, lassen Sie einmal beides in der Woche vor der Periode weg und beobachten Sie, ob Sie einen Unterschied bemerken. Vielleicht wäre das dann ein guter Mittelweg für Sie.

Vermeiden Sie Vollmilchprodukte, die zu Lymphstauungen im Bereich der Brust und unter den Armen beitragen können.

Meiden Sie Alkohol und Nahrungsmittel, die hormonelle Stoffe enthalten, wie manches Fleisch, Geflügel und Eier.

Selen ist ein gutes Antioxydans, das bei Brustempfindlichkeit helfen kann. Es kommt in Thunfisch und Knoblauch vor.

Vitamin E und die essentiellen Fettsäuren sind generell sehr nützlich bei der Behandlung von Brustproblemen. Man findet sie in Fischöl, Sonnenblumenkernen, Nachtkerzenöl, Leinsamen und Weizenkeimen.

Achten Sie auf einen ausgewogenen Kalziumspiegel, indem Sie Nahrungsmittel zu sich nehmen, die reich an Magnesium sind, zum Beispiel Mandeln, Cashewkerne, Sojabohnen oder Vollkornprodukte.

Rauchen Sie nicht und versuchen Sie, sich so wenig wie möglich dem Passivrauchen auszusetzen.

Trinken Sie Gemüsesäfte wie Karotte und Sellerie, um Flüssigkeitsstauungen zu reduzieren und den Vitamin-A-Spiegel zu heben.

Übergewicht kann ein Problem sein. Reduzieren Sie daher das Fett in Ihrer Ernährung und beginnen Sie ein vorsichtiges Programm zum Abnehmen, zu dem auch tägliches Bewegungstraining gehört.

Kräutermedizin: Hilft bei verschiedenen Brustproblemen.

- Duftraute (*Agathosma betulina*) – ein gutes harntreibendes Mittel, das zusammen mit Mitteln zur hormonellen Ausgewogenheit nützlich ist. Es hilft bei geschwollenen schmerzenden Brüsten.
- Labkraut (*Galium aparine*) – eine adstringierende Heilpflanze bei vergrößerten Lymphknoten.
- Sonnenhut (*Echinacea angustifolia*) – eines der Kräuter gegen Viren.
- Echte Kamille (*Matricaria recutita*) – eine Heilpflanze gegen Entzündungen, die sehr lindernd wirkt.
- Wilder Thymian (*Thymus serpyllum*) – wirksam als Zugabe zu einem Breiumschlag oder einer heißen Kompresse.
- Schafgarbe und Pfefferminze – kombiniert als Tee. Diese Heilpflanzen können deutlich dazu beitragen, Fieber zu reduzieren.

Bach-Blüten: Nützliche Bach-Blüten sind Hornbeam, Oak, Red Chestnut und Vervain.

- Rescue-Tropfen – können Ängste verringern, die mit Veränderungen der Brust einhergehen.

Ätherische Öle: Massieren Sie einige Tropfen eines ätherischen Öls in einem guten Trägeröl, zum Beispiel hundertprozentigem Jojobaöl, sanft in die Brust ein, um Lymphstauungen zu verringern. Gute ätherische Öle sind beispielsweise Lavendel, Kamille, Johanniskraut oder Sandelholz.

Homöopathie: Über die genaue Dosierung sollten Sie mit Ihrem Homöopathen sprechen.

- Bryonia D6 oder D30 – gegen schmerzende Brüste während der Periode, verstärkt auf der rechten Seite.
- Calc carb D6 – gegen empfindliche, geschwollene Brüste vor der Monatsblutung.
- Conium D30 – Wenn die Brüste vor der Regel groß und schmerzend werden.
- Helonis D6 – gegen geschwollene Brüste mit schmerzenden, empfindlichen Brustwarzen.
- Hepar sulph D200 – gegen empfindliche Brustwarzen während der Monatsblutung und Abszesse in der Brust.
- Iodum D6 – gegen fibrös-zystische Brüste.
- Phosphorus D6 – wenn aus der Brustwarze ein brennender, wässriger Ausfluss kommt.
- Phytolacca D30 oder D200 – gegen reizbare Brüste vor und während der Periode, gegen geschwollene Drüsen, Zysten und Tumoren.
- Silicea D200 – gegen harte, knotige Brüste.

Heilsalze: Hier gibt es eine ganze Reihe hilfreicher Möglichkeiten:

- Calc fluor – gegen hartes fibröses Gewebe und Zysten in der Brust.
- Calc phos – gegen Brennen und Wundsein der Brust.
- Calc sulph – gegen Mastitis und Absonderungen aus der Brustwarze.
- Ferrum phos – in den ersten Stadien einer Entzündung oder Infektion mit Fieber. Ein gutes Heilmittel für rissige Brustwarzen.

- Kali phos – gegen bräunlichen, unangenehm riechenden Ausfluss aus der Brustwarze.
- Nat mur – gegen chronisch geschwollene Lymphdrüsen.
- Silicea – gegen harte, knotige, schmerzende Brüste.

Hinweis: Lymphdränage oder Kräuter, die gegen Lymphstauungen wirken, sind sehr nützlich.

Brustinfektionen – bakteriell bedingt

Die Milchgänge der Brust können von einer bakteriellen Infektion betroffen sein.

Symptome: Ausfluss aus der Brustwarze, der gelb, grün oder gräulich gefärbt sein kann, signalisiert eine ernst zu nehmende Infektion. Die Brust ist empfindlich, vor allem um die Brustwarze. Auch Fieber kann auftreten. Die Lymphdrüsen unter dem Arm können geschwollen sein.

Ursachen: Die Brustinfektion kann durch verschiedene Bakterien ausgelöst werden. Es können Streptokokken, Staphylokokken oder Pseudomonas sein. Eine Infektion durch Pseudomonas ist sehr selten, sie verursacht meist einen grünen Ausfluss und kann lebensbedrohend sein.

Selbsthilfe: Ein Breiumschlag kann auf die infektiöse Stelle gelegt werden (vgl. Brust-Abszesse).

Schulmedizin: Zur Heilung müssen Medikamente angewendet werden. Suchen Sie unbedingt einen Arzt auf.

Brustkrebs

Vorbeugung: Untersuchen Sie regelmäßig Ihre Brust, um so Ihre Chancen zu vergrößern, Veränderungen, die auf Brustkrebs hinweisen könnten, rechtzeitig zu entdecken. Am besten tasten Sie Ihre Brust nach der Periode ab, wenn sie weich ist. Hormonelle Veränderungen vor der Periode können bei manchen

Frauen zu Knoten und Schwellungen führen, die harmlos sind, aber falschen Alarm auslösen. Wenn Sie keine Periode haben, gewöhnen Sie sich an, Ihre Brust am ersten jeden Monats zu untersuchen.

Ihr Frauenarzt oder Ihre Frauenärztin kann Ihre Brust professionell und genau untersuchen und Ihnen außerdem zeigen, wie Sie es selbst machen können und worauf Sie achten sollen.

Mit der Untersuchung der Brust sollte man nach der Pubertät beginnen. Sie sollte dann das ganze Leben lang durchgeführt werden. Viele Ärzte empfehlen für alle Frauen über vierzig eine Mammographie.

Symptome: Krebszellen können den Körper auf verschiedene Arten beeinträchtigen. Manchmal stellen Frauen einen Ausfluss aus der Brustwarze fest, Änderungen in der Größe oder Form der Brust, Runzeln, Grübchenbildung, Rauheit, Rötung oder eine Drehung der Brustwarze. Alle diese Veränderungen sollten umgehend von einem Facharzt oder einer Fachärztin untersucht werden.

Wenn Sie einen Knoten in Ihrer Brust entdecken, ignorieren Sie ihn nicht, aber regen Sie sich auch nicht darüber auf. Lassen Sie ihn untersuchen. In den meisten Fällen sind Knoten in der Brust gutartig, doch es ist besser, die Diagnose den Experten zu überlassen. Brustkrebs ist kein Todesurteil, wenn er früh entdeckt wird. Zu den Diagnosemethoden können eine Mammographie, eine Ultraschalluntersuchung oder eine Gewebeentnahme gehören.

Ursachen und Risiken: Es gibt einige Faktoren, die das Brustkrebsrisiko bei Frauen erhöhen. Das Alter ist ein Faktor, denn Brustkrebs ist bei älteren Frauen häufiger als bei jungen.

Wenn in der Familie, zum Beispiel bei Mutter oder Schwester, schon Brustkrebs aufgetreten ist, kann das Risiko höher sein. Man nimmt an, dass ein bestimmtes Gen im Körper diese Anlage trägt. Manchen Frauen wird geraten, sich einer Behandlung zu unterziehen, weil man das Gen in ihrem Körper entdeckt hat, obwohl sich noch keine Symptome zeigen. Dies bleibt natürlich jedem selbst überlassen, doch ich bin besorgt, weil viele Frauen so eine vorzeitige Therapie aus Angst wählen. Wenn Frauen dieses Gen in sich tragen, heißt das noch lange nicht, dass sie Brustkrebs entwickeln. Ich behaupte, dass andere Faktoren bei der Entwicklung von Krebs eine größere Rolle spielen, zum Beispiel Essgewohnheiten, ein hoher Östrogenspiegel, Rauchen und großer Stress. Die Vorbeugung kann andere Formen annehmen, dazu gehören beispielsweise: Hormonhaushalt in Ordnung bringen, auf eine gesunde, ausgewogene Ernährung achten, Stress in Grenzen halten, regelmäßiges Körpertraining, Drogen und Umweltgifte meiden. Eine große Anzahl von Frauen mit Brustkrebs hat in der Familie niemanden mit der gleichen Krankheit.

Frauen, die bereits Krebs in der einen Brust hatten, haben ein höheres Risiko, ihn auch in der anderen Brust zu bekommen.

Es besteht auch ein erhöhtes Risiko für bösartige Tumoren, wenn der Körper eine große Menge Östrogene produziert. Ein hoher Östrogenspiegel kann auf unnatürliche Weise entstehen, durch Übergewicht, die Einnahme einer Antibabypille und durch eine Östrogentherapie mit Implantaten oder Spritzen.

Hormontherapien stehen eindeutig mit einer höheren Brustkrebsrate bei Frauen in Verbindung.

Ist Soja die Lösung? Es liegen aussagekräftige Beweise vor, dass die Aufnahme von pflanzlichen Östrogenen in die Ernährung, zum Beispiel mittels Sojaprodukten, das Risiko von Krebs in Brust, Eierstöcken und Gebärmutterschleimhaut verringert.

Diese pflanzlichen Östrogene sind deutlich schwächer als die Östrogene, die in den Eierstöcken produziert werden. Sie ähneln jedoch in der Form den natürlichen Hormonen und können deshalb an die Rezeptoren in den Zellen des menschlichen Körpers gebunden werden. Die schwächeren pflanzlichen Östrogene haben einen Verdünnungseffekt auf die stärkeren Östrogene, weil sie diese daran hindern, sich an die Rezeptoren zu binden. Ein wesentlicher Risikofaktor bei Brust-

und Gebärmutterschleimhautkrebs ist ein hoher Östrogenspiegel im Körper.
Lange Menstruationszyklen von etwa 32 Tagen verringern das Krebsrisiko. Eine Studie an der Universität von Cincinnati hat ergeben, dass sich der Menstruationszyklus der Frauen, die zusätzliche Sojaproteine bekamen, um durchschnittlich zweieinhalb Tage verlängerte. Als sie wieder zu ihrer normalen Ernährung zurückkehrten, verkürzte sich ihr Zyklus wieder.
Während diese Frauen die Sojadiät zu sich nahmen, verlängerte sich die Zyklusphase vor dem Eisprung. Dadurch verminderte sich die übermäßige Stimulierung der Brustzellen, die normalerweise in der zweiten Hälfte des Zyklus, nach dem Eisprung, stattfindet. Man schloss daraus, dass so das Krebsrisiko erheblich verringert würde. Es scheint, je mehr Sojaprodukte verzehrt werden, desto größer ist der Nutzen.
Diese Studie stützt meine eigenen klinischen Erfahrungen mit spezieller Kräutermedizin, die pflanzliche Hormone enthält. Ich wundere mich, dass die Forschung zur Hormontherapie sich so weitgehend auf die Produktion synthetischer Substanzen konzentriert. Es gibt viele Pflanzen, deren Wirksamkeit sich im Lauf der Zeit erwiesen hat und die noch immer – ohne Risiko – ausgezeichnete Ergebnisse bei der Behandlung eines Ungleichgewichts im Hormonhaushalt liefern. Obwohl die Forschung zur Kräutermedizin nur begrenzt ist, sind die Ergebnisse bisher sehr ermutigend.
Stärkung des Immunsystems: Chemotherapie und Bestrahlungen, um Krebszellen zu zerstören, verringern die Sauerstoffmenge im Gewebe. Dies ist nötig, um die Krebszellen zu zerstören. Doch Sie sollten nach einer Therapie die Heilung tatkräftig unterstützen. Die nachfolgenden Information können nur eine Leitlinie sein. Ein wirksames naturheilkundliches Programm erfordert ein persönliches Gespräch. Ich rate dringend, alle ergänzenden Therapien mit den Spezialisten zu besprechen. Eine Krebstherapie ist in ihrer Wirkungsweise sehr speziell, und

es kann sein, dass der Onkologe in manchen Stadien der Krebsbehandlung eine ergänzende Therapie nicht für gut hält.

Kräutermedizin: Kräuter zur Unterstützung des Immunsystems finden Sie unter dem Stichwort Aids/HIV.

- Koreanischer Ginseng – ein bis drei Milliliter morgens beim Aufwachen. Ginseng sollte immer morgens genommen werden, da er anregend wirkt und bei Einnahme zu späteren Tageszeiten zu Schlaflosigkeit führen kann. Er verbessert die Sauerstoffzufuhr im Gewebe und verstärkt die Widerstandskraft der Zellen.
- Duft-Veilchen (*Viola odorata*) – diese Heilpflanze besitzt antineoplastische Eigenschaften (hemmt Gewebebildung).

Entzündungshemmende Nahrungszusätze: Neben Knoblauch, der frisch am wirksamsten ist, kommen die folgenden Nährstoffe als zusätzliche Gaben in Frage, wobei Sie die Dosierung mit den behandelnden Ärzten absprechen müssen: Magnesium, Selen (sprechen Sie mit Ihrem Arzt über eine Selen-Therapie), Vitamin A (kann als Betakarotin eingenommen werden), Vitamin-B-Komplex, Vitamin C mit Bioflavonoiden (werden intravenös besser vertragen als oral, hohe Dosierung kann zu Kopfschmerzen und Durchfall führen) und Vitamin E.

Gegen Klebrigkeit der Blutplättchen: An klebrigen Blutplättchen halten sich die Krebszellen fest, daher wird angestrebt, die Klebrigkeit zu verringern. Dazu können vor einer Chemotherapie, Bestrahlung oder Operation die folgenden Stoffe eingenommen werden.

- Ginkgo-biloba-Tinktur – zehn Tropfen täglich in etwas Wasser.
- Essentielle Fettsäuren – Nachtkerzenöl, Lein- oder Borretschöl. Diese sind in einer Rezeptur erhältlich.
- Antioxidante Vitamine A, B, C, E – befolgen Sie die Dosierungsangaben der Hersteller.
- Ingwer, Knoblauch und Zwiebeln – regelmäßig essen.
- Coenzym Q10 – um die Nebenwirkungen der Chemotherapie zu lindern, können Sie diesen Nährstoff nehmen.

Verdauung unterstützen: Je nachdem, wo der Krebs sich befindet, kann die Chemotherapie die Darmschleimhaut schädigen und dadurch die Verdauung beeinträchtigen.
Frisch gepresste Obst- und Gemüsesäfte sind reich an Enzymen, die helfen, das Essen aufzuspalten. Trinken Sie fünf- bis sechsmal täglich Säfte, zum Beispiel den sehr empfehlenswerten Rote-Bete-Saft. Rote Bete enthält Betain, das ein hervorragendes Tonikum für die Leber ist. Ihre Leber braucht Unterstützung, denn sie muss die giftigen Substanzen ausscheiden.
Alternativ können Sie Verdauungsenzyme in Tablettenform einnehmen. Diese Präparate hindern Ihren Körper nicht an der Enzymproduktion, es kommen nur zusätzliche hinzu. Auch Mittel, die dafür sorgen, dass sich wieder gesunde Bakterien im Darm ansiedeln, könnten nötig sein.
Ernährungstipps: Studien haben gezeigt, dass im Kampf gegen den Krebs zwei sehr nahrhafte Mahlzeiten günstiger sind als die normalen drei bis fünf.

- Essen Sie keine Nahrungsmittel, die Nitrit enthalten, zum Beispiel eingelegte, geräucherte oder konservierte Fleisch- oder Wurstwaren.
- Meiden Sie Nahrungsmittel oder Stoffe, die als karzinogen – Krebs erregend – bekannt sind, zum Beispiel Cyclamat, Saccharin, künstliche Farben, Nitrat und Nitrit.
- Essen Sie keine Margarine. Sie können Butter, Oliven- oder Leinöl in kleinen Mengen verwenden. Die Öle nur an Salate oder unter Gemüse geben, nicht zum Braten verwenden.
- Meiden Sie unter allen Umständen gebratene, fette Nahrungsmittel. Krebs wandert gern in Fettgewebe.
- Verwenden Sie, wenn irgend möglich, frische Nahrungsmittel, möglichst aus biologisch kontrolliertem Anbau. Meiden Sie Lebensmittel, die in irgendeiner Form bearbeitet sind (konserviert, hydriert, bestrahlt usw.).
- Essen Sie viele Gemüsesorten, die zur Familie der Kreuzblütler gehören, zum Beispiel Kohl, Blumenkohl, Rosenkohl und Brokkoli. Diese grünen Gemüse sollten gedämpft, nicht

gekocht werden, da ihre Nährstoffe hitzeempfindlich sind. Anderes Gemüse sollte roh oder ebenfalls gedämpft gegessen werden.

- Nahrungsmittel, die dazu beitragen, vor Krebs zu schützen, sind beispielsweise Kohl, Brokkoli, grüner Paprika, Auberginen, Schalotten, Ananas, Ingwer, Minze, Weizensprossen, Salat und Spinat.
- Gelbe Gemüse – Karotten, Kürbis, Süßkartoffeln und Brokkoli – liefern Vitamin A. Dieser Nährstoff ist sehr wichtig für Ihr Immunsystem und hält die vielen Schleimhäute des Körpers gesund. Das Gemüse muss gegart werden, um das Vitamin A, das fettlöslich und in den Zellulosefasern der Pflanzen eingeschlossen ist, aufzuschließen und für den Körper verwertbar zu machen. Auch gelbes Obst enthält Vitamin A. Papaya zum Beispiel ist reich an Vitamin A und unterstützt die Verdauung. Wenn Sie diese Frucht mögen, sollten Sie viel davon essen.
- Essen Sie faserreiche Nahrungsmittel, zum Beispiel Vollkornprodukte. Meiden Sie Produkte aus weißem Mehl und weißem Zucker. Vollkorn ist eine gute Quelle für Zink und den Vitamin-B-Komplex.
- Essen Sie regelmäßig Jogurt, der unter anderem eine gute Quelle für den nützlichen *Lactobacillus acidophilus* bildet.
- Nehmen Sie kleine Mengen Proteine zu sich in Form von Fisch, magerem Hähnchen und Hülsenfrüchten (getrocknete Bohnen und Erbsen, Sojabohnen, Kichererbsen etc.).
- Essen Sie rotes Fleisch nicht in größeren Mengen und nicht zu oft; es ist zwar eine gute Quelle für Eisen, aber schwer verdaulich. Meiden Sie Rindfleisch und Hähnchenfleisch, das mit Hormonen behandelt wurde.
- Essen Sie so häufig wie möglich Petersilie, um den Folatspiegel zu stützen.
- Nehmen Sie wenig Salz zu sich.
- Essen Sie jeden Tag Knoblauch.
- Rauchen Sie nicht und schränken Sie Ihren Alkoholkonsum auf ein absolutes Minimum ein.

- Trinken Sie Kräutertees wie Löwenzahn-, Hagebutten- und Kamilletee. Meiden Sie schwarzen Tee und Kaffee.

Auch bei nährstoffreicher Kost können zusätzliche Nährstoffpräparate nötig sein, um den jeweiligen Nährstoffspiegel zu stützen und eine therapeutische Dosis zu erreichen. Ich halte allerdings nicht viel von riesigen Vitamindosierungen – mehr ist nicht immer besser. Viele dieser Nährstoffe gibt es in kombinierten Präparaten, Sie müssen also nicht haufenweise Pillen nehmen, um alles Nötige zu bekommen.

Ich will keineswegs behaupten, dass die Einnahme dieser Nährstoffe Heilung bringt. Beginnen Sie die Ernährungstherapie damit, indem Sie prüfen oder prüfen lassen, ob Ihre Ernährung Ihren Bedürfnissen genügt, und seien Sie sich klar darüber, dass nicht alle Zusatzpräparate benötigt werden.

Selbsthilfe: Gehen Sie in eine Selbsthilfegruppe, wenn Sie Krebs haben. Wer solche Gruppen nicht mag, kann auch eine Einzelberatung in Anspruch nehmen. Es hilft oft, über die Dinge zu sprechen und Erfahrungen zu teilen. Verringern Sie Ihre Angst, indem Sie lernen, sich tief zu entspannen. Tägliche Meditation, Suggestions- und Visualisierungstechniken sind sehr hilfreich. Ernährungstherapie und Entspannung sind keine teuren Therapieformen, können aber sehr viel zum Wohlbefinden von krebskranken Frauen beitragen.

Versuchen Sie, Ihre Angst vor dem Krebs in den Griff zu bekommen, Angst lässt ihn gedeihen. Finden Sie Ruhe ihn sich selbst und denken Sie daran, dass Krebs nicht unbedingt lebensbedrohlich ist. Behandeln Sie ihn wie jede andere Krankheit und entwickeln Sie Wege, Ihre allgemeine Gesundheit und Ihre Lebensqualität zu verbessern.

Brust-Zysten

Bei Brustuntersuchungen oder Mammographien werden manchmal ein oder mehrere Knoten in einer Brust oder in beiden Brüsten festgestellt. Obwohl sie weit verbreitet sind, erschrecken Frauen bei ihrer Entdeckung. Man muss sie zwar sofort untersuchen lassen, um ihre Bösartigkeit auszuschließen, doch oft sind diese Knoten gutartig und können Zysten sein.

Symptome: Zysten in der Brust sind runde, mit Flüssigkeit gefüllte Taschen, die sich leicht bewegen lassen. Sie können sehr klein oder so groß wie eine Walnuss sein. Sie machen das Gewebe in ihrer Umgebung meist sehr fibrös.

Ursachen: Frauen, die generell leicht Zysten entwickeln, haben meist auch verstärkt fibröses Gewebe in ihrer Brust. In der Woche vor der Periode werden Zysten meist größer und empfindlicher und zeigen so deutlich den Zusammenhang zwischen der Hormonausschüttung und Veränderungen in der Brust. Büstenhalter mit Drahtbügeln fördern manchmal die Entstehung von Zysten.

Genau wie Zysten in anderen Körperteilen können die Zysten in der Brust mit nur geringfügiger Behandlung wieder verschwinden. Der Körper ist in der Lage, sie wieder zu absorbieren. Es ist nicht ungewöhnlich, dass sie nach der Menopause völlig verschwinden. Dies zeigt, dass Zysten in der Brust ebenso wie Zysten an den Eierstöcken durch Östrogene angeregt werden. Daher kann eine kombinierte Antibabypille oder eine Östrogentherapie die Häufigkeit und die Größe von Zysten in der Brust vergrößern.

Behandlung: Es ist wichtig, dass Sie Ihre Brust nach jeder Periode untersuchen und Veränderungen sofort Ihrem Arzt oder Heilpraktiker mitteilen.

Schulmedizin: Manchmal entfernt Ihr Arzt die Flüssigkeit aus der Zyste mit einer Nadel. Zu einer Hormontherapie, um den Östrogen- oder Prolaktin-Spiegel zu senken, kann geraten werden. Manchmal werden auch harntreibende Mittel gegen Flüssigkeitsstauungen verschrieben.

Candida-Mykosen (Candidosen)

Viele Frauen leiden unter Candida-Mykosen, die auch Candidosen genannt werden. Darunter versteht man die Infektionen durch Sproßpilze der Gattung *Candida*. Häufig ist bei Frauen der Genitalbereich betroffen.

Symptome: Dazu gehören Jucken im Genitalbereich, Wundsein, geschwollene Vulva und meist Schmerzen beim Geschlechtsverkehr. Es kann auch Ausfluss vorhanden sein. Bei einer Untersuchung findet man am Eingang und an den Wänden der Scheide Absonderungen, die wie kleine weiße Quarkstückchen aussehen. Das Gewebe in und um die Scheide ist entzündet.

Ursachen: Die Vagina ist leicht basisch, und das lässt Bakterien und Pilze gedeihen, gewünschte wie unerwünschte. Wir alle tragen diese Organismen in uns, und es ist normal, dass sie in Stresszeiten oder während der Schwangerschaft ausbrechen. Auch hormonelle Veränderungen können ihr Wachstum beeinflussen. Einige Antibabypillen mit hohem Östrogengehalt machen den Körper anfälliger für Candidosen. Östrogene führen zu einer größeren Menge von Glykogen, einer Form von Zucker, in der Scheide. Davon ernähren sich die pilzlichen Erreger. Diabetikerinnen und Frauen, die mit Antibiotika behandelt werden, sind anfälliger. Auch wenn die Vagina durch einen Östrogenmangel extrem trocken oder gereizt ist, fördert dies die Anfälligkeit für Candida-Mykosen. Die Erkrankung kann durch Kreuzinfektion beim Geschlechtsverkehr übertragen werden.

Ernährungstipps: Eine Ernährungsumstellung ist nötig, wenn Sie ständig eine leichte Candida-Mykose haben.

- Um wieder eine gesunde Darmflora aufzubauen, sollten Sie täglich Jogurt mit *Lactobacillus acidophilus* essen oder entsprechende Tabletten einnehmen.
- Meiden Sie Alkohol und alle zucker- und hefehaltigen Nahrungsmittel. Kuchen, Hefebrot, Kekse, Süßigkeiten, Honig, Glukose oder Zucker müssen für Sie absolut tabu sein.

- Lassen Sie während der ersten zwei Wochen dieser Diät alle Früchte weg, bis auf Zitronen, Limetten und Grapefruits. Obst ist reich an Zucker und kann den Candida-Pilz füttern.
- Hülsenfrüchte, Gemüse und Gemüsesäfte dürfen Sie zu sich nehmen, aber Sie sollten Pilze vermeiden.
- Vitamin A ist für das Gewebe wichtig, essen Sie daher viel gekochte gelbe Gemüse.
- Knoblauch wirkt gegen Pilze, nehmen Sie ihn also in Ihre tägliche Nahrung auf.
- Weizen ist nicht zu empfehlen, essen Sie daher besser Nahrungsmittel, die aus anderen Getreiden gemacht sind, zum Beispiel aus Mais, Gerste, Reis und Hafer. Reiskuchen, Mais-Chips, Pumpernickel, Ryvita- oder Kavli-Knäckebrot dürfen Sie unbeschränkt essen. Wenn Sie Brot gern mögen, kaufen Sie nur hefe- und weizenfreies Brot.
- Nüsse und Samen müssen Sie vor dem Verzehr für zwanzig Minuten in den Mikrowellen-Herd geben, um die Schimmelpilze abzutöten.
- Olivenöl und Butter dürfen Sie in kleinen Mengen genießen.
- Eventuell müssen Sie alle Kuhmilchprodukte (mit Ausnahme von Butter) weglassen und durch Ziegen-, Schaf- oder Sojamilchprodukte ersetzen. Es gibt mit Kalzium angereicherte Sojamilch, der kein Zucker zugesetzt ist. Wenn Sie diese anstatt Kuhmilch verwenden, wird ihr Kalziumbedarf gedeckt, ohne dass Sie auf ein Präparat zurückgreifen müssen.
- Essen Sie weniger Hühner- und rotes Fleisch und mehr Fisch (aber nicht gebraten). Weißes Fleisch sollte nur in den ersten zwei Wochen gegessen werden. Dosenfisch wie Thunfisch, Sardinen oder Lachs sind erlaubt.
- Löschen Sie Ihren Durst mit Wasser.
- Beruhigen Sie Ihren Heißhunger auf Süßes mit stärkehaltigen Gemüsen, Gerste, Reis oder Haferflocken.
- Essen Sie viel frisches rohes und gekochtes Gemüse, Hülsenfrüchte und Fisch, Reis und Gerste und hausgemachte Suppen.

- Meiden Sie Essensreste, die mehr als drei Tage alt sind, oder Lebensmittel, in denen sich Schimmel ansiedeln kann wie in getrockneten Früchten oder Käse.

Manche Menschen werden bei dieser Diät abnehmen. Es bestehen aber in Bezug auf die Menge, die Sie essen dürfen, keine Einschränkungen.

Selbsthilfe: Verwenden Sie die folgende Mischung für Spülungen, um das Säuremilieu in der Scheide wiederherzustellen: Einen Esslöffel Zitronensaft oder Apfelessig mit einer Tasse abgekühltem, abgekochtem Wasser mischen.

Legen Sie sich zum Ausführen der Spülung in die Badewanne. Geben Sie die Mischung in einen speziellen Behälter für Scheidenspülungen (in der Apotheke erhältlich). Drücken Sie den Inhalt in die Scheide, und versuchen Sie, ihn mithilfe von Muskelkontraktionen eine kurze Zeit dort zu behalten. Dann lassen Sie die Flüssigkeit einfach herauslaufen und tupfen sich trocken. Sie können auch etwas Watte mit der Flüssigkeit tränken und damit den Bereich um und unmittelbar am Scheideneingang abreiben. Dabei häufig die Watte wechseln. Obwohl es anfangs etwas stechen kann, lindert die Behandlung das Jucken sofort.

Führen Sie die Behandlung einige Tage zweimal täglich durch. Spülungen über einen längeren Zeitraum sind nicht zu empfehlen. Während der Regelblutung oder Schwangerschaft dürfen Sie eine Spülung keinesfalls vornehmen.

Bei leichter Candida-Mykose im Genitalbereich kann es ausreichend sein, etwas Essig ins Badewasser zu geben, um Linderung zu verschaffen. Wenn die Beschwerden anhalten, suchen Sie unbedingt Rat bei Ihrem Heilpraktiker oder Arzt.

Kräutermedizin: Ich empfehle die Anwendung einer Kräuterwaschlotion für den genitalen Bereich, um die Reizung zu lindern. Die Lotion kann von einem Kräuterheilkundler zubereitet werden. Sie ist auch für die Behandlung des Partners geeignet. Es sollten sowohl entzündungshemmende Kräuter als auch Kräuter gegen Pilze darin enthalten sein.

- Teebaumöl – wirkt gegen Pilze und ist als Salbe oder als Lösung für Spülungen erhältlich. Ich habe allerdings festgestellt, dass es für viele Frauen etwas zu scharf sein kann, denn die Scheide ist ein empfindlicher Bereich für eine so kräftige Substanz. Reines Teebaumöl kann Reizungen hervorrufen, wenn die Haut wund oder entzündet ist. Sie können Teebaumöl mit einem leichten Öl wie Jojoba oder Vitamin E verdünnen.
- Knoblauch (*Allium sativum*) – gute Heilpflanze gegen Pilzerkrankungen.
- Ringelblume (*Calendula officinalis*) – heilt entzündetes Gewebe und beugt Jucken vor.
- Schafgarbe (*Achillea millefolium*) – eine antiseptische Pflanze, die bei der Heilung von wundem Gewebe hilft.
- Thuja (*Thuja occidentalis*) – eine sehr gute Pflanze, um sie in eine Waschlotion für den genitalen Bereich zu mischen, denn sie verringert Reizungen und Jucken.
- Thymian (*Thymus vulgaris*) – eine antibakterielle Heilpflanze, die auch gegen Pilze wirkt.
- Weiße Teichrose (*Nymphaea odorata*) – sehr nützlich zur lokalen Anwendung, denn sie wirkt gegen Mikroben, ist adstringierend und schont das Gewebe, weil sie einen hohen Gehalt an Pflanzenschleim besitzt.

Bach-Blüten: Versuchen Sie es mit Crab Apple, Impatiens und Sweet Chestnut.

Homöopathie: Lassen Sie sich im Zweifelsfall und bei länger andauernden Beschwerden von Ihrem Homöopathen beraten.

- Calc carb D6 – gegen Candida-Mykose, die vor der Periode schlimmer ist.
- Nessel D6 – gegen Ausfluss, der ätzend ist und Jucken hervorruft.
- Rhus tox D30 – gegen rote, juckende Haut.
- Sulphur D30 – gegen brennende, rote, geschwollene, entzündete Haut.
- Kali mur – gegen dicken, weißen, reizenden Ausfluss.

Hinweise: Pilze lieben ein feuchtes, warmes Milieu, tragen Sie deshalb keine enge Kleidung. Vermeiden Sie Nylon-Strumpfhosen, Nylon-Unterwäsche und enge Jeans. Tragen Sie lieber Strümpfe als eine Strumpfhose und bevorzugen Sie auf der Haut natürliche Fasern wie Baumwolle oder Seide.
Intimhygiene ist wichtig, waschen Sie also die Leistengegend und den Genitalbereich täglich.
Wischen Sie, wenn Sie auf der Toilette waren, immer von vorn nach hinten, sonst können Sie Krankheitserreger vom After zur Scheide oder zur Harnröhre bringen.
Verwenden Sie beim Geschlechtsverkehr ein Kondom, um eine Übertragung auf den Partner zu vermeiden. Der After und der Scheideneingang liegen ziemlich nahe beieinander. Wenn irgendein Analkontakt mit Händen, Sexhilfen oder Penis besteht, müssen Sie diese unbedingt waschen, bevor wieder ein Kontakt mit der Scheide zustande kommt.
Schulmedizin: Candida-Mykose im Genitalbereich ist in der Regel leicht zu diagnostizieren, doch vielleicht will Ihr Arzt einen Abstrich von der Scheidenschleimhaut machen, um sicherzugehen.
Oft werden Ihnen und Ihrem Sexualpartner Pessare und Cremes gegen Pilze verschrieben.
Bei chronischer Erkrankung kann der Arzt spezielle Tabletten gegen Pilze verschreiben. Sie können Nebenwirkungen haben und dürfen während der Schwangerschaft oder Stillzeit nicht eingenommen werden.

Chlamydia (Chlamydia trachomatis)

Die durch den bakterienähnlichen Erreger *Chlamydia trachomatis* hervorgerufene Erkrankung ist weit verbreitet und eine ernste, durch Geschlechtsverkehr übertragbare Krankheit.
Symptome: Bei Frauen kann durch die Krankheit eine Entzündung des Gebärmutterhalses entstehen, durch die dieser offen,

wund und entzündet wird. Sie kann sich auf die Harnröhre ausbreiten und dort ebenfalls eine schmerzhafte Infektion hervorrufen. Die Krankheit kann Unfruchtbarkeit auslösen und während der Schwangerschaft und Geburt zu Komplikationen führen. Sie kann während der Geburt auf das Baby übertragen werden und bei ihm Augen- und Ohreninfektionen und Lungenentzündung hervorrufen. Sie wurde in manchen Fällen auch mit einem arthritischen Leiden, dem Reiter-Syndrom, in Verbindung gebracht.

Wenn Sie analen Sex haben, können die Krankheitserreger eine Entzündung des Enddarms auslösen (Proktitis). Sie kann sich in die Gebärmutter und die Eileiter ausbreiten und dort Adnexitis hervorrufen. Man schätzt, dass Chlamydien der Auslöser von etwa der Hälfte aller Adnexitis-Erkrankungen sind. Sie haben dann Fieber, anomalen Scheidenausfluss und/oder Schmerzen beim Geschlechtsverkehr.

Behandlung: Die Erreger, die Chlamydien, sind schwer zu entdecken. Sie können vorhanden sein, ohne dass sich Symptome zeigen. Eine der Gefahren dabei ist, dass sie während des Stillens gefährliche Veränderungen in Ihrem Körper auslösen können und Sie diese Schäden nicht einmal bemerken. Chlamydien können viele Monate unentdeckt im Gebärmutterhals leben, und die Infektion kann jederzeit aufflammen.

Chlamydien werden während des Geschlechtsverkehrs übertragen, verwenden Sie also bitte ein Kondom, um die Gefahr zu verringern.

Die Erreger können außerhalb des Körpers nicht überleben, es besteht also keine Gefahr der Übertragung in Schwimmbecken oder auf Toilettensitzen etc.

Schulmedizin: Es muss ein spezieller Chlamydien-Abstrich durchgeführt werden, da diese Krankheitserreger nicht bei einer Routineuntersuchung der Scheide oder bei einem Pap-Abstrich entdeckt werden können.

Die Erkrankung muss mit Medikamenten konsequent behandelt werden. Wenn die Infektion ernst ist, kann eine intravenöse

Behandlung in der Klinik nötig sein. Auch Ihr Sexualpartner muss sich einer Behandlung unterziehen. Vermeiden Sie während der Behandlung den Geschlechtsverkehr.
Bitten Sie Ihren Arzt um einen Chlamydien-Abstrich, wenn Sie Anzeichen einer genitalen Infektion bemerken oder diese beim Pap-Abstrich vermutet oder erkannt wird, außerdem, wenn eine andere Geschlechtskrankheit diagnostiziert wird, Ihr Partner Chlamydien oder eine andere Geschlechtskrankheit hat und wenn Sie mehr als einen Sexualpartner haben oder kürzlich erst den Partner gewechselt haben und wenn Ihr Sexualpartner Sex mit einer anderen Person hatte.
Lassen Sie sich während und auch nach der Behandlung immer wieder untersuchen, um sicherzugehen, dass die Infektion nicht wiedergekommen ist.
Die Chlamydien wurden übrigens sehr lange nicht entdeckt, weil sie meist zusammen mit einer Gonorrhoe auftreten. Penicillin hat mit der Gonorrhoe aufgeräumt, aber die Chlamydien nicht besiegt.

Eierstock-Zysten

Eine Zyste ist ein kleiner Sack oder Beutel, der mit Flüssigkeit gefüllt oder aus halbfestem Material besteht. Viele Frauen entwickeln an den Eierstöcken Zysten. Die meisten Zysten bleiben ziemlich klein und verursachen keine Probleme, es sei denn, es handelt sich um Eierstock-Zysten, die als PCO (Polyzystische Ovarien) bekannt sind (siehe nachfolgender Abschnitt). Harmlose Zysten verschwinden häufig ohne oder mit nur geringfügiger Behandlung. Es gibt verschiedene Arten von Zysten, die sich an den Eierstöcken bilden können.
Follikelzysten bilden sich, wenn aus einem Follikel das Ei sich nicht löst, sondern das Follikel sich mit klarer Flüssigkeit füllt und vergrößert und somit zu einer Zyste wird. Kleine Zysten wie diese werden oft während einer Ultraschall- oder einer

Routineuntersuchung des Unterleibs gefunden. Wenn die Zysten kleiner als 7 cm sind, verschwinden sie häufig im Verlauf einiger Monate wieder.
Starker Geruch und eine dunkle Farbe der Monatsblutung sind ein Hinweis auf diese Zysten. Oft sind auch Blutklumpen vorhanden.
Manchmal wachsen die Zysten weiter und werden ziemlich groß, obwohl dies selten ist. Große Zysten können dumpfe Schmerzen im Unterleib auslösen und Druck auf die nahe gelegenen Organe ausüben. Beispielsweise können sie verantwortlich sein für häufigeres Wasserlassen, wenn sie auf die Blase drücken. Falls Sie keine Symptome haben und Ihr Zyklus regelmäßig ist, können Sie ohne Risiko beschließen, nichts zu unternehmen und der Natur ihren Lauf zu lassen.
Gelbkörperzysten treten auf, wenn das Ei sich aus dem Follikel befreit hat, das Follikel sich aber selbst versiegelt und mit Flüssigkeit füllt. Normalerweise bildet der Gelbkörper in der zweiten Hälfte des Zyklus ein Hormon und schrumpft dann am Ende des Menstruationszyklus. Eine Gelbkörperzyste kann die normale Progesteronproduktion beeinträchtigen, wodurch es zu Menstruationsstörungen wie Zwischenblutungen (Schmierblutungen) und einem unregelmäßigen Zyklus kommt. Wie die Follikelzysten verschwinden Gelbkörperzysten oft ohne Behandlung.
Dermoidzysten sind eine weitere Art von Eierstock-Zysten. Sie werden angeregt, sich ähnlich wie ein Fötus zu entwickeln, doch »unorganisiert«. Sie enthalten oft Zahn-, Haar-, Knochen- und Körpergewebe. Diese Art von Zyste produziert eine ölige Substanz, und wenn sie aufreißt, führt das zu ernsthaften Reizungen in der Umgebung.
Kystadenome sind zystische Gewächse aus Zellen, die eine gelartige Flüssigkeit sekretieren.
Probleme mit Zysten: Sowohl Follikel- als auch Gelbkörperzysten verursachen selten Probleme, wenn sie nicht sehr groß werden. Bei großen Zysten besteht die Gefahr, dass sie reißen

und dabei einen großen Schmerz verursachen. Manche Zysten verdrehen sich auch schmerzhaft.

Manchmal gibt eine Zyste langsam Flüssigkeit in die Bauchhöhle ab. Der Schmerz ist dann weniger akut und die Diagnose schwieriger. Die Symptome können ähnlich sein wie bei Blinddarmentzündung oder Adnexitis.

Dermoidzysten und Kystadenome werden nicht vom Körper absorbiert und können sich verdrehen oder reißen und dadurch Probleme schaffen.

Verursachen Zysten Probleme, ist meist ihre Entfernung ratsam.

Naturheilkundliche Behandlung: Zysten sprechen sehr gut auf traditionelle Heilmethoden an, die sie dazu bringen, sanft zu implodieren, sich zu entleeren und vom Körper wieder absorbiert zu werden. Einige adstringierende Heilpflanzen, die auf die Eierstöcke wirken, können diesen an sich natürlichen Prozess fördern. So verschwinden Zysten letztlich von allein, ohne Medikamente oder Eingriff.

Kräutermedizin: Während die adstringierenden Eigenschaften der Pflanzen dazu führen, dass die Zysten sich entleeren, helfen ihre hormonellen Substanzen, dass der Menstruationszyklus in Ordnung kommt. Dies dient zur Vorbeugung gegen eine erneute Zystenbildung. Zu Ihrer Information liste ich einige Kräuter auf, die bei der Behandlung von Zysten an den Eierstöcken eingesetzt werden.

- Braunrote Dreizipfel-Lilie (*Trillium erectum*) – adstringierende Heilpflanze, die Blutungen stoppt.
- Gewöhnlicher Schneeball (*Viburnum opulus*) – adstringierende Heilpflanze, die Schmerzen und Krämpfe lindert. Sie wirkt gut auf die Eierstöcke.
- *Chamaelirium luteum* – gute anregende Heilpflanze, die beim Ausgleich des Hormonhaushalts hilft. Sie wirkt gut auf die Eierstöcke.
- Orangenwurzel (*Hydrastis canadensis*) – antibakterielle Heilpflanze, die stark auf die Gewebesekretion wirkt.

- Küchenschelle (*Anemone pulsatilla*) – nützlich zur Behandlung von schmerzenden Eierstöcken und Menstruationsstörungen.
- Wiesenklee (*Trifolium pratense*) – reinigende Heilpflanze, vor allem für Zysten, die eine gute Wirkung auf die Eierstöcke hat.

Bach-Blüten: Nützliche Bach-Blüten sind Agrimony, Crab Apple, Honeysuckle und Wild Oat.

Homöopathie: Empfehlenswert sind:

- Apis D30 – gegen Zysten am rechten Eierstock mit Empfindlichkeit und »stechendem« Schmerz.
- Thuya D 200 – gegen Zysten am linken Eierstock.

Heilsalze: Probieren Sie:

- Calc fluor – zur Unterstützung des Körpers bei der Absorption des Zysteninhalts.
- Kali mur – das Hauptheilmittel gegen Zysten an den Eierstöcken, verringert Schwellungen.
- Silicea – gegen Zystenwachstum und vergrößerte Drüsen.

Akupunktur und Akupressur: Werden oft mit Erfolg zur Behandlung von Zysten an den Eierstöcken und den damit verbundenen Schmerzen eingesetzt.

Schulmedizin: Die Antibabypille verhindert den Eisprung und die Entwicklung von Follikeln, daher ist man, wenn man die Pille nimmt, nicht anfällig für Zysten.

Manche Ärzte schlagen vor, die Zysten zu entfernen, doch das ist nur nötig, wenn sie groß sind oder die Fruchtbarkeit beeinträchtigen.

Eierstock-Zysten (PCO)

Sind die Eierstöcke (die Ovarien) mit kleinen Zysten gefüllt, die eine normale Funktion der Eierstöcke verhindern, wird dies als Stein-Levanthal-Syndrom oder polyzystische Ovarien bezeichnet (PCO).

Bei Frauen mit polyzystischen Eierstöcken gelingt es den Follikeln, die in der ersten Hälfte des Zyklus zur Reifung angeregt werden, nicht, ein Ei abzugeben. Es findet kein Eisprung statt und das Follikel bleibt aktiv. Die Hypophyse stimuliert mehr und mehr Follikel, was dazu führt, dass sich die Eierstöcke weiter mit kleinen Zysten füllen, wodurch ein Eisprung immer unwahrscheinlicher wird. Es werden weiterhin Östrogene produziert, und da es mehr Follikel gibt, sind die Mengen, die ins Blut gehen, weitaus höher als normal. Dadurch kann die Gebärmutterschleimhaut viel dicker als sonst werden, was auch zu einer stärkeren Regelblutung führt. Wenn kein Eisprung stattfindet, herrscht in der zweiten Hälfte des Zyklus ein Mangel an Progesteron, der die Blutung unregelmäßig macht.

Wenn dieser Vorgang unentdeckt weitergeht, kann er zu einer ernsthaften Funktionsstörung der Eierstöcke führen.

Symptome: Sobald die Eierstöcke nicht mehr richtig arbeiten, verringert sich auch die Östrogenproduktion. Sinkt der Östrogenspiegel, tritt das Gegenteil des oben beschriebenen Prozesses ein: Es wird keine Gebärmutterschleimhaut gebildet, sodass auch keine Monatsblutung stattfindet. Östrogenmangel wirkt sich negativ auf die Fruchtbarkeit der Frau aus. Außerdem können Zeichen einer Vermännlichung auftreten, weil das Östrogen-Progesteron-Verhältnis nicht mehr stimmt. Zu den Symptomen zählen Akne, verstärkter Haarwuchs im Gesicht und am Körper (Hirsutismus), fettige Haut, Tieferwerden der Stimme, Kahlheit, Reizbarkeit und manchmal Gewichtszunahme am Oberkörper.

Ernährungstipps: Übergewicht ist bei polyzystischen Ovarien ein großer Nachteil, den jede betroffene Frau mit Hilfe einer vernünftigen Diät sofort angehen sollte. Es lohnt sich, denn Studien haben gezeigt, dass subfertile Frauen wieder eine normale Funktion der Eierstöcke erreichen, nachdem sie ihr Übergewicht losgeworden sind. Untersuchungen am Queen Elizabeth Hospital in Adelaide haben ergeben, dass bei subfertilen Frauen mit Übergewicht wieder regelmäßiger ein Eisprung stattfand

und sie damit auch leichter empfangen konnten, nachdem sie sechs bis zehn Kilogramm abgenommen hatten.
Wenn Sie Ihre Periode noch haben und den Östrogenspiegel senken sollten, essen Sie mehr Sojaprodukte, Sprossen, Hülsenfrüchte, frisches Obst und Gemüse.
Wenn Ihre Periode aufgehört hat und der Progesteronspiegel hoch ist, essen Sie mehr Fisch und Hülsenfrüchte, Magermilchprodukte und Jogurt, frisches Obst und Gemüse. Essen Sie keine Fette, dazu gehören auch Käse und gebratenes Essen, und halten Sie die Salzzufuhr so niedrig wie möglich. Trinken Sie viel reines Wasser und trainieren Sie ihren Körper jeden Tag eine halbe Stunde.
Naturheilkundliche Behandlung: Wie im vorgehenden Abschnitt »Eierstock-Zysten« beschrieben.
Schulmedizin: Polyzystische Ovarien werden durch eine Ultraschalluntersuchung des Unterleibes festgestellt. Das Behandlungsprogramm werden Sie gemeinsam mit Ihrem Arzt beschließen. Zu einigen medizinischen Behandlungen gehört eine Hormontherapie mit Fruchtbarkeitsmedikamenten oder der Antibabypille. Manchmal wird eine Keilresektion der Eierstöcke durchgeführt, dazu gehört die Entfernung der Verdickungen.
Wenn polyzystische Eierstöcke erst einmal geheilt sind, kommt die Krankheit selten zurück.

Eileiter-Entzündungen (Adnexitis)

Adnexitis ist eine Bezeichnung für jede Entzündung im Bereich der Eileiter und des umgebenden Beckengewebes. Dieser Name ist ein Oberbegriff und eigentlich keine genaue Beschreibung dessen, was die Krankheit ist, da er eine einfache Gewebeentzündung vermuten lässt. In Wirklichkeit ist es oft eine bakterielle Infektion, die durch Geschlechtsverkehr übertragen sein kann.

Ursachen: Die Infektion kann durch Bakterien aus der Scheide verursacht werden, die einen vorher durch eine Geschlechtskrankheit oder Operation beschädigten Eileiter infizieren. Sie tritt häufiger bei Frauen auf, die verschiedene Sexualpartner haben oder deren Partner wechselnde Sexualpartner hat. Mechanische Verhütungsmethoden wie Kondome verringern das Risiko von Adnexitis. Manchmal wird Adnexitis auch durch eine Fehlgeburt oder eine Abtreibung ausgelöst. Auch bei Frauen, die eine Spirale tragen, kommt sie vor.

Symptome: Sie reichen von einem leichten Unwohlsein bis zu akuten Unterleibsschmerzen. Manche Frauen fühlen sich nicht ganz wohl, mit Temperatur und leichten Schmerzen im Unterleib oder Rücken. Andere stellen eine Blutung nach dem Geschlechtsverkehr oder eine Zwischenblutung zwischen den Perioden fest. Oft gibt es einen anomalen Ausfluss aus der Scheide, der unangenehm riecht. Zu den Symptomen im Magen-Darm-Trakt können Durchfall und Blähungen gehören. Andere Symptome für Adnexitis sind Müdigkeit, Rückenschmerzen, Schmerzen beim Wasserlassen und Gewichtsabnahme.

Behandlung: Schmerzen im Unterleib sollte man nie ignorieren, sondern ihnen immer sofort auf den Grund gehen. Adnexitis muss so schnell wie möglich behandelt werden, denn sie kann zu Eiter- und Narbenbildung führen. Eine Schädigung der Eileiter kann auftreten, bevor die Symptome bemerkt werden, und wenn die Erkrankung unbehandelt bleibt, können sich an den Eileitern dauerhafte Narben bilden. Narben, die durch Adnexitis verursacht wurden, gehören zu den häufigsten Ursachen für Unfruchtbarkeit bei Frauen. Wenn die Eileiter blockiert sind, besteht auch ein erhöhtes Risiko einer Bauchhöhlenschwangerschaft (einer Schwangerschaft, die außerhalb der Gebärmutter stattfindet).

Es ist sehr wichtig, dass sich auch Ihr Sexualpartner untersuchen lässt, um festzustellen, ob er auch eine Infektion hat. Wenn Sie Adnexitis haben, sollten Sie keinen ungeschützten

Geschlechtsverkehr haben, da es möglich ist, dass Sie jemand anderen mit der Infektion anstecken.

Ernährungstipps: Die Vitamine A, C und E sowie Zink stützen Ihr Immunsystem und helfen Ihrem Körper, Infektionen zu bekämpfen und die Gesundheit des Gewebes zu verbessern. Essen Sie deshalb sehr viel gelbe und dunkelgrüne Gemüse für Vitamin A; frische Salate und Früchte für Vitamin C; Weizenkeime, Nüsse, Samen und kalt gepresste Gemüseöle für Vitamin E; Zink findet man in Vollkornprodukten, Kürbiskernen und Austern.

- Essenzielle Fettsäuren helfen die Entzündung zu verringern. Diese sind in Fischölen, Leinsamen, Sonnenblumenkernen, Nachtkerzen- und Milchsternöl.
- Versuchen Sie, jeden Tag Knoblauch und Zwiebeln gegen wiederkehrende Infektionen zu essen.
- Meiden Sie konservierte und fette Nahrungsmittel. Essen Sie viel frisches Obst und Gemüse, Vollkornprodukte, Hülsenfrüchte, Nüsse und Samen. Trinken Sie jeden Tag frisches reines Wasser und schränken Sie Ihren Tee- und Kaffeekonsum ein.
- Proteine sind wichtig für die Selbstheilungskräfte Ihres Körpers nach einer Krankheit. Verzehren Sie nur mageres Fleisch und möglichst zwei- oder dreimal pro Woche Fisch. Nehmen Sie Hülsenfrüchte wie Linsen, Sojabohnen, Kichererbsen und andere getrocknete Bohnen als vegetarische Proteinquelle.
- Fügen Sie Ihren Mahlzeiten Getreide wie Gerste oder Reis hinzu. Sie sind eine gute Quelle für Kohlenhydrate, liefern Ballaststoffe und sind leicht verdaulich.

Kräutermedizin: Wenn die Adnexitis durch einige besonders schlimme Bakterien ausgelöst wurde, ist eine medizinische Therapie nötig, da die Naturheilmethoden nicht ausreichen, um bestimmte durch Geschlechtsverkehr übertragene Bakterien zu zerstören. Wenn jedoch derartige Mikroorganismen entdeckt werden oder Sie eine medikamentöse Therapie nicht vertragen, kann die traditionelle Medizin Ihnen helfen.

- Ringelblume (*Calendula officinalis*) – nährstoffreiche, entzündungshemmende Heilpflanze, die Muskelkrämpfe verhindert.
- Sonnenhut (*Echinacea purpurea* oder *Echinacea perforatum*) – stützt das Immunsystem und wird als das Antibiotikum aus der Natur bezeichnet.
- Knoblauch (*Allium sativum*) – enthält natürliche Substanzen gegen Viren und Bakterien.
- Orangenwurzel (*Hydrastis canadensis*) – Heilpflanze gegen Mikroben und Bakterien, enthält auch Vitamin A, welches das Immunsystem und die Gesundheit des Gewebes verbessert.
- Wiesenklee (*Trifolium pratense*) – nährstoffreiche Heilpflanze, die alkalisierend auf die Gewebe der Fortpflanzungsorgane wirkt.
- Yam, Yamswurzel (*Dioscorea villosa*) – entzündungshemmende Heilpflanze, die speziell gegen Stauungen im Unterleib wirkt.

Ringelblume und Wiesenklee können als Spülung verwendet werden.

Homöopathie: Empfehlenswert sind:

- Apis D30 – bei Empfindlichkeit im Unterleib mit Schwellung.
- Bryonia D6 oder D30 – gegen intensives Wundsein im Unterleib.
- Silicea D200 – um Narbengewebe zu verhindern oder aufzulösen.

Heilsalze: Kali mur ist ein allgemeines Heilmittel bei Erkrankungen der Eileiter.

Schulmedizin: Ihr Arzt wird bei einer Unterleibsuntersuchung Empfindlichkeit und vergrößerte Eileiter und Eierstöcke feststellen. Ein Abstrich wird dann von allen Bereichen genommen, die durch den Kontakt mit einem Penis infiziert sein könnten, zum Beispiel der Gebärmutterhals oder der Enddarm. Diese Abstriche werden an ein Labor gesandt oder sofort unter dem Mikroskop untersucht.

Die Behandlung dieser Krankheit hängt davon ab, ob Bakterien gefunden werden und wenn ja, welche. Eine spezielle Therapie mit Antibiotika wird eingesetzt. Die Wahl des Medikaments wird davon bestimmt, wo die Infektion ist und wie weit sie sich verbreitet hat. Andere Überlegungen sind, ob eine Frau schwanger ist oder allergisch auf Medikamente reagiert. In manchen Fällen muss der Arzt zu einer genaue Diagnose eine Bauchspiegelung vornehmen.
In schweren Fällen, die nicht auf die Behandlung ansprechen, kann eine Operation nötig werden.
Wenn Ihr Arzt keine Bakterien feststellen kann und es anscheinend keinen medizinischen Grund für Ihr mangelndes Wohlbefinden gibt, versuchen Sie es mit der traditionellen Medizin; sie tut Symptome nie als »rein psychisch« ab.

Endometriose

Bei einer Endometriose entwickeln sich Bruchstücke von Gewebe der Gebärmutterschleimhaut, die normalerweise in der Gebärmutter wächst, in anderen Bereichen. In den meisten Fällen wächst das Gewebe um die Eierstöcke und die Eileiter, im Muskelgewebe, an der Außenwand der Gebärmutter und in der Beckenhöhle. Es bilden sich Verwachsungen aus fibrösem Bindegewebe, wodurch die Funktion der betroffenen Organe (auch des Darms) beeinträchtigt wird. Das »ausgebrochene« Gebärmuttergewebe blutet unter dem Einfluss der Hormone jeden Monat genau wie die Gebärmutterschleimhaut, doch das Blut landet in der Bauchhöhle. Da die Flüssigkeit nicht ausgeschieden werden kann, reizt sie das umgebende Gewebe und sammelt sich unter dem fibrösen Bindegewebe. Es bilden sich kleine Zysten, die man als »Schokoladenzysten« bezeichnet.
Endometriose ist nicht bösartig und hat nichts mit Krebs zu tun, doch sie kann eine große feste Masse bilden und damit die normalen Fortpflanzungsfunktionen stören.

Frauen zwischen 25 und 40 sind am anfälligsten für Endometriose. Frauen, die keine Kinder haben, sind häufiger betroffen, weil seit Beginn der Menstruation jeden Monat ohne Unterbrechung hormonelle Spitzen aufgetreten sind. Während der Schwangerschaft und dem Stillen setzt die Monatsblutung aus, und die Hormone bleiben stabil.

Wenn bei Ihnen die Menstruation sehr früh eingesetzt hat, sind Sie anfälliger für Endometriose, weil vor Ihrem 25. Lebensjahr bereits mehr Regelblutungen stattgefunden haben, und das bedeutet mehr hormonelle Schwankungen. Endometriose tritt selten bei Mädchen unter 20 auf und wenn, sind äußerst schmerzhafte Perioden damit verbunden.

Ursachen: Sie sind noch nicht ganz geklärt. Man weiß aber, dass Endometriose stark durch die Östrogene beeinflusst wird, denn nach der Menopause, wenn der Östrogenspiegel niedrig ist, wird sie besser. Die Wucherungen können allerdings bei Frauen, die sich einer Östrogentherapie unterziehen, wieder einsetzen. Wenn kein Eisprung stattfindet, kann das ein zusätzliches Problem sein, weil dann das Verhältnis von Östrogenen und Progesteron nicht stimmt.

Endometriose kann nach chirurgischen Eingriffen, bei denen das Gewebe der Gebärmutterschleimhaut betroffen ist, auftreten. Wenn Gewebe aus der Gebärmutter durch chirurgische Instrumente versehentlich in anderes Gewebe gebracht wird, kann es außerhalb der Gebärmutter in der Beckenhöhle wachsen.

Bei manchen Frauen fließt menstruale Flüssigkeit in die Eileiter und die Beckenhöhle zurück. Dies wird als eine mögliche Ursache für Endometriose betrachtet. Eine andere Theorie besagt, dass das Gewebe durch das Blut oder die Lymphflüssigkeit in andere Teile des Körpers getragen wird. Ungeachtet dieser Theorien bedarf es hormoneller Auslöser, um das Wachstum zu beeinflussen.

Endometriose scheint bei Frauen mit einem kürzeren Zyklus und länger anhaltender Blutung häufiger aufzutreten. Auch dies deutet auf ein Ungleichgewicht zwischen den Östrogenen und Progesteron hin. Es ist jedoch auch möglich, dass der kurze Zyklus durch die Endometriose selbst ausgelöst wird, die eine normale Funktion der Eierstöcke unterdrückt.

Symptome: Die Symptome hängen davon ab, wo das Gewebe angewachsen ist, wie viel Gewebe vorhanden ist, dazu auch von der hormonellen Aktivität. Einige Frauen haben kaum Unannehmlichkeiten und wissen nicht einmal, dass sie Endometriose haben. Andere leiden unter großen Beschwerden während der prämenstruellen und menstruellen Phase ihres Zyklus. Häufige Symptome sind ein scharfer, stechender Schmerz bei heftigen, stoßenden Bewegungen während des Geschlechtsverkehrs und ein dumpfer Schmerz, der anhält. Dies kann jedoch auch durch den Geschlechtsverkehr selbst ausgelöst sein oder durch andere Faktoren wie Infektion, Trauma, Verletzung von Bändern während einer Geburt oder andere körperliche Anomalien.

Es können auch Schmerzen im unteren Teil des Rückens und Krämpfe im Unterleib während der Menstruation vorliegen. Der Schmerz kann manchmal in den Lendenbereich und zur Innenseite der Oberschenkel ausstrahlen. Er unterscheidet sich von normalen Krämpfen während der Menstruation dadurch, dass er einige Tage vorher einsetzt und über die Dauer der Blutung anhält. In manchen Fällen wird der Schmerz zu jeder Zeit verspürt und hängt nicht mit der Periode zusammen.

Aufgrund der Entzündung und der großen Prostaglandinmenge können Sie Kopfschmerzen und einen aufgeblähten Unterleib mit starken Blähungen bekommen. Frauen mit Verwachsungen am Dickdarm haben Schmerzen bei der Darmentleerung. Verdauungsprobleme gehen meist mit der Endometriose einher.

In manchen Fällen führt die Endometriose zu Subfertilität, weil der Eisprung nicht stattfindet, die Hormone nicht im Gleichgewicht oder die Eileiter blockiert sind. Es ist jedoch möglich, bei vielen Frauen, die nicht empfangen konnten, die Fruchtbarkeit zu verbessern.

Das Immunsystem von Frauen mit Endometriose kann auch angeschlagen sein, sodass sie anfällig für andere Krankheiten sind. Es ist nicht bekannt, ob die Endometriose das Immunsystem schwächt oder ob Frauen mit schwachem Immunsystem anfälliger dafür sind.
Psychisch wird Endometriose als Kreativitätsblockade gesehen. Um dem gegenzusteuern, sollten Sie unbedingt etwas Kreatives tun, etwas, woran Sie wirklich Freude haben.
Diagnose: Die Diagnose kann schwierig sein, da viele Symptome auch andere Ursachen haben können. Manche Experten können Endometriose durch Augendiagnose erkennen. Da die Symptome jedoch denen anderer gynäkologischer Probleme ähneln, ist die einzig absolut sichere Diagnosemethode eine Bauchspiegelung. Dafür wird unter Narkose der Unterleib mit Luft gefüllt. Dann werden zwei kleine Einschnitte gemacht und das Laparoskop eingeführt, durch das der Arzt in die Bauchhöhle sehen und eine Gewebeprobe entnehmen kann. Diese Probe wird unter dem Mikroskop untersucht. Endometriose sieht man nicht beim Ultraschall oder auf einer Röntgenaufnahme.
Behandlung: Eine Linderung der Symptome durch Naturheilmethoden kann sofort erfolgen. Manche Frauen spüren schon nach zwei bis vier Wochen eine Besserung. Allerdings dauert die Behandlung von Endometriose insgesamt ziemlich lang, denn es müssen Verwachsungen und Zysten aufgelöst, die Hormone ins Gleichgewicht gebracht und manchmal die Fruchtbarkeit wiederhergestellt werden.
Man muss den hohen Östrogenspiegel in den Griff bekommen, damit das Wachstum des »ausgebrochenen« Gebärmuttergewebes nicht ständig stimuliert wird. Erreichen lässt sich dies, indem man in der Kräutermedizin und in der Ernährung schwächere pflanzliche Östrogene einsetzt. Aktuelle Studien zeigen, dass diese Phytoöstrogene die Wirkung von übermäßigen Östrogenmengen im Blut dämpfen, weil sie mit diesen um die Rezeptoren konkurrieren. Die schwächeren pflanzlichen Östro-

gene können die Aufnahme der stärkeren Östrogene verhindern und dadurch der Bildung von Endometriose nicht nur vorbeugen, sondern sie auch verringern.
Verringert werden muss auch die Produktion der Prostaglandine, hormonähnliche Substanzen, die in das umgebende Gewebe abgegeben werden und die Symptome verschlimmern.
Die Behandlung muss mindestens drei Monate lang durchgeführt werden, um Veränderungen auf der Organebene herbeizuführen, damit die Symptome nicht zurückkommen, sobald die Therapie beendet wird. Bei einigen Frauen wird es nötig sein, die Behandlung über ein Jahr fortzusetzen, doch sie haben schon Erleichterung in Bezug auf die Symptome, lange bevor die Behandlung beendet wird.
Ernährungstipps: Da man Endometriose – wie gerade gesagt – mit einem hohen Östrogenspiegel im Blut in Verbindung bringt, wäre es nützlich, wenn Sie Nahrungsmittel, die reich an pflanzlichen Östrogenen sind, in Ihre Ernährung aufnehmen würden. Solche Nahrungsmittel sind Sprossen und Sojaprodukte (zum Beispiel Tofu), Leinsamen, Hülsenfrüchte (zum Beispiel Kichererbsen), leuchtend gefärbte Früchte und Gemüse. Diese Nahrungsmittel sind auch reich an Nährstoffen und arm an Fett.
Wesentliche und hilfreiche Nährstoffe sind:

- Kalzium, Magnesium, Phosphor und Zink – Mineralstoffe, die Krämpfe verringern und die Gesundheit des Gewebes erhalten. Sie finden sich in Kamillentee, Gemüse, Eiern, Vollkornprodukten, Nüssen und Samen.
- Vitamin B_6 – hilft bei Stimmungsschwankungen und emotionalen Problemen. Reich an diesem Vitamin sind Bananen, Bierhefe, Hähnchen, Johannisbeeren, getrocknete Aprikosen, Leber, Kartoffeln, Pflaumen, Lachs, Sojabohnen, Sonnenblumenkerne, Süßkartoffeln, Truthahn, Walnüsse und Vollkornprodukte.
- Vitamin A – in gelben und dunkelgrünen Gemüsen und Früchten.

- Vitamin E – in Nüssen, Samen, Löwenzahn, Mais und Weizenkeimen. Vitamin C und Bioflavonoide – in frischem Obst (vor allem in Zitrusfrüchten), Gemüse und Hagebutten.
- Essentielle Fettsäuren – wirken entzündungshemmend, verringern die entzündungsfördernde Wirkung der Prostaglandine, sind enthalten zum Beispiel in Leinöl (Sie können täglich einen Löffel davon nehmen), Borretsch- und Fischölen. Es gibt auch entsprechende Präparate im Reformhaus oder in der Apotheke.

Kräutermedizin: Eine kleine Auswahl an nützlichen Heilpflanzen:

- Braunrote Dreizipfel-Lilie (*Trillium erectum*) – adstringierendes Tonikum für die Gebärmutter.
- Mönchspfeffer (*Vitex agnus castus*) – hilft das Gleichgewicht der Hormone herzustellen.
- Gewöhnlicher Schneeball (*Viburnum opulus*) – speziell für die Gebärmutter, um Schmerzen und Krämpfen vorzubeugen.
- Süßholz (*Glycorrhiza glabra*) – entzündungshemmende Heilpflanze, die leicht abführend wirkt. Sie kann sehr nützlich für den Verdauungsapparat und das hormonelle Gleichgewicht sein.
- Wiesenklee (*Trifolium pratense*) – nährende, alkalisierende Heilpflanze, die hilft, Zysten und Verwachsungen aufzulösen.
- Rotulme (*Ulmus fulva*) – sehr hilfreich, wenn der Darm betroffen ist, kann sowohl bei Verstopfung als auch bei Durchfall eingesetzt werden. Sie wirkt entzündungshemmend und enthält Pflanzenschleim, der das empfindliche Gewebe an der Innenseite des Darms schützt.

Bach-Blüten: Rescue-Tropfen sind ein gutes Selbsthilfemittel bei Endometriose, ebenso Hornbeam, Sweet Chestnut, Crab Apple, Olive und Elm.

Homöopathie: Eine homöopathische Behandlung kann bei Endometriose sehr wirksam sein. Es gibt viele Mittel, und am besten sollte Ihr Homöopath das für Sie geeignete auswählen, beispielsweise Kali Carb gegen Schmerzen beim Geschlechtsverkehr oder Sepia gegen Stauungen und Schmerzen in der Gebärmutter. Silicea 200 kann nützlich sein, um Verwachsungen aufzulösen.

Heilsalze: Hier kommen mehrere in Frage:

- Calc fluor – gegen eine verlagerte Gebärmutter, gegen ziehende Schmerzen.
- Calc phos – stellt die Gewebegesundheit wieder her.
- Ferrum phos – gegen Stauungen im Becken und Schmerzen beim Geschlechtsverkehr.
- Kali mur – gegen Stauungen in der Gebärmutter.
- Mag phos – gegen schmerzhafte Krämpfe; bei fädigem, faserigem Monatsblut.
- Nat mur – gegen Krämpfe; bei dünnem, wässerigem Monatsblut.

Weitere Möglichkeiten: Akupunktur hilft, den Hormonhaushalt auszugleichen und Schmerzen zu verringern.

Körpertraining verbessert den Kreislauf. Es hilft auch, zu hohe Östrogenmengen zu verringern. Es gibt eine Reihe von Yoga-Übungen, die Schmerzen bei der Menstruation verringern und die Gesundheit der Fortpflanzungsorgane und der Psyche unterstützen.

Meditation ist immer gut, um den Stress in den Griff zu bekommen und Schmerzen zu verringern.

Für einige Frauen ist es schwierig, mit den Symptomen der Endometriose klarzukommen. Denn diese Erkrankung bringt nicht nur monatlich Schmerzen, sondern kann auch das sexuelle Vergnügen stören und die Fruchtbarkeit verhindern. Und die lange Behandlung ohne Erfolgsgarantie bringt emotionalen Stress mit sich.

Schulmedizin: Hier kommt es darauf an, wie alt Sie sind und ob Sie schwanger werden möchten. Ihr Arzt rät Ihnen vielleicht, eine Antibabypille einzunehmen, die Gestagene enthält. Diese verringert die Östrogenproduktion und kann so möglicherweise die Endometriose stoppen und zurückgehen lassen.

Einige kombinierte Antibabypillen können durchgehend genommen werden, um eine Menstruation zu verhindern. Das heißt, Sie nehmen nicht die vorgesehenen Placebos oder setzen nicht für sieben Tage mit der Einnahme aus. Es könnte sinnvoll sein, nach drei oder vier Monaten eine Blutung in Gang zu setzen, um alle Schleimhaut, die sich vielleicht inzwischen gebildet hat, abzustoßen. Sprechen Sie darüber mit Ihrem Arzt, ob das in Ihrem Fall wichtig ist.

Der Gedanke, der hinter dieser Therapie steht, ist, dass Ihr Körper keine Hormone mehr produziert und dann die Endometriose einschrumpft.

Stellen Sie sich darauf ein, dass alle konventionellen Behandlungen mit Medikamenten Nebenwirkungen haben und dass es keine Garantie für eine Heilung gibt. Besprechen Sie mögliche Nebenwirkungen mit Ihrem Arzt.

Schmerzmittel oder entzündungshemmende Medikamente sind auch eine Möglichkeit der Behandlung, besonders wenn Sie sich der Menopause nähern, weil die Symptome mit dem Sinken des Östrogenspiegels auf natürliche Weise weniger werden.

In schweren Fällen kann ein chirugischer Eingriff nötig sein, vor allem bei Frauen, die Schwierigkeiten mit der Fruchtbarkeit haben. Dabei können Gewebeteile mit einem Laser abgebrannt oder mit einem Skalpell weggeschnitten werden. Stellen Sie sich darauf ein, dass eine Entfernung der Gebärmutter vorgeschlagen wird, wenn sie stark vernarbt ist. Besprechen Sie dies, vor einer Operation, unbedingt mit Ihrem Arzt.

Wenn die Symptome schlimm sind und Sie sich für eine konventionelle medikamentöse Behandlung entscheiden, kann es von Vorteil sein, zusätzlich auf traditionelle Heilweisen zurückzugreifen, um den Heilungsprozess zu beschleunigen. Auch während der medikamentösen Therapie können Sie einige traditionelle und Nährstoff-Präparate einnehmen, um die Zysten und Verwachsungen aufzulösen, die Darmfunktion zu unterstützen und die Entzündung zu verringern.

Feuchtwarzen

Der medizinische Begriff für Feuchtwarzen, auch Feigwarzen genannt, ist *Condylomata acuminata*.

Ursachen: Feuchtwarzen werden durch eine Infektion mit dem humanen Papillomavirus (HPV) hervorgerufen. Jüngste Forschungen haben ergeben, dass die Häufigkeit von Feuchtwarzen bei Frauen eng mit deren Immunsystem zusammenhängt. Ob das weibliche Immunsystem in der Lage ist, spezielle Viren im Blut ausfindig zu machen und zu bekämpfen, hängt davon ab, ob es stark und gesund ist. Frauen mit erworbenem oder angeborenem geschwächten Immunsystem sind anfälliger.

Symptome: Feuchtwarzen sind weit verbreitet, man schätzt, dass sie dreimal so häufig sind wie Herpes genitalis. Sie erscheinen oft in Gruppen im weiblichen Schambereich, um den After herum und um die Vagina. Manche Frauen merken nicht einmal, dass sie Feuchtwarzen haben, bis Sie bei einem Pap-Abstrich oder bei einer Untersuchung der Scheide darauf aufmerksam gemacht werden. Die Warzen sind meist sichtbar, manchmal aber auch nicht, und sie können Veränderungen an feuchten Schleimhäuten hervorrufen. Feuchtwarzen wachsen gut in einer feuchten, warmen Umgebung, deshalb verbreiten sie sich bei Frauen so leicht. Die Warzen machen nicht jedem Probleme, wahrscheinlich hängt das vom Immunsystem ab (siehe oben).

Männer können die Warzen innerhalb der Harnröhrenöffnung an der Spitze des Penis haben. Sehen Sie danach, bevor Sie Geschlechtsverkehr haben. Man kann Warzen am Penis auch entdecken, wenn man ihn in ein essiggetränktes Tuch wickelt. Die Warzen erscheinen weiß, wenn man das Tuch abnimmt.

Es kann Wochen oder Jahre dauern, bis die Warzen groß genug sind, dass man sie sieht oder fühlt. Während der Schwangerschaft können sie ziemlich groß werden.

Ansteckungsgefahr: Feuchtwarzen sollten nicht unbeachtet bleiben, da sie leicht auf den Sexualpartner übertragen werden und sich durch Kreuzinfektion verbreiten. Geschlechtsverkehr ist ideal zur Übertragung, da dabei leicht Zellen von der Oberfläche der Warze, in denen das Virus sitzt, abgerieben werden. Beim Geschlechtsverkehr Kondome zu verwenden, ist eine hervorragende Methode, um die Verbreitung dieses Virus zu verhindern.

Dieses Virus kann auch durch Körpersekrete übertragen werden, und daher können Sie ihn auch an den Händen oder im Analbereich haben, wenn Körperflüssigkeiten dorthin gelangen. Ein kleiner Riss in der Haut ist alles, was das Virus braucht, um einzudringen, und schon sind Sie angesteckt. Die Warzen können auch durch Handtücher übertragen werden und nicht nur durch direkten Hautkontakt.

Babys können bei der Geburt angesteckt werden, wenn die Mutter Feuchtwarzen hat.

Warzentypen: Geraten Sie nicht in Panik, wenn Sie einige Feuchtwarzen bei sich entdecken. Es gibt etwa ein Dutzend verschiedene Arten von Warzen, die dem Genitalbereich zugeordnet werden können, und nur wenige wurden mit bösartigen Wucherungen in Verbindung gebracht.

Feuchtwarzen unterscheiden sich im Aussehen:

- Flachwarzen haben eine flache Oberfläche.
- Andere sind pickelförmig und treten einzeln oder in Gruppen auf und können wie Blumenkohl aussehen. Sie fühlen sich meist weicher an als Warzen an anderen Körperteilen und werden selten größer als ein Zentimeter Durchmesser.

Die Warzen selbst werden nicht mit Krebs in Verbindung gebracht, doch einige Warzeninfektionen ohne klinische Symptome hat man in Bezug dazu gesetzt. Es handelt sich dabei um flache, sehr breite Warzen, nicht um die klumpigen, die man meist sieht.

Behandlung: Die meisten Feuchtwarzen machen keine Probleme und fallen manchmal einfach ab oder verschwinden ohne Behandlung.

Kräutermedizin: Es sollten Kräuter zur Stärkung des Immunsystems gegeben werden (vgl. AIDS/HIV).
Sie können die Kräuter Schöllkraut, Thuja und Orangenwurzel zu gleichen Teilen vermischt als Absud örtlich anwenden. Ich habe herausgefunden, dass es am günstigsten ist, den Bereich zu waschen, mit einem Föhn zu trocknen und die Mischung dann mit einem Pinsel aufzutragen. Sonst ist der Bereich aufgrund der natürlichen Sekretion zu feucht, und es ist nicht möglich, die Mischung wirksam anzuwenden. Ständige Feuchtigkeit hilft dem Virus, sich zu vervielfältigen.
Bach-Blüten: Crab Apple ist ein guter psychischer Reiniger, wenn Sie sich wegen Ihres Leidens schämen.

- Rescue-Tropfen sind ein allgemeines Heilmittel gegen die Angst, die mit der Krankheit verbunden ist.

Homöopathie: Thuja D200 ist oft ein gesundheitsförderndes Mittel zur Warzenentfernung.
Heilsalze: Nat sulph hilft gegen Warzen, die durch Feuchtigkeit verursacht sind.
Schulmedizin: Ihr Arzt wird Ihnen eine Tinktur zum Auftragen verschreiben. Halten Sie sich präzise an seine Anweisungen. Empfindliche Menschen spüren bei diesen Mitteln ein Brennen. Wenn das bei Ihnen der Fall ist, waschen Sie das Aufgetragene sofort ab und informieren Sie Ihren Arzt. Sagen Sie Ihrem Arzt unbedingt, wenn Sie schwanger sind. Viele Warzentinkturen dürfen während der Schwangerschaft nicht angewendet werden, da sie beim Fetus Anomalien verursachen können.
Hilft eine Tinktur nicht, kann der Arzt die Warzen mit Kälte behandeln oder mit Laser oder Diathermie unter örtlicher Betäubung oder Vollnarkose wegbrennen. Sie kommen aber häufig wieder.
Vermeiden Sie Sex während der Behandlung und solange das Gewebe heilt. Sie hätten sowieso Schmerzen dabei.

Fibrome

Fibrome sind gutartige Tumoren, die aus faserigem Bindegewebe und Muskelgewebe bestehen, die in der Gebärmutterwand zu wachsen beginnen. Sie können in der Schleimhaut oder an der äußeren Oberfläche entstehen und sind weit verbreitet. Sie bereiten im Allgemeinen keine Probleme und werden bei den meisten Frauen nicht entdeckt. Meist treten Fibrome bei Frauen zwischen 25 und der Menopause auf. Nach der Menopause schrumpfen sie aufgrund der natürlichen Verringerung der Hormone ein.

Ursache: Es beginnt damit, dass eine Faser- oder Muskelzelle schneller wächst und sich rascher teilt als das umgebende Gewebe. Dabei bilden sich kleine Knoten – Fibrome – in der Wand der Gebärmutter, die langsam wachsen und oft mit dem Wachstum aufhören, bevor sie eine nennenswerte Größe erreicht haben. Es ist äußerst selten, dass Fibrome so groß wie ein Fußball werden, auch wenn viele Leute gern solche Geschichten erzählen.

Das Wachstum eines Fibroms hängt von Hormonen ab, vor allem von den Östrogenen, daher würde ich Ihnen von einer Hormontherapie abraten, wenn Sie Fibrome haben.

Symptome: Wenn Fibrome wachsen, vergrößern sie die Gebärmutter und verändern ihre Form. Bei einer Untersuchung fühlt die Gebärmutter sich massig und schwer an. Wenn das Fibrom ziemlich groß ist, kann man es als festen Klumpen hinter dem Schambein tasten. Eine Frau mit einem Fibrom kann das Gefühl haben, dass ihre Gebärmutter schwer ist. Oder sie kann das Gefühl haben, eine Senkung zu haben – als ob ihre Fortpflanzungsorgane aus der Vagina herausstünden.

Fibrome können auf die Blase drücken, ihr Volumen verringern und zu häufigerem Wasserlassen führen.

Druck auf den Darm kann zu unvollständiger Entleerung und Verstopfung führen.

Druck auf die Wirbelsäule bringt Rückenschmerzen oder Ischiasbeschwerden.

Fibrome können starke und lang anhaltende Monatsblutungen hervorrufen, weil sie die Oberfläche der Gebärmutterschleimhaut vergrößern. Es gibt oft Probleme mit starken Blutungen und Blutklumpen.

Manchmal durchstoßen sie den Zervixkanal und führen zu Zwischenblutungen und/oder Blutungen nach dem Geschlechtsverkehr.

Schmerzen treten auf, wenn ein Fibrom an einem Stiel wächst. Dies führt zu einer Störung in der Blutversorgung.

Wenn das Fibrom auf einen Nerv drückt, löst es ebenfalls Schmerzen aus.

Fibrome verursachen nur selten Probleme bei einer Schwangerschaft, obwohl ein großer Tumor manchmal zu einer Fehl- oder Frühgeburt führen kann. Ein Tumor in der Nähe des Gebärmutterhalses kann die Wehen blockieren.

Fibrome schaffen nur selten Probleme mit der Fruchtbarkeit, es sei denn, sie blockieren die Eileiter.

Ernährungstipps: Hier gilt das Gleiche wie für andere Gewächse im Bereich der Fortpflanzungsorgane. Sehen Sie bei den Ernährungstipps zur Endometriose nach. Falls Sie aufgrund von Fibromen Probleme mit der Regelblutung haben, sehen Sie unter Menorraghie nach.

Kräutermedizin: In Frage kommen:

- Dreiblatt (*Trillium erectum*) – ein adstringierendes Tonikum für die Gebärmutter, das übermäßige Blutungen verhindert.
- Juli-Silberkerze (*Cimicifuga racemosa*) – ein Tonikum für die Gebärmutter und nützlich bei schmerzhaften Perioden und Krämpfen. Es beugt Krämpfen vor und ist auch beruhigend. Es ist auch geeignet zur Behandlung von Menstruationskopfschmerzen.
- Orangenwurzel (*Hydrastis canadensis*) – ein Pflanzentonikum, das Blutungen stoppt. Es enthält das Alkaloid Hydrastin, das eine gefäßverengende Wirkung hat. Gute Ergebnisse erzielt man, wenn man diese Heilpflanze mit Hirtentäschel kombiniert.

- Wiesenklee (*Trifolium pratense*) – eine nährstoffreiche, alkalisierende Heilpflanze, die nützlich bei der Behandlung von Fibromen ist.
- Hirtentäschel (Capsella bursa) – eine adstringierende Heilpflanze, die Vitamin K enthält. Sehr wirksam, um einen kurzen Zyklus mit einer starken Regelblutung zu verbessern. Diese Pflanze hilft speziell bei Blutungen der Gebärmutter.

Bach-Blüten: Denken Sie an solche Mittel wie Aspen, Crab Apple, Hornbeam, Mustard, Sweet Chestnut und Rescue-Tropfen.

Homöopathie: Fibrome sprechen häufig auf Thuja oder Phosphor an, die gute allgemeine Heilmittel sind.

Heilsalze: Calc fluor eignet sich für jede Art von Tumorwachstum.

Andere Möglichkeiten: Akupunktur oder Akupressur kann helfen.

Yoga-Übungen können Gefühle von Schwere und Unbehagen erleichtern.

Schulmedizin: Eine Ultraschall-Untersuchung des Unterleibs wird oft das Vorhandensein von Fibromen bestätigen. Ihr Arzt entscheidet sich vielleicht dafür, sie einfach ruhen zu lassen und einige Monate später wieder zu untersuchen, ob sie ihre Größe verändert haben.

Eine Entfernung der Gebärmutter kann empfohlen werden, wenn die Fibrome ernsthafte Probleme verursachen. Bei manchen Frauen ist auch eine Myomentfernung möglich, bei der nur die Fibrome entfernt werden. Dies müssen Sie mit Ihrem Arzt besprechen.

Gardnerella vaginalis (unspezifische Vaginitis)

Diese Form der Vaginitis ist ein weit verbreiteter Auslöser für anomalen Ausfluss aus der Scheide.

Ursachen: Die Gardnerella-Bakterien leben mit anderen Mikroorganismen in der Scheide, sind aber meist nur in sehr klei-

nen Mengen vorhanden. Sie gehören zu den normalen Mikroorganismen der Scheide. Wie bei Candidose und Trichomoniasis können sie übermäßig gedeihen, wenn die Scheide zu basisch wird (vgl. »Scheidenmilieu«) oder wenn Ihr Immunsystem nicht in Ordnung ist.
Symptome: Sie spüren meist weder Jucken noch Wundsein, denn die Bakterien entzünden die Scheide nicht, nur ein Ausfluss ist vorhanden, der von dünn und schaumig bis dick und gelartig sein kann. Wie bei Trichomoniasis hat er einen ganz bestimmten Geruch, der fischig oder sauer sein kann. Eine Untersuchung zeigt oft einen weißlichen schaumigen Ausfluss am Gebärmutterhals.
Manchmal werden die Bakterien bei einem Pap-Abstrich entdeckt.
Behandlung: Bei Gardnerella vaginalis ist eine Behandlung nicht nötig, sofern Sie keine Symptome haben. Wenn Sie Symptome haben, müssen Sie und Ihr Sexualpartner behandelt werden.
Kräutermedizin: wie bei »Scheidenausfluss« und »Scheidenentzündung«.
Ernährungstipps: wie bei »Scheidenausfluss« und »Scheidenentzündung«.

Gebärmutterhals-Dysplasie (Plattenepitheldysplasie)

Ursache: Das Gewebe im Zervixkanal ist aus Zellen aufgebaut, die aus vielen Schichten bestehen. Die Zellen an der Oberfläche schuppen sich ab, genau wie die Zellen unserer Haut, und neue Zellen von unten kommen nach. Wenn es Zellanomalien gibt, verändert sich dieser normale Vorgang von Zellentwicklung und Abschuppen. Ungeordnete Zellentwicklung tritt auf und diese wird als Dysplasie bezeichnet.
Symptome: Es gibt verschiedene Stadien von Dysplasie. Eine geringe Anzahl anomaler Zellen wird als CIN 1 bezeichnet.

Eine mäßige Anzahl anomaler Zellen heißt CIN 11 und eine schwere Dysplasie heißt CIN 111. Der Weg von CIN 1 zu CIN 111 dauert meistens viele Monate. Dies hängt jedoch von vielen psychischen und körperlichen Gesundheitsfaktoren ab, die sich von Frau zu Frau unterscheiden.
Behandlung: Es gibt Beweise, dass bei leichter Dysplasie die Zellen ohne ein Eingreifen abgestoßen werden. Vorausgesetzt, dass die Krankheit regelmäßig überwacht wird, kann man warten und sehen, ob die Zellen sich von selbst abschuppen. Dies hängt vom Gesundheitszustand der Frau und von ihrer medizinischen Vorgeschichte ab. Wenn Frauen über den Grad der Dysplasie und die möglichen Behandlungsweisen informiert worden sind, können sie entscheiden, welche Behandlung sie wünschen. Es besteht ein Zusammenhang zwischen der Gesundheit des Gebärmutterhalses und Geschlechtsverkehr. Mechanische Verhütungsmethoden verringern die Häufigkeit von Gebärmutterhalskrebs und anderen sexuell übertragenen Krankheiten. Frauen mit anomalen Zellenveränderungen haben auch eine bessere Chance, dass die Zellen wieder normal werden, wenn ihr Partner eine mechanische Verhütungsmethode benutzt.
Frauen, die nicht in einer monogamen Beziehung leben, sollten sich nicht schuldig fühlen, weil sie ein aktives Geschlechtsleben haben, doch sie müssen sich über die Wichtigkeit der Verwendung eines Kondoms im Klaren sein. Haben Sie selbst Kondome dabei und bestehen Sie darauf, dass Ihr Sexualpartner eines trägt.

Gebärmutterhals-Entzündung (Zervizitis)

Manchmal entzündet sich der Gebärmutterhals, und dies wird als Zervizitis bezeichnet.
Symptome: Wenn die Entzündung stark ist, kann sie zu Scheidenausfluss führen. Eine leichte Schmierblutung kann nach dem

Geschlechtsverkehr oder einer Untersuchung der Scheide auftreten, denn das Gewebe ist sehr empfindlich und kann bluten, wenn es gestoßen oder gerieben wird.

Wenn der Gebärmutterhals dauernd entzündet ist, kann dies den Zervixschleim verändern und zu Problemen mit der Fruchtbarkeit führen.

Ursache: Zervizitis kann durch Bakterien ausgelöst sein, die beim Geschlechtsverkehr übertragen werden. Wenn Sie also eine Empfindlichkeit spüren oder Ausfluss vorhanden ist, sollten Sie Ihren Arzt oder Heilpraktiker aufsuchen, damit geprüft wird, ob es sich um eine bakterielle Entzündung handelt.

Selbsthilfe: Wenn die Entzündung eher von einer Verletzung herrührt als von Bakterien, können Sie es mit einer Spülung, die Ringelblume enthält, oder mit einer Salbe, die Vitamin-E und Ringelblume enthält, versuchen.

Sie können auch eine Vitamin-E-Kapsel öffnen und den Inhalt mit einem Wattebausch auf den Gebärmutterhals auftragen.

Auch Aloe-vera-Gel ist hilfreich und reizt die Scheide nicht.

Da auch ein psychisches Trauma zu einer Entzündung des Gebärmutterhalses beitragen kann, sollten Sie eine Entspannungstechnik praktizieren. Yoga oder Meditation wären eine gute Wahl.

Schulmedizin: Die Therapie hängt von der Ursache der Entzündung ab. Bei einer Infektion können Antibiotika nötig sein, auch eine Lasertherapie oder Diathermie kann empfohlen werden.

Gebärmutterhalskrebs

Eine Gebärmutterhals-Dysplasie (siehe oben) sollte nicht ignoriert werden, denn sie kann sich zum Gebärmutterhalskrebs entwickeln. Das ist eine weit verbreitete Krebsart bei Frauen. Krebs wird nicht immer bei einem Pap-Abstrich entdeckt, suchen Sie deshalb einen Arzt auf, wenn Sie wunde Stellen oder

Geschwüre an der Scheide haben, die nicht heilen, anomale Blutungen, Schmerzen und/oder Blutungen beim Geschlechtsverkehr, Unterleibsschmerzen und anomale Blutungen nach der Menopause.
Wenn Gebärmutterhalskrebs nicht entdeckt wird, kann er über die Lymphgefäße auf andere Bereiche des Körpers übergreifen. Dies wird als invasiver Krebs bezeichnet, er tritt nur selten auf, ist aber lebensbedrohend.
Ursachen: Stress, Therapie mit Medikamenten, Ernährungs- und Umweltfaktoren können auch zur Entartung von Zellen führen. Rauchen trägt oft dazu bei, denn es schwächt das Immunsystem.
Behandlung: Die Genesung von Gebärmutterhalskrebs verlangt ein starkes und gesundes Immunsystem. Bei einer schulmedizinischen Therapie kann ein Naturheilkundler ergänzend helfen, das Immunsystem und das allgemeine Wohlbefinden zu verbessern.

Gebärmutterhals-Polypen (Zervix-Polypen)

Ursache: Zervixpolypen wachsen aus der Gebärmutterschleimhaut oder dem Zervikalkanal. Sie sind selten bösartig und werden durch übermäßiges Wachstum der Schleimhaut ausgelöst.
Symptome: Die Polypen stehen meist an einem schmalen Stiel. Wenn der Stiel lang ist, kann er durch den äußeren Muttermund ragen und zu Zwischenblutungen oder Blutungen nach dem Geschlechtsverkehr führen.
Kräutermedizin: In Frage kommen:
- Dreiblatt (Trillium erectum) – eine adstringierende und ausgleichende Heilpflanze, die hilft, Zwischenblutungen zu stoppen.
- Orangenwurzel (Hydrastis canadensis) – eine nährstoffreiche Heilpflanze, die adstringierend wirkt. Sie hilft, Zwischenblutungen zu verhindern.

- Wiesenklee (Trifolium pratense) – nützlich zur Behandlung von Zysten und Polypen.

Homöopathie: Zwei nützliche Mittel sind Phosphor oder Thuja, die beide speziell gegen Polypen sind.

Schulmedizin: Zervix-Polypen können leicht entfernt und dann auf Bösartigkeit untersucht werden.

Gebärmutterhals-Zellwucherungen

Das sind gutartige (nicht krebsartige) Wucherungen an den Zellen um den Muttermund.

Ursache: Die Zellen, die den Zervixkanal auskleiden, sind klar, sie wachsen manchmal außerhalb des Zervixkanals, und man sieht dann die Blutgefäße durch sie hindurch. Dies führt zum roten, entzündeten Aussehen des Gewebes.

Symptome: Der Gebärmutterhals erscheint bei einer Untersuchung manchmal rot und entzündet und sieht ein wenig uneben aus. Ärzte dachten früher, dass das anomal sei, weil es einem Geschwür ähnelt, doch wir wissen heute, dass einfach Zellen aus dem Inneren des Gebärmutterhalses nach außen wachsen. Spürbare Symptome sind selten. In seltenen Fällen kommt es zu Entzündungen.

Homöopathie: Hamamelis ist nützlich.

Schulmedizin: Ihr Arzt setzt vielleicht Lasertherapie oder Diathermie ein, um den Heilungsprozess zu beschleunigen.

Gebärmutterhals-Zysten

Manche Frauen bekommen kleine klare Zysten am Gebärmutterhals, die etwa so groß sind wie eine Erbse.

Ursache und Symptome: Die Zysten entstehen als Reaktion auf eine Verstopfung in einem Drüsengang, der in den Zervixkanal mündet. Dadurch bilden sich schleimgefüllte Schwellungen, die

Naboth'-Eier genannt werden. Sie sind bei einer Untersuchung durch die Scheide leicht zu ertasten und fühlen sich etwas fester an als das Gewebe des Gebärmutterhalses.
Behandlung: Normalerweise ist eine Behandlung nicht nötig. Wenn Sie in diesem Bereich eine chronische Entzündung haben, kann Ihr Arzt eine Dränage empfehlen.
Homöopathie: Silica D200 kann helfen, Zysten am Gebärmutterhals aufzulösen.
Ernährungstipps: wie Eierstock-Zysten.
Kräutermedizin: wie Gebärmutterhals-Polypen.

Gebärmuttersenkung

Wenn die Muskeln und Bänder, die Ihre Scheide und Unterleibsorgane stützen, Tonus verlieren und schwach werden, kann Ihre Gebärmutter in die Scheide hervortreten und Druck auf Blase oder Enddarm ausüben. Dies wird als Senkung bezeichnet.
Ursache: Eine Senkung ist sehr häufig bei Frauen, die viele Kinder hatten. Sie kann aber auch bei verhältnismäßig jungen Frauen während der Geburt auftreten. Die Ursache liegt meist in raschen Wehen oder einer Zangengeburt, die vielleicht die Bänder geschwächt hat. Eine normale Entbindung durch die Scheide führt nur selten zu einer Senkung.
Andere Faktoren, die dazu beitragen können, sind chronische Verstopfung, die zum Pressen führt. Ein anhaltender chronischer Husten oder Übergewicht kann das Gerüst des Körpers ebenfalls schwächen.
Symptome: Die Anzeichen für eine Gebärmuttersenkung hängen davon ab, ob es sich um eine teilweise oder eine vollständige Senkung handelt. Die Symptome einer teilweisen Senkung können mit einem dumpfen, schweren Gefühl in der Scheide beginnen, als ob alles aus der Scheidenöffnung herausfallen wollte. Das wird oft spürbarer, wenn die Periode näher kommt,

weil dann die Gebärmutter dicker und schwerer ist. Eine Senkung kann zu Scheidenausfluss führen, und manche Frauen haben Schwierigkeiten mit dem Wasserlassen oder der Darmentleerung, wenn auf die entsprechenden Organe Druck ausgeübt wird.

Wenn eine teilweise Senkung nicht sofort behandelt wird, kann sie sich zu einer vollständigen Senkung entwickeln. Wenn dies geschieht, kann ein Teil der Scheidenwand oder der Gebärmutter durch die Scheidenöffnung austreten, dies führt zu erhöhter Infektionsgefahr und starkem Wundsein oder Unbehagen. Wenn die Gebärmutter nach unten sackt, kann sie an der vorderen Wand der Scheide ziehen und die Blase hinunterziehen. Wenn sie an der rückwärtigen Wand der Scheide und am Enddarm zieht, nennt man das Rektozele.

Eines der unangenehmsten Symptome für Frauen ist Inkontinenz, ein Verlieren von Urin beim Husten, Lachen oder Niesen. In chronischen Fällen verlieren Frauen schon bei einer Haltungsveränderung, wie dem Aufstehen von einem Stuhl, Urin und müssen ständig eine Damenbinde tragen. Diese Frauen leiden fast ständig unter Wundsein und Ausschlag, wegen der ständigen Feuchtigkeit, weil die Binde reizt oder vom Ammoniak im Urin. Die Frauen fühlen sich oft unsicher, weil sie den Uringeruch in der Nase haben und einen unangenehmen Körpergeruch befürchten. Ich kann Ihnen aber versichern, dass der Geruch niemand anderem auffällt, wenn Sie die Binden oft genug wechseln.

Es ist jedoch verständlich, dass Ihr Selbstvertrauen leidet, vor allem, wenn Sie sexuell aktiv sind. Frauen mit einer schweren Senkung äußern oft den Wunsch berührt zu werden, doch sie meiden Geschlechtsverkehr und Vorspiel, weil es unangenehm sein kann oder weil sie Angst haben, dass ihr Partner sie nicht begehrenswert findet.

Vorbeugung: Eine Senkung tritt in der Regel nicht sofort auf, sondern entwickelt sich über einen Zeitraum. Deshalb sollten Übungen für den Beckenboden zum täglichen Trainingsprogramm jeder Frau gehören, ganz gleich wie alt sie ist. Frauen, die geboren haben, sollten diese Übungen sobald wie möglich nach der Entbindung beginnen.

Behandlung: Als Erstes sollten alle Faktoren, die zu einer Senkung beitragen, zum Beispiel Verstopfung, beseitigt werden. Erhöhen Sie die Menge an Ballaststoffen in Ihrer Nahrung und trinken Sie viel frisches Wasser, selbst wenn Sie unter Inkontinenz leiden. Wenn Ihr Gewicht oberhalb einer gesunden Grenze liegt, machen Sie bitte eine sanfte Schlankheitsdiät, die Ihre persönlichen Nährstoffbedürfnisse berücksichtigt.

Verstopfung beseitigen: Wenn der Darm voll ist, übt er großen Druck auf die Blase aus. Das muss korrigiert werden, weil sich sonst die Senkung und die Inkontinenz nicht bessern können. Gegen Verstopfung helfen Nahrungsmittel, die Ballaststoffe enthalten, die der Körper nicht verwertet, zum Beispiel Kleie, die Hülsen von Vollkorn (essen Sie Vollkornbrot), die Schale von Äpfeln, die Fasern in ganzen Früchten und Gemüsen. Diese Art von Faser wird in unserem Magen-Darm-Trakt nicht gelöst und gibt dem Stuhlgang Masse und nimmt Wasser auf. Dadurch wird der Stuhlgang schwerer und feuchter, sodass er sich schneller durch den Darm bewegt und weich genug ist, um Beschwerden zu vermeiden.

- Essen Sie keine raffinierten oder konservierten Nahrungsmittel.
- Nehmen Sie kleine Stücke Fleisch zu großen Portionen Salat und Gemüse.
- Verzehren Sie drei- bis fünfmal am Tag Obst.
- Trinken Sie täglich sechs bis acht Gläser Wasser.

Wenn Sie dann immer noch Probleme mit Verstopfung haben, nehmen Sie täglich ein nicht-chemisches Abführmittel, zum Beispiel ein Leinsamen-Präparat, bis die Verstopfung behoben ist.

Selbsthilfe: Es ist wichtig, die Muskeln des Unterleibs ebenso wie die Muskeln des Beckenbodens zu kräftigen, um einer Senkung entgegenzuarbeiten.

Dieses Muskeltraining kann überall durchgeführt werden. Es spielt keine Rolle, ob Sie dabei stehen, sitzen oder am Boden liegen.

Muskeltraining: Die Muskeln in der Scheide anspannen und hochziehen, als ob Sie etwas in sich zurückhalten wollten. Stellen Sie sich vor, Sie würden in einem Lift fünf Stockwerke hochfahren. Nehmen Sie sich Zeit und zählen Sie langsam. Erstes Stockwerk, zweites Stockwerk, drittes Stockwerk, viertes Stockwerk ... halten Sie im fünften Stockwerk so lange wie möglich an und kommen Sie dann wieder herunter. Führen Sie das so oft wie möglich am Tag durch.

Machen Sie die folgende Übung jeden Abend vor dem Einschlafen im Bett: Auf den Rücken legen, die Knie geschlossen anziehen, die Füße liegen flach auf der Matratze. Heben Sie Ihr Becken leicht an und drücken Sie das Gesäß zusammen, so fest Sie können, gleichzeitig ziehen Sie die Scheidenmuskeln nach innen. Bleiben Sie so lange wie möglich in dieser Position, und vergessen Sie nicht zu atmen. Sie werden feststellen, dass es nicht lange dauert, bis Sie fünf Minuten in dieser Position bleiben können.

Um die Muskeln Ihres Unterleibs zu stärken, ohne auf Rücken oder Nacken Druck auszuüben, versuchen Sie die folgende Übung: Legen Sie sich vor einen Stuhl mit gerader Lehne auf den Rücken (ein Küchenstuhl wäre gut dafür). Bewegen Sie sich nach vorne, bis Ihre Unterschenkel und Fersen auf dem Stuhlsitz ruhen und der vordere Rand des Sitzes Ihre Kniekehlen trifft. Der Winkel Ihrer Knie und Ihrer Hüften muss 90 Grad betragen, und Ihr Kreuz muss flach auf dem Boden liegen. Legen Sie die Fingerspitzen an die Schläfen (nicht in den Nacken), die Ellbogen nach außen, atmen Sie tief ein und bringen Sie beim Ausatmen ganz langsam Ihren Oberkörper zu den Knien. Sie müssen sich nicht anstrengen oder versuchen, Ihren Kopf auf die Knie zu legen, denn Sie werden spüren, dass schon die Bewegung der Schultern sowohl die oberen als auch die unteren Bauchmuskeln anspannt. Einatmen und dann beim Ausatmen den Oberkörper langsam wieder zurück auf den Boden legen. Mit fünf- bis zehnmal täglich beginnen und steigern, wenn Sie trainierter werden und Ihre Muskeln sich festigen. Sofern Sie diese Übung richtig durchführen, werden Sie Ihren Rücken und Ihren Nacken nicht anstrengen. Falls Ihnen der Rücken dabei wehtut, gibt es einen Grund mehr, Ihre Bauchmuskeln zu trainieren, um den Rücken zu entlasten.

Auch Yogastellungen können hilfreich sein und jenen, die einigermaßen beweglich sind, kann auch ein Kopfstand oder eine Kerze helfen.

Kräutermedizin: Zur Behandlung einer Senkung verwende ich Kräuter, die als Tonikum adstringierend auf die Gebärmutter wirken. Sie wirken auf die Muskeln und festigen sie und verbessern den Tonus der Organe im Becken. Gegen Inkontinenz oder Verstopfung helfen blasenstärkende Kräuter beziehungsweise pflanzliche Abführmittel. Hier einige Heilpflanzen, die als Tonikum für die Gebärmutter nützlich sind:

- *Geranium maculatum* – wirkt stark adstringierend und wird zur Behandlung einer Senkung eingesetzt.
- Dreiblatt (*Trillium erectum*) – eine stark adstringierende Heilpflanze, die gute Wirkung auf die Gebärmutter hat.
- Silberkerze (*Cimicifuga racemosa*) – ein östrogenhaltiges Tonikum für die Gebärmutter, das Schmerzen und Krämpfen vorbeugt.
- *Chamaelirium luteum* – eine Heilpflanze, die bei Frauen regulierend wirkt und ein Tonikum für die Gebärmutter ist.
- Schachtelhalm (Equisetum arvense) – eine adstringierende Heilpflanze, die auf die Blase wirkt und eine natürliche Quelle für Flavonoide ist. Sie ist nützlich, wenn die Senkung zur Inkontinenz führt.
- Süßholz (Glycorrhiza glabra) – lindert Entzündungen und ist ein leichtes Abführmittel.

Homöopathie: Die Behandlung hängt von den Symptomen ab, doch eines der folgenden Mittel kann hilfreich sein.

- Belladonna D6, D30 oder D200 – gegen das Gefühl des Drucks nach unten, als ob die Gebärmutter durch die Vagina austreten würde.
- Nux vomica D30 – gegen eine Senkung mit Schmerzen, häufigem Wasserlassen und unregelmäßiger Menstruation.
- Sepia D30 oder D200 – speziell für eine Gebärmuttersenkung, bei der Sie die Beine überkreuzen möchten, um einen Vorfall zu verhindern.

Heilsalze: Hilfreich sind:

- Calc fluor – gegen erschlafftes Gewebe und schlechten Muskeltonus.
- Calc phos – bei einer verlagerten Gebärmutter mit Schwächegefühl.
- Kali phos – gegen eine Senkung mit ätzendem Ausfluss und Rückenschmerzen.
- Nat mur – gegen Senkung mit Inkontinenz.
- Nat phos – gegen Senkung mit einem absinkenden Gefühl nach einer Darmbewegung.

Schulmedizin: Es ist nicht immer möglich, eine Senkung mit Selbsthilfemitteln in den Griff zu bekommen, und ich erwarte nicht, dass Frauen sich mit den lästigen Symptomen abfinden, die manche aushalten müssen. Wenn nötig, sollten Sie die Möglichkeiten mit Ihrem Frauenarzt besprechen und herausfinden, was unternommen werden kann. Der erste Schritt kann sein, dass ein Ringpessar angepasst wird, das hinter dem Schambein sitzt und die Gebärmutter stützt. Wenn das nicht funktioniert, kann es ratsam sein, eine Operation in Betracht zu ziehen. Wenn eine Gebärmuttersenkung chirurgisch korrigiert wird, bedeutet das nicht immer, dass die Gebärmutter entfernt wird. Dies ist eigentlich der letzte Schritt, doch kann es Fälle geben, in denen eine Gebärmutterentfernung empfohlen wird, um das Problem zu lösen und die Erfolgschancen der Operation zu steigern. Dies ist eine sehr persönliche Entscheidung, und wenn Sie gut informiert sind und sich gut mit Ihrem Chirurgen verstehen, nicht unbedingt die verkehrte.

Geschlechtskrankheiten

Bei den durch Geschlechtsverkehr übertragenen Krankheiten, die durch Bakterien hervorgerufen werden, reicht die Palette von relativ harmlos bis lebensbedrohend. Leider bringt unsere Gesellschaft diese Infektionen mit einem unmoralischen Lebenswandel in Verbindung, und trotz gegenteiliger Informationen sehen sie immer noch manche Menschen als Strafe für Promiskuität an.

Vorbeugung: Leben Sie Ihre Sexualität so aus, wie Sie es möchten, aber wenden Sie mechanische Verhütungsmethoden – Kondome, die beste mechanische Methode – an, um Infektionen vorzubeugen. Sprechen Sie mit Ihrem Sexualpartner über die Risiken, bevor Sie Geschlechtsverkehr haben. Ein Diaphragma ist nicht so wirksam, es verringert jedoch die Gefahr von Infektionen, die vor allem den Gebärmutterhals betreffen, zum Beispiel Chlamydien.

Symptome: Nicht alle Geschlechtskrankheiten haben sicht- oder spürbare körperliche Symptome, doch bei einigen ist es der Fall. Betrachten Sie sich deshalb den Körper Ihres Sexualpartners auf Anzeichen für eine Infektion hin, zum Beispiel schlechten Geruch oder Ausfluss. Auch Rötungen oder Jucken können ein Hinweis auf eine Infektion sein. Wenn Sie irgendwie Verdacht geschöpft haben, schlafen Sie nicht mit demjenigen, und berühren Sie die wunden Stellen nicht.

Wichtig: Wenn Sie Pech hatten und mit einer Geschlechtskrankheit angesteckt worden sind, lassen Sie sich bitte sofort behandeln. Informieren Sie alle Sexualpartner, mit denen Sie Kontakt hatten. Selbst jemand, der Selbstvertrauen hat und sich mit seiner Sexualität wohl fühlt, hat vielleicht Schwierigkeiten über die Krankheit zu sprechen. Sie fühlen sich vielleicht deprimiert und sind wahrscheinlich wütend auf Ihren Partner, vor allem, wenn Sie glaubten, dass Ihre Beziehung monogam wäre. Auch Ihr Partner hat die Pflicht, seine anderen Sexualpartnerinnen zu informieren.

Behandlung: Eine richtige und rasche Diagnose ist wichtig. Gehen Sie umgehend zu Ihrem Arzt oder in eine Klinik, die auf Geschlechtskrankheiten spezialisiert ist.

Abstriche müssen vom Gebärmutterhals und allen möglichen Infektionsbereichen genommen werden: vom Enddarm und der Kehle, wenn Sie analen oder oralen Sex hatten. Die Abstriche werden dann auf einen Glasträger gegeben und unter dem Mikroskop untersucht. Dadurch wird abgeklärt, um welche Infektion es sich handelt, damit die Behandlung sofort beginnen kann. Der Glasträger wird dann verwendet, um eine Kultur der Keime anzusetzen, die für die Infektion verantwortlich sind. Die Ergebnisse der Kulturen liegen zwei bis vierzehn Tage später vor und bestätigen, um welche Bakterien es sich handelt. Das Labor kann die Kultur auch nützen, um zu testen, welche Behandlung die Bakterien am wirksamsten zerstört.

Wichtige Hinweise: Führen Sie nie eine Spülung durch, bevor ein Abstrich gemacht wird, Sie könnten Bakterien wegwaschen und so ein falsches Ergebnis erhalten.

Haben Sie keinen Geschlechtsverkehr, bis die Infektion geheilt ist!

Kräutermedizin: Ich empfehle nicht, Geschlechtskrankheiten mit Kräutermedizin zu behandeln. Sie müssen mit speziellen antibakteriellen Medikamenten oft in hoher Dosierung behandelt werden. Kräuter können Sie jedoch anwenden, um das Immunsystem zu stärken und den Heilungsprozess zu unterstützen. Wenn Sie allergisch auf Penicillin reagieren oder negative Reaktionen auf Antibiotika hatten und Sie eine Behandlung mit Kräutermedizin vorziehen, sollten Sie aber regelmäßig Untersuchungen vornehmen lassen, um sicherzugehen, dass die Behandlung wirkt.

Siehe auch: Chlamydia, Gonorrhoe, Scheidenentzündung, Trichomoniasis vaginalis

Gonorrhoe

Diese Geschlechtskrankheit ist allgemein als Tripper bekannt.
Ursache: Auslöser sind Bakterien, die *Neisseria Gonorrhoeae* heißen. Wie Chlamydien greifen auch sie die Zellen des Gebärmutterhalses, der Gebärmutter, der Eileiter, der Harnröhre und des Darms bei Frauen an.
Symptome: Dazu gehören Eiter- und Narbenbildung, Schmerzen, ein übel riechender, gelber Ausfluss, häufiges Wasserlassen und Beschwerden beim Wasserlassen.
Die Bartholin-Drüsen können infiziert werden und auf einer oder beiden Seiten des Scheideneingangs anschwellen.
Frauen mit Gonorrhoe haben Schmerzen im Unterleib, Schmerzen beim Geschlechtsverkehr, Rückenschmerzen, Fieber und ein allgemeines Unwohlsein. Stärkere Perioden und Zwischenblutungen können auftreten.
In seltenen Fällen greift die Krankheit von den Eileitern auf die Bauchhöhle über. Dies kann zu einer Entzündung der Leberoberfläche führen, die Schmerzen im rechten Oberbauch bringt. Der Schmerz wird beim Husten oder tiefen Atmen schlimmer. Manchmal wird auch ein Schmerz in der rechten Schulter verspürt. Dies wird als Fitz-Hugh-Curtis-Syndrom bezeichnet.
Wenn Frauen analen Sex haben, können sie Schmerzen im Enddarm spüren, ebenso beim Stuhlgang, außerdem ist ein Ausfluss aus dem After möglich.
Gonorrhoe kann sich über das Blut ausbreiten und Fieber und Ausschlag hervorrufen.
Oraler Sex mit einem infizierten Partner kann zu einer Hals-Infektion führen, die keine Symptome zeigt, aber übertragbar ist.
Wenn die Infektion sich auf die Augen ausbreitet, kann sie eine schwere Bindehautentzündung hervorrufen, die zu Blindheit führen kann.
Wichtig: Strenge Hygiene ist wichtig, denn Gonorrhoe kann sehr leicht übertragen werden. Andere können sich anstecken,

wenn sie ein Handtuch verwenden, an dem frischer Ausfluss ist. Wenn die Mutter eine Infektion hat, kann die Krankheit bei der Geburt auf das Baby übertragen werden.
Behandlung: Gehen Sie umgehend zum Arzt und halten Sie sich genau an seine Anweisungen.

Haarausfall

Frauen verlieren im Schnitt an jedem Tag ihres Lebens 100 Haare aus der Kopfhaut. Es gibt jedoch Zeiten, in denen das Haar schneller und in größerer Menge ausfällt.
Ursachen: Verstärkter Haarausfall kann aufgrund von Fieber, Ernährungsmängeln, Hormonproblemen oder während der Schwangerschaft auftreten. Auch einige medikamentöse Therapien können zu Haarausfall führen. Bei weitem die häufigste Ursache für Haarausfall bei Frauen ist Stress. Er kann entweder die direkte oder die indirekte Ursache sein.
Behandlung: Wenn Sie aus irgendeinem der oben angeführten Gründe Haare verloren haben, seien Sie versichert, dass die Haare wieder wachsen, wenn die Ursachen behoben sind. Je mehr Sorgen Sie sich machen, desto mehr Haare werden Ihnen ausfallen, und diese Spirale führt Sie immer tiefer. Unternehmen Sie etwas und lernen Sie mit Ihrem Stress umzugehen, sprechen Sie mit einem Naturheilkundler über mögliche Mangelerscheinungen, Stress-Management und wie Sie Ihre Hormone wieder ins Gleichgewicht bekommen. Wenn Sie auf Ratschläge hören, werden Sie in der Regel feststellen, dass Ihr Haar bald wieder sehr gut wächst.
Um den Stress zu besiegen und die Nährstoffzufuhr zu verbessern, ist es wichtig, den Einfluss der ursächlichen Faktoren zu verringern bzw. auszuschalten.
Wenn Sie rauchen, hören Sie auf damit. Sie werden vielleicht Hilfe brauchen, denn Rauchen ist eine starke Sucht. Es gibt verschiedene Gruppen und Organisationen, die Ihnen helfen kön-

nen. Denken Sie immer daran, dass Rauchen nicht Stress abbaut, sondern schafft.

Um mit Ihrem Stress fertig zu werden, müssen Sie das Problem normalerweise irgendwie herauslassen. Sprechen Sie darüber, schütteln Sie es ab, lachen Sie es fort, schreiben Sie es sich von der Seele, treiben Sie irgendeinen Sport, gehen Sie spazieren oder schwimmen Sie, besuchen Sie einen Kurs für Entspannung oder Stress-Management, lernen Sie meditieren, lernen Sie Bauchtanz oder singen Sie. Es ist völlig egal, wofür Sie sich entscheiden, doch finden Sie etwas, das bei Ihnen funktioniert.

Ernährungstipps: Eine ausgewogene Ernährung ist wesentlich für die Gesunderhaltung von Haar und Kopfhaut.

Die folgenden Nährstoffe werden benötigt: Vitamin A, B-Komplex und C, Zink, Kupfer, Eisen und Folsäure.

- Um mit dem Stress fertig zu werden, muss die Ernährung reich an Vitamin C und B-Vitaminen sein. Diese sind in frischem Obst, grünen Paprika, Tomaten, Vollkornprodukten, Eigelb und frischen oder gedämpften grünen Blattgemüsen.
- Vitamin A ist gut für die Kopfhaut und hilft so indirekt dem Haar. Es kommt in allen gelben und dunkelgrünen Gemüsen und gelben/orangefarbenen Früchten vor. Essen Sie viel gekochten Kürbis, Süßkartoffeln, Mais und Karotten, dazu Früchte wie Aprikosen, Papaya, Nektarinen und Mangos.
- Wenn Ihr Haar in Büscheln ausgeht, vor allem nach einer Schwangerschaft, haben Sie vielleicht einen Folsäuremangel. Folsäure kommt in Linsen, Innereien, Eiern und grünen Blattgemüsen vor.
- Ein niedriger Zinkspiegel kann ein Problem sein, essen Sie daher Vollkornprodukte und Kürbiskerne.
- Auch eine auf Eisenmangel zurückzuführende Anämie kann zu Haarausfall führen. Eisen findet sich in magerem Fleisch, getrockneten Aprikosen, Pinienkernen, Petersilie und Sonnenblumenkernen.

- Ein Kupfermangel kann zu Kahlheit führen. Natürliche Quellen für diesen Nährstoff sind Mandeln, Austern, Pilze und Pflaumen.
- Versuchen Sie, keine Mahlzeiten auszulassen und keine großen Mengen von anregenden Getränken wie beispielsweise Kaffee zu trinken.
- Achten Sie darauf, dass Ihre Energiequelle in erster Linie kohlenhydratreiche Lebensmittel sind, keine zuckerhaltigen. Essen Sie lieber Brot, Reis und Nudeln statt Kuchen, Plätzchen und Lollys.

Selbsthilfe: Die Gesundheit Ihrer Kopfhaut beeinflusst stark die Gesundheit Ihres Haares. Viele Haarpflegemittel enthalten scharfe Chemikalien. Kaufen Sie natürliche Produkte, die Ihrer Kopfhaut nicht schaden.

Wenn Sie Haare verlieren, verwenden Sie kein Haarspray. Es macht das Haar spröder, sodass es beim Kämmen oder Bürsten noch leichter ausfällt.

Einige Bleich- und Färbemittel können schaden, sprechen Sie mit Ihrem Friseur über die verwendeten Produkte.

Lassen Sie Ihre Kopfhaut atmen, massieren Sie die Kopfhaut regelmäßig, um die Durchblutung zu verbessern und die Produktion natürlichen Fetts zu fördern.

Kräutermedizin: Die folgenden Kräuter zeigen die vielfältigen Wege auf, in denen ein Kräuterheilkundler Pflanzen einsetzen kann, um bei Frauen den Haarausfall zu verringern.

- *Chamaelirium luteum* – eine Heilpflanze, um den Hormonhaushalt von Frauen in Ordnung zu bringen.
- Schachtelhalm (*Equisetum arvense*) – reich an dem Mineralstoff Kieselerde, hilft das Haar zu kräftigen.
- Johanniskraut (*Hypericum perforatum*) – eine spezielle Behandlung gegen Angst und Depression.
- Riementang (*Fucus vesiculosis*) – eine nährstoffreiche Heilpflanze, die bei Schilddrüsenproblemen helfen kann.
- Rosmarin (*Rosmarinus officinalis*) – hilft ganz besonders gut bei Haarausfall, dient aber auch der Behandlung von schlech-

tem Gedächtnis und Kopfschmerzen. Ein gutes Rezept: Eine Hand voll frischen oder getrockneten Rosmarin in einen Liter Wasser geben und 20 bis 30 Minuten köcheln lassen. Abgießen und abkühlen lassen. Verwenden Sie dieses Rosmarin-Wasser als Haarspülung, es macht ihr Haar glänzend und nützt der Kopfhaut.

- Baldrian (*Valeriana officinalis*) – gut gegen übermäßigen Stress und Schlaflosigkeit.

Bach-Blüten: Sie können sehr hilfreich sein gegen die emotionalen Probleme, die mit Haarausfall verbunden sind. Zur Auswahl stehen: Mimulus, Sweet Chestnut, Larch, Star of Bethlehem und White Chestnut. Denken Sie daran, dass Rescue-Tropfen in stressreichen Zeiten immer helfen.

Ätherische Öle: Da gibt es verschiedene Möglichkeiten, die vor allem auch bei Kahlheit gute Wirkung zeigen.

- Rosmarinöl dient speziell der Behandlung von Kahlheit. Direkt auf der Kopfhaut anwenden oder in ein anderes Öl geben und in die Kopfhaut einmassieren.
- Jojobaöl ist ein hervorragendes Öl gegen Kopfhautprobleme und die Kahlheit, die davon herrühren kann. Verwenden Sie hundertprozentig reines Jojobaöl und massieren Sie es zweimal wöchentlich in die Kopfhaut (wenig reicht sehr lang). Lassen Sie es so lange wie möglich auf der Kopfhaut und schamponieren Sie wie immer, um es abzuspülen. Es ist ein stark ungesättigtes Öl, das in die tieferen Schichten der Haut eindringt. Geben Sie zu dieser Ölbehandlung einige Tropfen Rosmarinöl hinzu.

Homöopathie: Ich hatte schon viel Erfolg bei der Behandlung von Kahlheit mit Phosphorus D6. Es muss vier- bis sechsmal täglich zwischen den Mahlzeiten eingenommen werden. Phosphorus ist Nervennahrung, und in vielen Fällen hat der neue Haarwuchs umgehend eingesetzt. Sprechen Sie mit Ihrem Homöopathen über andere Möglichkeiten zur Konstitutionsverbesserung, die nötig sein könnten.

Heilsalze: Hier sind zwei besonders hilfreich:

- Kali sulph – gegen kahle Stellen und Haarausfall.
- Nat mur – gegen Schuppen und Haarausfall.

Hämorrhoiden

Krampfadern im analen Bereich werden Hämorrhoiden genannt.
Ursachen: Man bringt sie meist mit einer ballaststoffarmen Ernährung und chronischer Verstopfung in Verbindung. Wiederholtes Drücken kann Blut in die Blutgefäße um den After bringen, dadurch wird der Druck in den Blutgefäßen vergrößert, und es entstehen Hämorrhoiden. Ständiges Heben von schweren Gegenständen und Nach-Unten-Drücken während einer Geburt hat die gleiche Wirkung auf die Blutgefäße.
Behandlung: Vermeiden Sie Verstopfung, indem Sie täglich sechs bis acht Gläser Wasser trinken und ballaststoffreiche Ernährung mit wenig konservierten Lebensmitteln zu sich nehmen.
Ernährungstipps: Folgen Sie im Großen und Ganzen den Ernährungstipps, die unter dem Stichwort »Krampfadern« stehen, legen Sie jedoch noch stärkere Betonung auf Ballaststoffe, um die Ausscheidung zu verbessern. Nahrungsmittel, die Feuchtigkeit enthalten und reich an Enzymen sind, unterstützen die Verdauung und liefern ausreichend Ballaststoffe, beispielsweise grüne Gemüse, Salat und Früchte wie Ananas, Kiwi, Papaya und Zitrusfrüchte.
Eine gute Verdauung ist sehr wichtig, denn je länger das Essen braucht, um den Verdauungskanal zu passieren, desto wahrscheinlicher ist es, dass der Stuhl zusammengepresst und trocken wird. Das Ergebnis ist Verstopfung. Nehmen Sie als natürliche Abführmittel Pflaumen, Datteln, Feigen, Süßholz, Melasse und Rhabarber in Ihre Ernährung auf.
Um die Ausscheidung zu verbessern, müssen wir manchmal auch die Leberfunktion verbessern. Gute Nahrungsmittel für

die Leber sind Rote Bete, Löwenzahngrün, Knoblauch, Zwiebeln, Schnittlauch, Brunnenkresse, Karotten, Oliven und Zitronensaft. Versuchen Sie diese in Ihre Ernährung aufzunehmen.

Trinken Sie Löwenzahn-Getränk, um den Gallenfluss zu verstärken. Gallenbeschwerden sind ein zusätzliches Problem bei Verstopfung. Wenn Sie gebratenes und fettes Essen vermeiden, verhindern Sie die Bildung von Gallensteinen, die den Gallenfluss blockieren können. Allgemein kann der Verzicht auf Fette, Zigaretten und Alkohol bei einer Leber- und Gallenfunktionsstörung hervorragend helfen.

Wenn Sie sich nach einem Essen aufgebläht und voll fühlen, kann die Einnahme von Verdauungsenzymen gute Dienste tun. Diese hindern Ihren Körper nicht daran, selbst Enzyme zu produzieren, sie verstärken nur die Möglichkeit, das Essen aufzuspalten. Nehmen Sie ein oder zwei Kapseln am Ende einer Mahlzeit. Nicht kauen, sondern ganz schlucken. Sie brauchen diese Mittel nicht, wenn Ihr Essen schlicht und reich an Enzymen ist, doch nehmen Sie die Enzyme nach einem besonders üppigen Essen.

Eine andere Möglichkeit zur Verbesserung der Verdauung ist das Trinken von einem Teelöffel Apfelessig in einem Glas Wasser.

Achten Sie auf die Ausgewogenheit Ihrer Mahlzeiten, essen Sie nur kleine Mengen von tierischer Produkten und große Mengen von Gemüsen, Früchten, Getreiden und Hülsenfrüchten.

Selbsthilfe: Legen Sie eine Paste aus Natron und Wasser auf, um das Jucken zu lindern.

Zitronensaft wirkt natürlich adstringierend und kann angewendet werden, um hervorstehende Blutgefäße zu festigen.

Nehmen Sie Sitzbäder, um die Schmerzen und Entzündung zu verringern (vgl. »Menstruationsblutung, schmerzhafte – Dysmenorrhoe«). Die ätherischen Öle von Zypresse, Kamille, Lavendel oder Wacholder können einem Sitzbad zugegeben werden.

Eine Kombination aus Lavendel- und Geranienöl kann mit Jojobaöl verdünnt und direkt auf die Hämorrhoiden aufgetragen werden.

Kräutermedizin: Eine ganze Reihe von Pflanzen sind hilfreich:

- *Geranium maculatum* – eine adstrinigerende, entzündungshemmende und heilende Pflanze, die als Medizin eingenommen werden kann.
- Ringelblume (*Calendula officinalis*) – eine entzündungshemmende Heilpflanze, die auch Blutungen verhindert. Zur äußerlichen Anwendung.
- Echte Kamille (*Matricaria recutita*) – antiseptisch und entzündungshemmend, zur äußerlichen Anwendung.
- Eichenrinde (*Quercus robur*) – kann innerlich und äußerlich angewendet werden. Diese Heilpflanze wirkt adstringierend und antiseptisch und kann Blutungen stoppen.
- Scharbockskraut (*Ranunculus ficaria*) – eine adstringierende Heilpflanze, die speziell bei Hämorrhoiden gut ist. Kann zusammen mit Zaubernuss und Ringelblume äußerlich angewendet werden.
- Zaubernuss (*Hamamelis virginiana*) – speziell für Krampfadern, einschließlich Hämorrhoiden. Sie kann innerlich zusammen mit anderen Kräutern oder äußerlich als Salbe oder Tinktur angewendet werden.

Heilsalze: Kalziumfluorid ist speziell für erschlaffte Blutgefäße.

Hepatitis B und C

Ursache: Das Hepatitisvirus wird durch Körperflüssigkeiten wie Blut, Samen, Sekretionen der Scheide und Speichel übertragen. Frauen, die Hepatitis B oder C haben, können Infektionsträger sein, ohne sich krank zu fühlen. Das heißt, es besteht die Möglichkeit, dass dieses Virus durch ungeschützten Sex, gemeinsame Spritzen oder andere persönliche Dinge wie Zahnbürsten und Rasierapparate übertragen wird.

Einige Frauen sind bei Operationen oder Bluttransfusionen mit Hepatitis C angesteckt worden. Wenn Sie den Verdacht haben, mit dem Virus in Berührung gekommen zu sein, müssen Sie eine spezielle Blutprobe für Hepatitis C durchführen lassen. Bei einem normalen Leberfunktionstest ist dieses Virus nicht zu erkennen.

Symptome: Beide, Hepatitis B und C, beeinträchtigen die Leber, zu den Symptomen gehören Müdigkeit, Übelkeit, Erbrechen, Hautausschlag, Empfindlichkeit im rechten Oberbauch (über der Leber). Appetitlosigkeit, dunkler Urin, blasser Stuhl und gelbe Haut (Gelbsucht). Gelbsucht gehört nicht immer zur Hepatitis C. Einige Träger dieser Krankheit bekommen Leberzirrhose oder Leberkrebs.

Vorbeugung: Gegenwärtig gibt es eine Impfung gegen Hepatitis B, jedoch nicht gegen Hepatitis C.

Behandlung: Es ist wichtig, festzustellen, ob Sie an dieser Krankheit leiden, damit Sie gut für Ihre Leber sorgen und den Ausbruch einer Leberkrankheit verhindern können.

Kräutermedizin: Es gibt einige sehr gute Heilpflanzen für die Leber, darunter Bitterdistel und Löwenzahn. Bitterdistel gibt es auch in Tablettenform, und aus Löwenzahn kann ein angenehmes Getränk als Ersatz für Tee und Kaffee zubereitet werden.

Ernährungstipps: Einige gute Nahrungsmittel für die Leber sind Rote Bete, Karotten, Knoblauch, Zwiebeln, Chicorée, Schnittlauch und Brunnenkresse.

Trinken Sie keinen Alkohol.

Herpes

Ursachen: Herpes ist eine rezidivierende Virusinfektion, die durch die Haut und Schleimhäute in den Körper eindringt und durch das Herpes Simplex Virus ausgelöst wird.

Es gibt zwei Arten von Herpesvirus, die als Herpes Simplex Virus 1 (HSV1) und Herpes Simplex Virus 2 (HSV2) bezeichnet werden. Beide werden durch das gleiche Virus ausgelöst und, abgesehen von der befallenen Stelle, ist die Infektion die gleiche. Herpes kann übertragen werden, wenn Sie feuchte oder eingerissene Haut an einer anderen Stelle Ihres Körpers oder am Körper einer anderen Person berühren, unmittelbar nachdem Sie eine infektiöse Wunde berührt haben. Manchmal wird er in einer frühen Phase übertragen, bevor die eigentliche Läsion aufgebrochen ist.

Die meisten Menschen mit HSV1 haben die Infektion während ihrer Kindheit erworben, oft bevor sie fünf waren. HSV1 ist keine durch Geschlechtsverkehr übertragene Krankheit, obwohl sie wie HSV2 ansteckend ist und durch Kreuzinfektion auch in den Genitalbereich übertragen werden kann.

HSV2 tritt meist im Genitalbereich auf und wird für gewöhnlich beim Geschlechtsverkehr übertragen. Das Risiko einer Herpesinfektion nach einem sexuellen Kontakt mit jemandem, der eine oder mehrere aktive Läsionen hat, liegt bei 75 Prozent. Jeder Herpes-Typ kann jeden Teil des Körpers infizieren, wenn dieser die Art Zellen enthält, die das Virus bevorzugt. Da das Virus eine primitive Lebensform ist, ist es auf die Zellen, in die es eindringt, angewiesen, um zu überleben. Dies sind vor allem die schuppigen Epithelzellen der Haut, des Gesäßes, der Schenkel, des Halses und der Hand.

Das Virus kann auch in feuchte Membranen eindringen, wie jene um die Augen, im Mund, in den Genitalien und dem Enddarm. Es kann Sie auch durch einen Riss in der Haut infizieren, der so klein ist, dass Sie ihn nicht einmal bemerkt haben. Deshalb wird es normalerweise beim Geschlechtsverkehr und beim Küssen übertragen. Bei beidem kann es oft zu kleinen Rissen im Körper kommen, die dem Virus das Eindringen ermöglichen.

Hautkontakt ist ideal für die Herpesübertragung, wobei Mund und Genitalien die häufigsten Bereiche sind.

Leider bleibt jede Art des Virus für immer im Körper, wenn Sie sich erst einmal damit infiziert haben. Zwei häufige Stellen sind das Gasser-Ganglion im Gesicht und das Sakral-Ganglion in der Nähe des Steißbeins. Hier hat das Virus seine Nische gefunden, und dort wird es Ihr restliches Leben lang bleiben. Glücklicherweise bleibt das Virus meist in einer latenten oder inaktiven Form und stellt nur selten eine Langzeitgefährdung für Ihre Gesundheit dar.

Symptome: HSV1 verursacht meist Fieberbläschen um Mund und Kinn, obwohl es auch Hornhautgeschwüre auslösen kann, wenn es ans Auge gelangt.

Der erste Herpes-Anfall – Ausgangsinfektion – ist meist der schwerste. Wenn Sie erst infiziert sind, kommt Herpes innerhalb von zwei Tagen bis drei Wochen zum Ausbruch. Die Inkubationszeit beträgt im Allgemeinen zwei bis zwölf Tage, der durchschnittliche Ausbruch liegt am sechsten oder siebten Tag, doch der erste Ausbruch kann zwanzig Tage dauern.

Wenn das Virus in Ihren Körper eingedrungen ist, verwendet es das Material der Zelle, um sich zu vervielfältigen. Während dieses Prozesses wird die Zelle zerstört, dadurch entstehen die typischen Herpes-Symptome. Zuerst spüren Sie Jucken, Kribbeln und Wundsein, die sich verstärken, wenn das Gewebe zu schwellen beginnt. Der Bereich wird in den ersten vier Tagen ziemlich rot und schmerzhaft, dies ist die Frühphase. Danach erscheinen einzelne oder zahlreiche Gruppen von kleinen Bläschen oder wässrigen, blasigen Wunden, die als Läsionen bezeichnet werden. Sie befallen im Allgemeinen den Mund, die Lippen, die Genitalien oder die Augen, können aber auch am unteren Rücken oder dem Gesäß angesiedelt sein. Manchmal laufen die Bläschen zusammen und werden ziemlich groß und äußerst empfindlich und wund.

Wenn die Bläschen aufbrechen, hinterlassen sie schmerzhafte Geschwüre, die austrocknen und verschorfen, während die Haut darunter heilt. Wenn die Läsion völlig abgeheilt ist, fällt der Schorf ab, und darunter zeigt sich normalerweise gesunde Haut. Manchmal können Sie sehen, dass eine kleine Narbe zurückgeblieben ist, die mit der Zeit vergehen sollte.

Es ist nicht ungewöhnlich, dass Drüsen nahe des Infektionsherdes auch geschwollen und empfindlich sind.

Genital-Herpes: Kann bei Frauen zu Ausfluss führen, außerdem ist das Wasserlassen sehr schmerzhaft und schwierig, weil die Läsionen nahe der Harnleiteröffnung liegen. Während der Ausgangsinfektion ist es auch möglich, dass Sie Fieber und Schmerzen haben, und es ist nicht ungewöhnlich, dass Sie deprimiert und erledigt sind. Fühlen Sie sich nicht schuldig oder beschämt, und denken Sie daran, dass Sie nicht mehr ansteckend sind, wenn die Läsion abgeheilt ist, obwohl sich das Virus noch in Ihrem Körper befindet. Sie können also die meiste Zeit ein normales Geschlechtsleben führen. Sie sind nur ansteckend, wenn Sie eine aktive Läsion haben. Wenn Sie eine gesunde Person mit einer guten Ernährung sind und auch den Stress gut im Griff haben, kann es sein, dass Herpes nie wieder zum Ausbruch kommt.

Wichtig für die Partnerschaft: Es ist möglich, dass Sie Antikörper im Blut haben, ohne zu wissen, dass Sie mit Herpes infiziert sind. Der Ausbruch kann so schwach gewesen sein, dass Sie ihn nicht bemerkt haben. Einige Leute wissen wirklich nicht, dass sie das Virus haben, denn die Schwere der Symptome variiert von Mensch zu Mensch. Denken Sie daran, dass es möglich ist, dass eine Ausgangsinfektion unbemerkt vorbeigeht und der nächste Anfall erst einige Jahre später erfolgt. Das kann einen plötzlichen Herpesausbruch in einer für monogam gehaltenen Beziehung erklären. Tatsächlich weiß keiner der Partner, wie es passiert ist, und beide können treu gewesen sein. Es ist wichtig, sich daran zu erinnern, um Verwirrung und Streit in Ihrer Beziehung zu vermeiden, wenn einer von Ihnen einen Herpesanfall hat.

Vorbeugung: Manche Menschen haben nach der Ausgangsinfektion nie wieder einen Ausbruch, während bei Menschen mit schwachem Immunsystem fast jeden Monat neue Läsionen kommen. Das Immunsystem zu stärken, ist die beste Verteidigung gegen das Herpes-Virus. Das Immunsystem Ihres Körpers produziert Antikörper gegen das Virus, dadurch werden die Anfälle seltener und schwächer.

Ursachen für häufigere Herpesanfälle: Herpes kann erneut auftreten, wenn das Virus durch verschiedene Formen von emotionalem und körperlichem Stress wieder aktiviert wird.

- Zum emotionalen Stress gehören Angst, ständige Sorgen, emotionale Verletzungen wie Trauer, ebenso wie positiver Stress wie eine Arbeit zu beenden oder nach Übersee zu verreisen.
- Zu körperlichem Stress, der zu Anfällen führt, gehören kleinere Infektionen, eine Verletzung durch Druck oder Schlag, Ernährungsstress durch Mangelerscheinungen oder schlechte Ernährung und Umweltstress wie zu viel Sonne, Verbrennungen und trockene, rissige Lippen von windigem Wetter. Örtlicher körperlicher Stress kann auch von Scheidentrockenheit oder der Reibung von zu enger Kleidung kommen.
- Es ist nicht ungewöhnlich, dass ein Herpesanfall vor oder mit der Periode kommt. Wenn dies häufiger geschieht, kann es auf einen unausgewogenen Hormonhaushalt, Nährstoffmängel, extremen körperlichen oder emotionalen Stress oder Angst und/oder Immunsuppression zurückzuführen sein.

Herpes und Schwangerschaft: Bei einigen Frauen taucht Herpes wiederholt während einer belastenden Schwangerschaft auf. Wenn Sie Herpes haben und schwanger sind, sollten Sie Ihre Hebamme oder Ihren Geburtshelfer informieren, denn ein schwerer Anfall in der frühen Phase der Schwangerschaft kann zu einer Fehlgeburt führen. Es ist auch möglich, dass ein Baby sich während der Geburt ansteckt, wenn die Mutter eine aktive Läsion hat, oder es bekommt die Krankheit durch Kreuzinfektion in den ersten Monaten seines Lebens. Ein Herpes-Anfall in der Spätphase der Schwangerschaft kann eine normale Entbindung verhindern, da das Risiko einer Kreuzinfektion im Geburtskanal besteht. Wenn die Läsion jedoch vor der Entbindung verheilt ist, ist kein Kaiserschnitt nötig, denn das Risiko, dass ein Baby sich in utero Herpes zuzieht, ist durch die Immunität, die es von seiner Mutter bekommt, sehr gering.

Chronischer Herpes: Findet sich meist bei Menschen mit Immunsuppression, deshalb ist es bei der Behandlung dieser Krankheit wichtig, das Immunsystem zu stärken. Dies kann man durch eine optimale Nährstoffversorgung erreichen, sowohl durch die Ernährung als auch durch Präparate, wenn nötig. Lernen Sie eine Technik der Tiefenentspannung und üben Sie diese oft aus. Dadurch werden sie körperlich entspannt und seelisch ausgeglichen. Sie vertreibt negativen Stress und ständige ungewollte Gedanken aus ihrem Leben, die Ihre Gesundheit untergraben können.

Selbsthilfe: Legen Sie in der Frühphase Eis auf die Läsion. Baden Sie den Bereich in Salzwasser und achten Sie auf gute Hygiene.

- Die Aminosäure Lysin verhindert Herpesanfälle. Man findet Sie in Nahrungsmitteln mit Proteinen von guter Qualität wie Fisch, Hähnchen, Lamm, Milch und Mungbohnensprossen. Nehmen Sie diesen Nährstoff in Ihre Ernährung auf.
- Nahrungsmittel, in denen die Aminosäure Arginin ist, können zu Anfällen führen. Eine Ernährung, die reich an Arginin und arm an Lysin ist, kann eine Infektion fördern. Vermeiden Sie, viel Schokolade, Erdnusskerne, Pecannüsse, Cashewkerne, Knoblauch, Weizen und Mandeln zu essen, denn sie enthalten viel Arginin. Auch Ginseng enthält Arginin.

Kräutermedizin: Spezielle Kräutermedikamente können von einem anerkannten Kräuterheilkundler als Rezeptur verordnet werden, die Ihren persönlichen Bedürfnissen entspricht. Von einer Selbstmedikation ist unbedingt abzuraten! Am besten sprechen Sie mit jemandem, der Erfahrung hat und Ihnen gefahrlose Kräuter verordnen und Sie über die Dosierung beraten kann.

Homöopathie: Hier bietet sich einige Unterstützung:

- Borax D6 – gegen Herpesanfälle bei ängstlichen Personen.
- Nat mur D6 oder D30 – gegen Herpesausbrüche bei Menschen, die entweder zu viel oder zu wenig Salz haben.
- Rhus tox D6 oder D30 – gegen Herpes bei ruhelosen Personen.

Schulmedizin: Eine fundierte Diagnose ist wichtig, wenn Sie den Verdacht haben, dass Sie mit Herpes infiziert sind. Wenn Sie eine aktive Läsion haben, kann aus der Flüssigkeit in der Wunde ein Abstrich genommen werden, um das Herpesvirus festzustellen. Blasige Wunden können auch andere Gründe haben.

Ihr Arzt kann Ihnen Salben zur Unterstützung der Heilung verschreiben. Wenn Sie wiederholte Ausbrüche haben, können Ihnen Medikamente verschrieben werden, um die Häufigkeit zu verringern.

Vorsichtsmaßnahmen: Es ist immer schwierig, dem Partner zu sagen, dass man Herpes hat, doch es ist sehr wichtig, dass man es tut.

Denken Sie daran, Herpes ist ziemlich weit verbreitet, und Ihr Partner läuft keine Gefahr, sich anzustecken, wenn Sie achtsam sind und die nötigen Vorkehrungen treffen.

Versichern Sie Ihrem Partner, dass Sie ihn immer wissen lassen, wenn Sie eine aktive Läsion haben oder glauben, eine zu bekommen.

Kondome verringern das Infektionsrisiko durch eine Herpesläsion am Penis, doch wenn sie an den Hoden ist, können Sie sich trotzdem anstecken.

Bitte versuchen Sie, niemanden anzustecken. Küssen Sie niemanden, wenn Sie eine aktive HSV1 haben. Verzichten Sie bei einer aktiven HSV2 auf Geschlechtsverkehr.

Inkontinenz

Viele Frauen leiden unnötigerweise unter Inkontinenz. Damit wird das unbeabsichtigte Verlieren von Urin bezeichnet, das nur schwer zu kontrollieren ist.

Symptome: Frauen mit Inkontinenz müssen sehr häufig und oft plötzlich und sehr dringend Wasserlassen. Sie schaffen es oft nicht mehr bis zur Toilette und nasse Schlüpfer sind die Folge.

Das häufige Bedürfnis zum Wasserlassen verschlimmert das Problem, denn jedesmal gehen nur geringe Mengen Urin ab.

Ursachen: Die häufigste Ursache ist eine Schwäche der Muskeln, die den Blasenausgang geschlossen halten, und der Muskeln, welche die Blase zur Entleerung anregen. Es kann auch an einer Reizung der Nervenenden und des Schleimhautgewebes der Blase liegen, wenn es zu häufiger und unfreiwilliger Entleerung kommt. Manchmal verursacht auch eine zugrunde liegende Infektion, Allergie oder Entzündung das Problem.

Inkontinenz kann auch als Folge eines Schlaganfalls, einer Rückgratverletzung, des Parkinsonsyndroms oder der Multiplen Sklerose auftreten.

Einige Medikamente gegen Bluthochdruck können auch den Schließmuskel der Blase beeinträchtigen.

Das Hormon Relaxin, das während der Schwangerschaft und unmittelbar vor der Periode abgesondert wird, kann die Muskeln der Blase entspannen und bei manchen Frauen dazu führen, dass sie unfreiwillig Urin verlieren.

Stress-Inkontinenz: Sie wird durch geschwächte oder verletzte Muskeln des Beckenbodens hervorgerufen. Es kann auch eine Verletzung des Schließmuskels vorliegen, die bei einer Geburt entstanden ist. Urin geht unfreiwillig ab, wenn eine Frau hustet, niest, lacht, springt, Gegenstände hochhebt oder sich anstrengt. In manchen Fällen ist bei dieser Art Inkontinenz ein chirurgischer Eingriff nötig.

Andere Ursachen für Stress-Inkontinenz können ein niedriger Östrogenspiegel, der den Beckenboden schwächt, Übergewicht und chronische Verstopfung sein.

Drang-Inkontinenz: Hier liegt ein Kontrollverlust vor. Sobald Sie das Gefühl haben, Wasserlassen zu müssen, ist es äußerst notwendig, und dies führt dazu, dass Urin herausrinnt oder gar herausströmt. Wenn Sie unter diesem Problem leiden, müssen Sie Ihre Blase wieder trainieren. Dazu gehört, dass Sie die Dehnfähigkeit und das Fassungsvermögen der Blase verbessern. Manche Frauen leiden unter beiden Arten von Inkontinenz.

Selbsthilfe: Kaffee schwächt die Blasenmuskeln, trinken Sie deshalb lieber Löwenzahn-Getränk oder Kräutertees.

Wenn Sie zwei Liter täglich trinken, kann das helfen, Ihre Blase wieder zu trainieren und etwas Druck von Ihren Nieren zu nehmen. Trinken Sie weiter Wasser, auch wenn Sie eine Blasenschwäche haben.

Zusammen mit dem Training für Ihre Blase müssen Sie auch Übungen für den Beckenboden durchführen (vgl. »Gebärmuttersenkung«).

Versuchen Sie den After einzuziehen und die Muskeln am Ende des Steißbeins fest anzuziehen, ohne Ihre Bauchmuskeln zu Hilfe zu nehmen. Machen Sie dies so oft wie möglich, Tag und Nacht.

Vermeiden Sie Verstopfung und Übergewicht.

Verwenden Sie beim Geschlechtsverkehr ein Gleitmittel, um Reizungen und Gewebeschäden zu vermeiden.

Waschen Sie nach dem Urinieren Ihren Genitalbereich mit kaltem Wasser, anstatt Toilettenpapier zu verwenden. Das kalte Wasser wirkt adstringierend und festigt den Blasenschließmuskel.

Fragen Sie Ihren Arzt, ob Medikamente die Ursache des Problems sein können.

Wenn Ihre Blase sich gereizt fühlt, könnten Sie eine Gewebeentzündung haben, die zu Reizung und Inkontinenz führt. Vermeiden Sie Nahrungsmittel, die Reizungen hervorrufen, wie weißen Pfeffer, Senf, Curry, Tomaten, Paprika oder Orangensaft.

Kräutermedizin: Es ist nötig, den Muskeltonus zu verbessern und die Gesundheit des Gewebes zu erhalten, das die Harnwege und die Blase auskleidet.

- Odermennig (*Agrimonia eupatoria*) – eine leicht adstringierende Heilpflanze, die speziell bei Inkontinenz hilft.
- *Geranium maculatum* – wirkt stark adstringierend und hilft, wenn die Inkontinenz durch einen Mangel an Muskeltonus oder eine Senkung verursacht ist.

- Orangenwurzel (*Hydrastis canadensis*) – adstringierend und sehr nährend für das Gewebe.
- Schachtelhalm (*Equisetum arvense*) – adstringierend für die Harnwege. Sehr wirksam, wenn Urin spontan verloren wird.

Bach-Blüten: Versuchen Sie es mit Agrimony, Aspen, Impatiens, Mimulus, Scleranthus oder Walnut.

Homöopathie: Suchen Sie Rat bei einem Homöopathen. In Frage kommen folgende Mittel:

- Causticum D30 – wenn beim Husten oder Niesen Urin abgeht.
- Equisetum D6 – gegen unfreiwilliges Urinieren.
- Nat mur D30 – bei unfreiwilligem Abgehen von Urin beim Laufen.
- Nux vomica D30 – bei häufigem Wasserlassen bei einer Reizblase.
- Pulsatilla D30 – bei erhöhtem Bedürfnis zum Wasserlassen, besonders beim Liegen.

Heilsalze: Gut eignen sich:

- Calc fluor – gegen erschlafften Blasenschließmuskel.
- Calc phos – gegen häufiges Bedürfnis zum Wasserlassen.
- Kali phos – gegen Nervosität.
- Nat mur: um den Flüssigkeitshaushalt auszugleichen.

Andere Möglichkeiten: Es gibt spezielle Kliniken für Inkontinenz, in denen Sie lernen können, Ihre Blase wieder zu trainieren und Ihren Beckenboden zu stärken. Ihr Arzt kann Ihnen Kontaktstellen nennen.

Krampfadern

Ursachen: Krampfadern entstehen, wenn die Wände der Adern schwächer werden und sich erweitern, dabei verlieren sie an Elastizität und treten unnatürlich hervor. Dies passiert meist an den oberflächlichen Adern der Beine, kann aber auch am Becken und im Analbereich passieren.

Beschäftigungen, bei denen Sie lange stehen müssen, erhöhen die Gefahr, Krampfadern zu bekommen, ganz gewaltig. Das liegt daran, dass das Blut vom Herzen in die Gliedmaßen gepumpt wird. Wenn Sie stehen, ist fast nicht genug Druck nach oben vorhanden, um der Schwerkraft entgegenzuwirken, die auch das Blut nach unten zieht.

Frauen sind aus einer ganzen Reihe von Gründen anfälliger für Krampfadern als Männer. Große Mengen von Progesteron tragen dazu bei. Dieses Hormon wird während der Schwangerschaft in großen Mengen abgesondert. Wenn dazu noch das Gewicht des Babys in der Bauchhöhle kommt, bringt das verstärkten Druck auf die Adern des Beckens und verursacht, dass sie gedehnt und schlaff werden. Wenn die Adern über lange Zeiten gedehnt werden, kann dieser Zustand dauerhaft werden. Die Klappen in den Adern schließen nicht mehr richtig, und der Druck des Blutes verstärkt sich weiter, bis die Funktion der Klappen völlig zerstört ist und ernsthafte Venenleiden verursacht.

Weitere Faktoren, die Krampfadern fördern, sind Übergewicht, Bewegungsmangel und Verstopfung.

Symptome: Bei Krampfadern verlieren die Wände der Adern die Fähigkeit, dem Blut Widerstand zu leisten. Dies führt dazu, dass sich Blut an einer Stelle der Ader ansammelt und sie dadurch anschwellen lässt und Flüssigkeit ins umgebende Gewebe dringt. Das führt zu einem Schweregefühl und manchmal zu Schmerzen.

Risikofaktoren: Ich kann die Wichtigkeit einer Ernährungsumstellung und von regelmäßigem Körpertraining gar nicht genug betonen, wenn Sie Krampfadern haben. Denn Krampfadern erhöhen das Risiko einer Embolie oder eines Blutgerinnsels oder einer Thrombophlebitis (Venenentzündung) und eines Schlaganfalls.

Beim natürlichen Prozess der Blutgerinnung werden die Blutplättchen – winzige Zellen, die im Knochenmark produziert werden – ins Blut freigesetzt. Sie haben die Fähigkeit, klebrig zu werden, und können dadurch sehr nützlich sein, um verletztes

Gewebe in unserem Körper zu reparieren. Kommen sie mit einer beschädigten Oberfläche in Kontakt, beispielsweise mit einem Schnitt oder einem Riss, schwellen sie an und kleben aneinander – so bilden sie einen Pfropfen, der weiteren Blutverlust verhindert. Eine andere Substanz, Fibrin, hängt sich an die Plättchen an und macht den Pfropfen dichter und fester, und mithilfe einiger weiterer Substanzen im Blut gerinnt es.

Hat sich ein Blutgerinnsel gebildet, um ein Loch zu verstopfen, setzen sich dort andere Substanzen fest, die so genannten Fibroblasten, die durch das Blutgerinnsel hindurch Bindegewebe bilden, um den Schaden zu beheben. Wenn sich ein Blutgerinnsel aus austretendem Blut gebildet hat, wird es schließlich in einigen Tagen von natürlichen Gerinnungshemmern in unserem Blut aufgelöst. Dies ist Teil unseres Blutgerinnungsmechanismus, um Blutverlust zu verhindern und verletztes Gewebe zu reparieren.

Einige Menschen entwickeln in unbeschädigten Blutgefäßen ein anomales Gerinnsel, einen Thrombus. Ein Thrombus kann sich bilden, wenn das Blut sehr langsam fließt, und das ist bei Krampfadern und Artheriosklerose (verdickte Arterienwände durch Ablagerungen) meist der Fall. Wenn ein Thrombus nicht aufgelöst wird, kann er sich losreißen und die Durchblutung eines lebenswichtigen Organs blockieren. Das wird als Thrombose bezeichnet.

Ein Embolus ist ein fremdes oder anomales Teilchen – wie ein Stückchen Fett, eine Luftblase oder etwas Abfall –, das im Blut transportiert wird. Wenn es sich festsetzt, nennt man das eine Embolie.

Ernährungstipps: Achten Sie auf eine ausgewogene Ernährung mit vielen faserreichen Nahrungsmitteln wie frischem Obst, frischem Gemüse (gewaschen, nicht geschält), Vollkornprodukten, Cerealien, Brot, Haferkleie, Reiskleie und Hülsenfrüchten.

- Essen Sie jeden Tag Zwiebeln und Knoblauch, denn sie sind reich an Ballaststoffen, verhindern Infektionen, senken den Blutdruck und helfen, die Blutgerinnung zu regulieren.

- Lecithin hilft den Cholesterinwert zu senken, es kommt in Sojabohnen und Mais vor.
- Rutin gehört zur Gruppe der Bioflavonoide, die besonders gut gegen Krampfadern ist. Buchweizen enthält von Natur aus sehr viel Rutin und hilft, die Venenwände zu kräftigen, und beugt auch dem Schmerz vor.
- Essenzielle Fettsäuren wie Fischöle, Borretschöl, Milchstern- oder Nachtkerzenöl verringern das Risiko von Blutgerinnseln, indem die Klebrigkeit der Blutplättchen reduziert wird.
- Bromelain ist eine natürliche Substanz, die in frischer Ananas enthalten ist. Es reduziert das Risiko eines Blutgerinnsels.
- Zink hilft, die Wände der Blutgefäße zu stärken, und findet sich in Vollkornprodukten und Kürbiskernen.
- Reich an den Antioxidantien Vitamin A, B, C und E sind frisches Obst, grüne Blatt- und gelbe Gemüse, Nüsse, Samen und Weizenkeime.

Selbsthilfe: Gehen Sie jeden Tag eine halbe Stunde spazieren. Frauen müssen kein Power-Walking oder Jogging betreiben, ein Spaziergang in einem guten Tempo ist wohltuend und ausreichend.

Yoga-Dehnübungen sind hervorragend, um die Elastizität und den Blutfluss zu verbessern. Sie bringen dem Körper keinen zusätzlichen Stress und sollen nie gewaltsam ausgeführt werden.

Tragen Sie immer bequeme Schuhe, die eine gute Unterstützung für die Wölbung und die Ferse geben.

Stehen oder sitzen Sie nicht über lange Zeiträume.

Vermeiden Sie enge Kleidung wie knapp sitzende Jeans und Kniestrümpfe oder lange Socken, weil sie die Durchblutung beeinträchtigen können.

Legen Sie die Beine nicht übereinander und versuchen Sie, die Beine so viel wie möglich hoch zu legen, um den Rücklauf des Blutes zu verbessern.

Wenn Ihre Beine wehtun, sollten Sie gute Stützstrümpfe tragen.

Kräutermedizin: Hilfreich sind:

- Brennnessel (*Urtica dioica*) – eine nährstoffreiche Pflanze, die gut für das Gefäßsystem ist.
- Gelbholzbaum (*Zanthoxylum americanum*) – eine Heilpflanze zur Verbesserung von schlechter Durchblutung.
- Zaubernuss (*Hamamelis virginia*) – speziell gegen Krampfadern.

Ätherische Öle: Einige nützliche ätherische Öle als Badezusatz oder in ein Massageöl gemischt sind Zypresse, Johanniskraut, Wacholder und Lavendel.

Homöopathie: Zaubernuss und Bellis sind zwei Mittel, die bei Krampfadern helfen können. Fragen Sie Ihren Homöopathen nach der Dosierung.

Heilsalze: Kalziumfluorid ist speziell für erschlaffte Gefäße.

Andere Möglichkeiten: Die Massage ist ein ausgezeichneter Weg, um die Muskeln zu trainieren und die Durchblutung zu verbessern, vor allem für Menschen, die nicht gern spazieren gehen oder trainieren. Achten Sie aber darauf, dass Sie einen erfahrenen Masseur finden, denn bei Krampfadern muss mit äußerster Vorsicht vorgegangen werden. Alle Bewegungen müssen das Blut in Richtung Herzen treiben, anstatt die Blutzufuhr in den Gliedmaßen noch zu verstärken.

Gegen müde schmerzende Beine können Sie sich in einem Bad mit Bittersalz, das reich an Magnesium ist, entspannen.

Menstruation – ausbleibende (Amenorrhoe)

Amenorrhoe ist das zeitweilige oder dauerhafte Ausbleiben der Regelblutung. Wenn eine junge Frau, die fast zwanzig ist, noch keine Menstruation bekommen hat, spricht man von Primärer Amenorrhoe. Sekundäre Amenorrhoe nennt man es, wenn bei einer Frau, die bereits die Menstruation hatte, der Zyklus für ein oder mehrere Male ausgesetzt hat.

Ursachen: Es ist nicht unnatürlich, dass bei einer Frau aufgrund von Stress oder Aufregung die Periode einmal ausbleibt oder verspätet kommt. Zum Problem wird es erst, wenn die Periode nach sechs bis neun Monaten noch nicht wiedergekommen ist, ohne dass eine Schwangerschaft vorliegt. (Bei einer heterosexuellen Frau, die sexuell aktiv ist, muss vor Beginn einer Amenorrhoe-Behandlung ein Schwangerschaftstest durchgeführt werden.)

Ernst ist es auch, wenn eine Frau aufgrund von Essstörungen oder durch übermäßiges Körpertraining ihre Periode verliert. Dies kann durch eine vegetarische Ernährung, die nicht genügend Nahrungsmittel mit hohem Eisengehalt enthält, noch verschlimmert werden.

Manchmal kann Übergewicht ein Ausbleiben der Monatsblutung herbeiführen, weil die Eierstöcke nicht richtig funktionieren. Auch jede plötzliche Veränderung im Körpergewicht, gleichgültig, ob Ab- oder Zunahme, kann zu Amenorrhoe führen.

Oft liegt die Ursache in hormonellen Veränderungen durch einen Mangel an Hypophysen- oder Eierstockhormonen. Dadurch ist der Östrogenspiegel zu niedrig, und es kann kein Eisprung stattfinden. Die Eierstöcke müssen eine bestimmte Menge an Östrogenen produzieren, damit die Menstruation nicht ausbleibt. Produzieren die Eierstöcke nur geringe Mengen Östrogene, kann es Monate dauern, bevor eine Regelblutung stattfindet. Wenn die Blutung wieder einsetzt, ist es nicht ungewöhnlich, dass das Blut ziemlich dunkel gefärbt ist. Manchmal arbeiten die Eierstöcke aufgrund von Zystenbildung nicht richtig.

In seltenen Fällen kann ein Tumor an der Hypophyse wachsen. Dadurch wird verstärkt Prolaktin abgesondert, das die Eierstöcke ruhig stellt. Ein Zeichen dafür kann die Absonderung von Milch aus den Brüsten ohne Stillen sein. Wenn dies geschieht, müssen Sie Ihren Arzt oder Heilpraktiker aufsuchen.

Einige Medikamente gegen Schilddrüsenprobleme, einige Antibabypillen und Chemotherapie oder Strahlentherapie können Amenorrhoe verursachen.

Manchmal haben Frauen auch eine unregelmäßige Periode, wenn sie die Pille absetzen. Das ist nicht ungewöhnlich, vor allem wenn Ihr Zyklus vor der Einnahme der Pille unregelmäßig war.

Bei Frauen Ende vierzig kann Amenorrhoe das erste Anzeichen für die Menopause sein. Wenn wir uns der Menopause nähern, ist es möglich, dass wir bis zu sechs Regelblutungen auslassen, weil die Eierstöcke nicht mehr richtig arbeiten und dadurch der Östrogenspiegel schwankt.

Nach einer Geburt beginnen die Blutungen meist nicht gleich, sondern erst nach sechs Wochen bis hin zu einigen Monaten, oder sie sind in diesem Zeitraum unregelmäßig. Bei Frauen, die stillen, beginnen die Regelblutungen normalerweise erst wieder, wenn das Kind entwöhnt ist.

Eine Eisenmangel-Anämie kann ebenfalls Amenorrhoe verursachen.

Viele Frauen wissen gar nicht, dass Kräutermedizin, Homöopathie und Akupunktur sehr wirksam bei der Behandlung vieler dieser hormonellen Störungen sein können.

Ernährungstipps: Es ist schwierig, spezielle Ernährungstipps bei Amenorrhoe zu geben, da die Ursachen so unterschiedlich sein können.

Nährstoffe, die benötigt werden, sind Vitamin E, der Vitamin-B-Komplex, Folsäure, Kalzium, Eisen, Magnesium und essenzielle Fettsäuren.

- Wenn die Amenorrhoe durch Essstörungen verursacht wird, muss man auch die psychischen Faktoren abklären. Um den Appetit bei Frauen mit Magersucht anzuregen, muss die Nahrung reichlich die Vitamine des B-Komplexes enhalten, und zwar besonders Vitamin B_1 und B_3. Bei einem Mangel an diesen Nährstoffen kann es auch generell zu Appetitlosigkeit kommen. Nahrungsmittel, die diese Nährstoffe reichlich enthalten, sind Hülsenfrüchte, Vollkornprodukte, Nüsse, Eier, Weizenkeime, Lachs und Sardinen.
- An den Hüften und Schenkeln von Frauen muss sich etwas Fettgewebe befinden, um Östrogene speichern zu können.

Wenn Ihr Körpergewicht und auch der Östrogenspiegel niedrig sind, versuchen Sie einige Milchprodukte wie Käse und Jogurt in Ihre Ernährung aufzunehmen, dazu Kokosmilch, Olivenöl, Nüsse, Samen und Vollkornprodukte. Diese Nahrungsmittel zusammen mit guten Proteinen aus magerem Fleisch, Eiern, Hülsenfrüchten, Nüssen und Samen werden die Fähigkeit Ihres Körpers, Östrogene zu speichern, stark verbessern.

- Wenn Ihre Eierstöcke nicht gut funktionieren, weil Sie übergewichtig sind, müssen Sie die ungesättigten Fettsäuren aus Ihrer Ernährung verbannen. Essen Sie weder Schokolade noch gebratenes Essen, Vollmilchprodukte, Torten, Kuchen und Kekse, Hühnerhaut und das Fett am Fleisch. Essen Sie stattdessen mageres Fleisch, Fisch, Hülsenfrüchte, Vollkornprodukte, frische Gemüse, Salat und Obst.
- Vitamin B_6 kann bei emotionalem Stress und Hormonstörungen wirken. Dieser Nährstoff kann Ihnen helfen, wenn Sie die Antibabypille absetzen. Man hat festgestellt, dass die Pille den Vitamin-B_6-Spiegel senkt. Reich an diesem Vitamin sind Thunfisch, Lachs, Walnüsse, Hülsenfrüchte, Hafer und Eigelb.
- Es ist wichtig, einen Eisen- oder Folsäuremangel, der Anämie verursacht, zu beheben. Nehmen Sie deshalb Nahrungsmittel zu sich, die reich an diesen Nährstoffen sind, beispielsweise Aprikosen, Petersilie, Leber, mageres Rindfleisch, dunkelgrüne Blattgemüse, Linsen und Eier.
- Kalzium- und Magnesiumspiegel müssen in Ordnung sein, da Mängel der Knochendichte schaden. Deshalb sollten Sie Magermilchprodukte, Sardinen, Hummus, Mandeln, Cashewkerne und Vollkornprodukte essen.
- Vitamin E und essenzielle Fettsäuren unterstützen die Hormonproduktion. Versuchen Sie es mit Leinsamen, Eigelb, Nüssen und Samen, kalt gepresstem Olivenöl, Tofu und Fischöl.

Kräutermedizin: Ihr Kräuterheilkundler kann aus einigen dieser Heilpflanzen ein Tonikum mischen, damit die Menstruation wiederkommt.

- *Caulophyllum thalictroides* – fördert die Menstruation. Es wirkt stark auf die Gebärmutter und hat eine lange Tradition in der Behandlung von Menstruationsstörungen.
- *Chamaelirium luteum* – ein gutes Mittel zur Behebung von Menstruationsstörungen.
- Liebstöckel (*Levisticum officinale*) – vor allem gegen verspätete Menstruation.
- Beifuß (*Artemisia vulgaris*) – kann bei verspäteter oder unregelmäßiger Periode helfen, vor allem wenn diese mit Magersucht in Zusammenhang steht.
- Poleiminze (*Mentha pulegium*) – ist ein starkes Mittel, um die Menstruation wieder in Gang zu setzen. Es ist wichtig, nur die Blätter dieser Pflanze zu verwenden, nicht das Öl, das extrem giftig ist.

Bach-Blüten: Hilfreich sind Vervain, Elm, Walnut, White Chestnut und Mimulus.

Homöopathie: Fragen Sie Ihren Homöopathen nach der Dosierung.

- Aconit ist ein hilfreiches Mittel, wenn die Periode durch ein emotionales Trauma oder einen Schock verspätet ist.
- Dulcamara wendet man an, wenn die Amenorrhoe auf übermäßiges Training zurückzuführen ist.
- Lycopodium kann bei Östrogenmangel helfen.
- Pulsatilla ist häufig gut für junge Frauen in der Pubertät, deren Eierstöcke unregelmäßig arbeiten.

Heilsalze: In Frage kommen je nach Ursache:

- Calc phos – bei ausbleibender Menstruation aufgrund von Anämie.
- Ferrum phos – gegen Amenorrhoe, die durch eine Eisenmangelanämie verursacht ist.
- Kali mur – bei Störung der Eierstöcke und träger Leber.
- Kali phos – gegen verspätete Menstruation bei Depression.
- Kali sulph – gegen verspätete Menstruation mit einem Völlegefühl im Unterleib.

- Nat mur – wenn die Menstruation schwach ist oder über lange Zeiträume nicht auftritt.

Andere Möglichkeit: Akupunktur kann sehr wirksam zur Behandlung von Amenorrhoe sein.

Schulmedizin: Ihr Arzt wird möglicherweise die Ursache der Amenorrhoe untersuchen. Die Behandlung hängt von den Ergebnissen ab und davon, ob Sie schwanger werden möchten oder nicht. Oft wird die Antibabypille verschrieben, um den Zyklus in Ordnung zu bringen. Sie fördert jedoch nicht den Eisprung. Die Blutung, die durch die Pille geschaffen wird, ist keine echte Periode, sondern eine künstlich hervorgerufene Entzugsblutung.

Menstruationsblutung – schmerzhafte (Dysmenorrhoe)

Mit Dysmenorrhoe bezeichnet man schmerzhafte Regelblutungen. Die Intensität und die Art des Schmerzes variiert von Frau zu Frau und auch von Monat zu Monat. Viele Frauen haben unterschiedlich starke Schmerzen und sehen dies als normal an. Doch obwohl es für viele normal ist, ist es ein Signal Ihres Körpers, dass etwas nicht stimmt. Es ist wichtig, sich auf den Schmerz einzustellen und die körperlichen Anzeichen zu beobachten, die eine mögliche Ursache erkennen lassen. Wenn die Ursache erst einmal bekannt ist, können Schritte unternommen werden, um die Sache in Ordnung zu bringen.

Ursache: Etwa zwei Tage vor dem Beginn der Monatsblutung sinkt die Östrogen- und Progesteronsekretion aus den Eierstöcken auf einen sehr niedrigen Pegel ab, dadurch wird die Stimulierung für die Zellen der Gebärmutterschleimhaut verringert. In den 24 Stunden vor der Menstruation ziehen sich die gewundenen Blutgefäße in der Gebärmutter zusammen und unterbrechen die Blutversorgung der Gebärmutterschleimhaut. Etwa 25 Prozent des Oberflächengewebes sterben ab und trennen sich langsam vom restlichen Schleimhautgewebe der Gebärmutter. Das abgestorbene Gewebe geht kaputt und verbindet sich mit etwa 35 Milliliter Blut zur Menstruationsflüssigkeit, die dann durch leichte Muskelkontraktion aus dem Körper ausgestoßen wird, durch den Gebärmutterhals und als Monatsblut aus der Vagina.

Ursache Prostaglandine: Unmittelbar bevor die Menstruation beginnt, werden Prostaglandine von der Gebärmutterschleimhaut abgesondert. Diese regen die Muskelkontraktionen an, die für Ausscheidung des Regelblutes sorgen. Manchmal sind diese Kontraktionen zu heftig, und sie fühlen sich wie schmerzhafte Krämpfe an. Manche Prostaglandine verursachen Entzündungen, und wenn sie ins umgebende Gewebe gelangen, rufen sie Übelkeit, Erbrechen, Durchfall und Darmkrämpfe hervor. Das Hormon Progesteron ist für die Veränderungen in der Gebärmutterschleimhaut verantwortlich, die mit der Sekretion von Prostaglandinen verbunden sind. Wenn wir keinen Eisprung haben, produzieren wir kein Progesteron, und die Gebärmutter schüttet keine Prostaglandine aus.

Die Antibabypille unterdrückt den Eisprung, und das erklärt, weshalb Frauen, die diese Pillen einnehmen, nur selten Schmerzen bei der Periode haben.

Nach einer Schwangerschaft reagieren die Muskeln der Gebärmutter weniger empfindlich auf Prostaglandine, weil die Dichte der Nervenfasern verringert ist, wenn Sie ein Kind gehabt haben. Deshalb sind bei vielen Frauen nach einem Kind die Schmerzen bei der Menstruation vorbei.

Ursache Muttermund: Manchmal treten Schmerzen auf, weil der Muttermund eng und unnachgiebig ist. Normalerweise lassen die hormonellen Veränderungen am Ende des Zyklus den Gebärmutterhals weicher werden, damit das Monatsblut leicht durch den Zervixkanal ausgeschieden werden kann. Krämpfe können auftreten, weil die Regelblutung keinen Weg findet. Diese Art von Schmerz kann vor der Periode ziemlich heftig sein, hört jedoch normalerweise auf, wenn die Blutung einsetzt.

Manche Frauen haben starke Krämpfe, wenn die Gebärmutter versucht, einen Blutklumpen oder ein größeres Gewebestück loszuwerden. Der Zervixkanal ist recht eng, wenn größere Stücke hindurchgehen, kann dies zu intensiven Kontraktionen führen, die erst aufhören, wenn das Stück durch ist. Diese Art von Schmerz wird meist während der Periode empfunden und ist stark krampfartig.

Ursache Skelettprobleme: Auch Skelettprobleme können Periodenschmerzen auslösen. Es ist nicht ungewöhnlich, dass Frauen mit Rückenproblemen während der Periode Schmerzen haben. Wenn die Gebärmutterschleimhaut sich verdickt, wird die Gebärmutter schwerer und übt zusätzlichen Druck auf empfindliche Nervenenden aus. Es kann auch zusätzliche Flüssigkeit da sein, dazu bringt die Sekretion von Prostaglandin oft Stauungen und ein Anschwellen de Gewebes und der Blutgefäße in der Umgebung mit sich. Dieser Schmerz kann variieren, von dumpf bis hin zu schneidend, das hängt davon ab, welche Nervenenden betroffen sind. Der Ischiasnerv – der dickste Nerv im Körper – beginnt im unteren Teil des Rückens, gerade unterhalb der Taille, und verläuft über das Gesäß durch die Beine bis zu den Fersen. Wenn Sie diese Art Schmerz haben, sollten Sie einen Physiotherapeuten, Chiropraktiker oder therapeutischen Masseur aufsuchen.

Ursache Verstopfung: Vermeiden Sie Verstopfung, wenn Sie während der Periode Schmerzen haben. Ein voller Darm kann Giftstoffe an das benachbarte Gewebe abgeben und dadurch größere Stauungen verursachen. Wenn die Monatsblutung besonders stark ist, kann der Schmerz intensiver sein. Kräutermedizin ist sehr wirksam, um zu starken Blutungen vorzubeugen.

Weitere Ursachen: Krampfadern im Beckenbereich können einen tiefen pochenden Schmerz während der Periode verursachen.

Andere Ursachen sind beispielsweise Endometriose, Tumoren, Polypen, Entzündungen im Beckenbereich oder Infektionen.

Infektionen, Endometriose und Entzündungen führen zu sehr langwierigen Schmerzen. Die Symptome beginnen oft einige Tage vor der Monatsblutung und ziehen sich in die ersten Tage des Zyklus hinein.

Auch wenn Sie ein IUD – eine Spirale – tragen, kann das Ihre Periode schmerzhafter machen. Einige der größeren Vorrichtungen können die Gebärmutter zum Zusammenziehen bringen. Wenn die Kontraktionen stark sind, kann das IUD abgestoßen werden.

Symptome beobachten: All die genannten ursächlichen Faktoren und noch einige mehr können zu Schmerzen führen. Sie variieren von leichten Verkrampfungen, die etwa ein oder zwei Stunden zu Beginn der Periode auftreten, bis hin zu lähmenden, intensiv stechenden Schmerzen. Es kann sein, dass Sie den Schmerz im Unterleib fühlen oder an der Innenseite der Schenkel oder im unteren Teil des Rückens. Wenn Sie regelmäßig bei der Menstruation Schmerzen haben, beobachten Sie diese genau und schreiben Sie auf, wann sie kommen, wo sie auftreten, wie sie sich anfühlen und wie lange sie gedauert haben. Diese Informationen helfen Ihrem Arzt oder Heilpraktiker sehr, um die Ursachen festzulegen.

Dysmenorrhoe ist keine Krankheit, sondern ein Symptom für ein hormonelles Ungleichgewicht und/oder ein anderes unterschwelliges Gesundheitsproblem.

Ernährungstipps: Benötigt werden die Nährstoffe Vitamin B_6, C und E, Bioflavonoide, Kalzium, Kalium, Magnesium und essenzielle Fettsäuren.

- Essen Sie ausreichend frisches Obst, Salat und grüne Gemüse. Diese erleichtern die Verdauung und vermeiden Stauungen im Darm aufgrund von Verstopfung.
- Trinken Sie ausreichend Wasser, trotz Flüssigkeitsstauungen. Es unterstützt ihre Nierenfunktion und hilft, Flüssigkeit auszuscheiden.
- Reduzieren Sie Kaffee und Tee auf ein Minimum. Trinken Sie stattdessen die empfohlenen Kräutertees.

- Essen Sie in den zwei Wochen vor Ihrer Periode weniger Natrium. Natrium kann den Kaliumspiegel im Blut senken, und Kalium wiederum lindert Muskelkrämpfe. Gute Kaliumlieferanten sind Bananen, Kartoffeln, grüne Blattgemüse, Orangen und Minzblätter.
- Kalziummangel kann die Schmerzintensität bei Krämpfen vergrößern. Essen Sie jeden Tag etwas kalziumreiche Nahrungsmittel und trinken Sie Kamillentee, der eine großartige Quelle ist. Zu den kalziumreichen Nahrungsmitteln gehören Magermilchprodukte, Nüsse und Samen, Lachs, Sardinen, Hummus und Eigelb.
- Magnesium hilft bei allen Arten von Krampfschmerzen, einschließlich Kopfschmerzen. Einen guten Magnesiumgehalt haben Mandeln, Weizenkeime, Sojabohnen, Feigen, Mais und Äpfel.
- Es kann nötig sein, die Kapillargefäße zu stärken, und dafür sind die Vitamine E und C und die Bioflavonoide nützlich. Man findet Letztere in Zitrusfrüchten und -schalen, Paprika, Tomaten, Ananas, Erdbeeren und Hagebutten. Vitamin E ist in Mais, Mandeln, Eidotter, Weizenkeimen, Nüssen und Samen.
- Essenzielle Fettsäuren können die durch Prostaglandine verursachte Entzündung lindern. Gute Quellen sind Leinöl, Fischöle, Sonnenblumenkerne, Tofu und Walnussöl.
- Vitamin B_6 hilft bei der Verwertung der essentiellen Fettsäuren. Reich an B_6 sind Lachs, Eigelb, Thunfisch, Walnüsse, Hülsenfrüchte und Hafer.
- Setzen Sie als Proteinquelle Fisch und Hülsenfrüchte ein statt Hähnchen, Rind- oder Schweinefleisch.
- Ingwer ist eine großartige Heilpflanze gegen Krämpfe, verwenden Sie ihn daher beim Kochen und als Tee.

Versuchen Sie mehr organisch gewachsene und naturbelassene Lebensmittel zu essen. Wenn Ihre Gebärmutter gestaut oder reizbar ist, machen Sie die Sache vielleicht noch schlimmer, wenn Sie zu viele raffinierte Lebensmittel und chemische Zusätze zu sich nehmen. Vermeiden Sie gebratenes Essen, tierische Fette, weißes Mehl und Produkte aus weißem Zucker.

Selbsthilfe: Erkältungen machen die Schmerzen manchmal schlimmer, halten Sie deshalb Ihren Unterleib warm, wenn Sie zu Periodenschmerzen neigen. Eine heiße Kompresse oder eine Wärmflasche kann Linderung bringen. Man hat gesagt, Frauen sollen während ihrer Periode nicht barfuß laufen, weil der Körper die Wärme aus dem Unterleib abzieht, um die Füße warm zu halten. Ein heißes Fußbad mit Geranien- oder Lavendelöl kann nützlich sein.

Ein heißes Bad mit Lavendelöl hilft zu entspannen und kann den Schmerz lindern. Um Stauungen im Beckenbereich zu lindern, helfen manchmal wechselwarme Sitzbäder. Dazu brauchen Sie zwei flache Wannen mit Wasser, die groß genug sind, dass Sie darin sitzen können. In der einen Wanne sollte das Wasser heiß sein und einige Tropfen eines ätherischen Öls enthalten wie Lavendel oder Rosmarin, in der anderen soll es kalt sein. Setzen Sie sich zunächst zehn Minuten in die heiße Wanne und dann einige Minuten in die kalte (so lange, wie Sie es aushalten). Wechseln Sie zwischen den beiden. Halten Sie das kalte Wasser nicht aus, nehmen Sie nur ein warmes Sitzbad.

Einige Frauen empfehlen einen Orgasmus, um Stauungen zu lösen und die Ausscheidung von Klumpen zu erleichtern.

Kräutermedizin: Legen Sie die Füße hoch und trinken Sie Kräutertee gegen die Krämpfe. Versuchen Sie es mit Schafgarbe, Baldrian, Pfefferminze, Kamille, Himbeerblättern, Rosmarin oder Ingwer. Verwenden Sie jeden dieser Kräutertees allein oder als Kombination. Hilfreich sind folgende Heilpflanzen:

- Silberkerze (*Cimicifuga racemosa*) – als Tonikum für die Gebärmutter ist sie besonders geeignet bei Periodenschmerzen und Krämpfen. Es ist auch eine beruhigende Pflanze, die wirksam Kopfschmerzen während der Menstruation bekämpft.
- Kamille (*Chamaemelum nobile*) – wirkt leicht beruhigend. Speziell für Übelkeit, die mit dem Periodenschmerz verbun-

den ist. Sie enthält viel Kalzium, das Krämpfen vorbeugen kann.

- Schneeball (*Viburnum opulus*) speziell für Unterleibskrämpfe.
- Ingwer (*Zingiber officinale*) – eine wärmende Heilpflanze, die schmerzhaften Krämpfen vorbeugen kann.
- Küchenschelle (*Anemone pulsatilla*) – für Dysmenorrhoe mit geringer Blutung. Kann bei einem nicht nachgebenden Gebärmutterhals helfen. Sie hat eine beruhigende Wirkung, lindert Schmerzen und verhindert Krämpfe.
- Baldrian (*Valeriana officinalis*) – eine beruhigende Heilpflanze, die auch bei Muskelkrämpfen hilft. Auch sehr geeignet bei Kopfschmerzen während der Periode.

Bach-Blüten: Hilfreich sind Hornbeam, Mustard, Star of Bethlehem, Willow und Sweet Chestnut.

Homöopathie: Wie Kräuter werden auch homöopathische Mittel individuell nach der Konstitution und den Symptomen ausgewählt. Es gibt so viele Mittel, zum Beispiel:

- Caulophyllum D6 oder D30 – gegen krampfartige Schmerzen und Verhärtung des Muttermundes.
- Hamamelis D6 oder D30 – gegen Schmerzen, die in den Rücken und die Oberschenkel ausstrahlen. Es ist typisch für Dysmenorrhoe mit Krampfadern.
- Sepia D200 – gegen ein schweres Gefühl in der Gebärmutter. Ein Gefühl, dass alles abgestoßen wird.

Heilsalze: In Frage kommen:

- Ferrum phos – gegen eine schmerzhafte Menstruation mit hellrotem Blut. Es kann auch nützlich sein, wenn der Schmerz mit Übelkeit verbunden ist. Ein gutes Mittel gegen Stauungen im Beckenbereich.
- Mag phos – lindert krampfartigen Schmerz. Ein Mittel speziell zur Vorbeugung gegen Krämpfe. Denken Sie auch bei einem unnachgiebigen Gebärmutterhals an dieses Mittel.
- Kali phos – Wenn die Monatsblutung zu früh kommt und das Blut ziemlich dunkel ist. Dieses Mittel ist gut für Frauen, die um die Periode herum empfindlich und reizbar sind.

Körpertraining: Periodenschmerz beeinträchtigt im Allgemeinen die Muskeln im Beckenbereich, einschließlich des Gebärmuttermuskels. Wenn ein Muskel krampft, ist die Blutzufuhr reduziert, das heißt, eine richtige Durchblutung muss wiederhergestellt werden, um den Krampf zu lindern. Sauerstoff und andere wesentliche Nährstoffe werden im Blut zu den benachbarten Muskeln und Geweben transportiert, um Stauungen und mögliche Krankheiten zu überwinden. Körpertraining ist eine hervorragende Möglichkeit, um den Kreislauf anzuregen. Gut gegen Menstruationsbeschwerden ist Yoga, das nicht nur den Kreislauf anregt, sondern auch innere Organe und Muskeln dehnt und stimuliert. Es kann eine wohltuende ausgleichende und entspannende Wirkung auf den ganzen Körper haben.

Andere Möglichkeiten: Massage kann den Kreislauf deutlich verbessern und Erleichterung bei Periodenschmerzen verschaffen. Es gibt viele Arten von Massage, suchen Sie einen Therapeuten und eine Art, die Ihnen zusagt. Shiatsu kann bei Menstruationsstörungen sehr hilfreich sein. Auch Reflexzonenmassage an den Füßen kann helfen.

Lassen Sie unbedingt von einem Physiotherapeuten oder Chiropraktiker abklären, ob Skelettprobleme vorliegen.

Akupunktur oder Akupressur ist sehr wirksam zur Schmerzlinderung und um eventuell vorhandene Blockaden zu lösen.

Schulmedizin: Schmerzmittel und Medikamente, die Prostaglandine hemmen, werden oft verordnet und können die mit der Monatsblutung verbundenen Schmerzen und Entzündungen deutlich lindern.

Manchmal wird die Antibabypille verordnet, um den Eisprung zu verhindern und dadurch die Prostaglandin-Sekretion zu blockieren.

Wenn der Schmerz mit einer übermäßig starken Blutung verbunden ist, kann Progesteron gegeben werden, um die Blutung zu stoppen.

Diese Methoden können die Symptome der Dysmenorrhoe erfolgreich behandeln, doch nicht die Ursache. Fragen Sie Ihren

Arzt nach möglichen unerwünschten Nebenwirkungen, bevor Sie eine Behandlung beginnen.
Eine Ultraschalluntersuchung oder eine Bauchspiegelung geben Aufschluss darüber, ob Wucherungen oder Anomalien zum Schmerz beitragen.
Die meisten Arten von Dysmenorrhoe sprechen gut auf natürliche und traditionelle Therapien an. Ich denke, diese Methoden sind einen Versuch wert, bevor man eine Operation durchführen lässt. Ich muss jedoch betonen, dass es Fälle gibt, in denen ein chirurgischer Eingriff notwendig ist. Der Chirurg muss vielleicht Wucherungen und/oder fibröses Gewebe entfernen, die der normalen Fortpflanzung im Weg stehen und die Dysmenorrhoe verstärken. Im Falle einer Operation kann die Kräutermedizin viel zu Ihrer Genesung und Ihrem Wohlbefinden beitragen.

Menstruationsblutung – übermäßige (Menorraghie)

Menorraghie ist die medizinische Bezeichnung für eine starke oder übermäßige Regelblutung.
Symptome: Während der Menstruation verlieren Frauen im Durchschnitt bis zu 60 Milliliter Blut. Ein Verlust von mehr als 80 Milliliter gilt als anomal, er ist nicht nur unangenehm, sondern kann auch zu einer Eisenmangel-Anämie führen. Es kann sehr schwierig sein, festzustellen, wie viel Blut Sie bei der Regel verlieren. Der Blutfluss wird als übermäßig betrachtet, wenn eine normale Binde oder ein normaler Tampon in weniger als einer Stunde durchgeblutet ist, und das mehr als drei- oder viermal an irgendeinem Tag Ihrer Periode. Weitere Zeichen sind starke hellrote Blutungen, die mehr als zwei Tage anhalten. Auch wenn Ihre Periode länger als sieben Tage dauert, wäre dies ungewöhnlich.
Ursachen: Wenn irgendeiner der vorgenannten Fälle eintritt, ist es wahrscheinlich, dass Ihr Hormonhaushalt unausgewogen ist, dass es ein Problem mit der Gebärmutter oder mit Ihrer Blut-

gerinnung gibt. Ein hoher Gehalt an entzündungsfördernden Prostaglandinen in der Gebärmutterschleimhaut kann wesentlich zu starken Blutungen beitragen. Diese hormonähnlichen Substanzen regen die Blutgefäße an, sich zu erweitern, und sie können die Blutgerinnung verhindern. Störungen der Blutgerinnung haben oft deutliche Symptome wie häufige Bildung von Blutergüssen, kleine Blutungen unter der Haut, außerdem kommt die Blutung bei Verletzungen nur schwer zum Stillstand.
Hinweis: Eine unmäßig starke Blutung kann auf eine Fehlgeburt, eine Bauchhöhlenschwangerschaft oder eine Infektion in der Bauchhöhle, Fibrome oder Tumoren hinweisen. Daher ist es wichtig, Ihrem Arzt oder Heilpraktiker alle ungewöhnlichen Blutungen mitzuteilen, damit eine genaue Diagnose erfolgt. So ist es möglich, sofort zu handeln und ernste Gesundheitsgefährdungen umgehend zu behandeln, das Problem in Angriff zu nehmen oder Sie zu beruhigen, wenn es kein Problem gibt.
Ernährungstipps: Ernährungsmängel, die Vitamin K und Vitamin C mit den Bioflavonoiden betreffen, können Ihre natürliche Fähigkeit, Blutungen zu verringern, beeinträchtigen. Vitamin K ist in Brokkoli, Kohl, Kastanien, Leber, Erdnüssen, Schweinefleisch, Spinat, Sojabohnen und Sonnenblumenkernen enthalten. Essen Sie möglichst jeden Tag Jogurt, da er die Bioverfügbarkeit von Vitamin K verstärkt. Wenn Sie Produkte aus Kuhmilch nicht vertragen, versuchen Sie es mit Jogurt aus Schaf- oder Ziegenmilch. Vitamin C und die Bioflavonoide können Sie leicht über Zitrussäfte mit etwas geriebener Schale zu sich nehmen.

- Wenn die Sekretion entzündungsfördernder Prostaglandine die Ursache der Blutung ist, können Bioflavonoide und essentielle Fettsäuren helfen. Ich empfehle, die essentiellen Fettsäuren in Form von Leinsamen oder Leinöl, Weizenkeimöl oder Fischölen zu genießen. Einige Frauen nehmen lieber Präparate aus Nachtkerzenöl, obwohl eine hohe Dosierung die gegenteilige Wirkung hat.
- Einige Medikamente und Nährstoffe können die Blutgerinnung verhindern. Eine sehr hohe Zufuhr essenzieller Fettsäu-

ren wie Nachtkerzenöl oder Borretschöl kann die Klebrigkeit der Blutplättchen verringern und die Gerinnung beeinträchtigen. Dadurch kann es zu längeren Blutungen kommen und die Fähigkeit Ihres Körpers zur Selbstheilung geschwächt werden. In Verbindung mit Antibiotika oder der übermäßigen Einnahme von Aspirin kann das zu ernsten Problemen führen.

- Die Vitamine A und E in Verbindung mit Vitamin C und den Bioflavonoiden helfen, die Kapillargefäße zu stärken. Vitamin A ist in allen gelben Früchten und Gemüsen. Vitamin E findet man in Nüssen und Samen, Mais und Weizenkeimen.
- Versuchen Sie ausreichend Nahrungsmittel, die den Vitamin-B-Komplex und Zink enthalten, zu sich zu nehmen. So erhalten Sie die ausreichenden Mengen an Geschlechtshormonen. Die B-Vitamine stecken in allen dunkelgrünen Blattgemüsen, Eigelb und Vollkornprodukten. Kürbiskerne und Vollkornprodukte enthalten reichlich Zink.
- Eisenhaltige Nahrungsmittel sind nötig, um eine Anämie durch übermäßigen Blutverlust zu behandeln oder ihr vorzubeugen. Dazu gehören Petersilie, Sojabohnen, mageres Fleisch und Aprikosen.
- Versuchen Sie, einige vegetarische Mahlzeiten in Ihren wöchentlichen Speiseplan aufzunehmen. Man hat beobachtet, dass große Mengen tierische Proteine in der Ernährung zu stärkeren Blutungen führen können, während durch vegetarische Ernährung Blutungen abgeschwächt werden.

Kräutermedizin: Viele der Kräuter, die wir verwenden, um Blutungen der Gebärmutter zu behandeln, haben eine adstringierende Wirkung. Wenn eine Mischung zur Behandlung der Menorraghie verordnet wird, wählt man die Kräuter sorgfältig aus, damit sie auch auf die Ursache der Blutung einwirken. Hier eine kleine Liste von Kräutern, die meiner Erfahrung nach nützlich sind.

- *Geranium maculatum* – stark adstringierend und zur Behandlung von Blutungen eingesetzt. Es kann auch gegen Blutungen im Magen-Darm-Trakt verwendet werden.

- Dreiblatt (*Trillium erectum*) – stark adstringierende Heilpflanze, die deutlichen Einfluss auf die Gebärmutter hat. Gut bei starken Blutungen in Verbindung mit der Menopause.
- Orangenwurzel (*Hydrastis canadensis*) – eine anregende Heilpflanze, die Blutungen stoppt. Sie enthält das Alkaloid Hydrastin, das eine gefäßverengende Wirkung hat. Gute Ergebnisse liefert eine Kombination mit Hirtentäschel.
- Hirtentäschel (*Capsella bursa*) – eine adstringierende Heilpflanze, die Vitamin K enthält. Sehr gut zur Regulierung eines kurzen Zyklus mit starker Monatsblutung. Diese Pflanze eignet sich speziell bei Blutungen der Gebärmutter.
- Brennnessel (*Urtica dioica*) – eine äußerst nährstoffreiche Heilpflanze, die sehr wirksam bei der Behandlung von Blutungen der Gebärmutter ist.

Bach-Blüten: Rescue-Tropfen, Hornbeam, Olive, Agrimony, Walnut oder Sweet Chestnut können hilfreich sein.

Homöopathie: Hier sind hilfreich:

- Belladonna D6 – bei häufig auftretenden Perioden mit Blutklumpen und hellrotem Blut.
- Secale D6 oder D30 – bei starker Regelblutung von langer Dauer, die bei Bewegung schlimmer ist.
- Trillium D6 – gegen übermäßige Blutungen mit hellrotem Blut und Rückenschmerzen.

Heilsalze: Hier kommen in Frage:

- Calc fluor – um die Gebärmutter anzuregen und übermäßige Blutungen zu verhindern.
- Ferrum phos – muss zwischen den Perioden genommen werden, um einen Blutandrang in der Gebärmutter zu verhindern und die Aufnahme von Eisen nach übermäßigem Blutverlust zu verbessern.
- Kali phos – bei einer verlagerten Gebärmutter. Dunkle, schwärzliche Monatsblutung, die stark ist und unangenehm riecht. Speziell bei Blutungen aus der Gebärmutter geeignet.

Schulmedizin: Ich werde hier einige Heilmethoden vorstellen, obwohl die Art der Behandlung bei übermäßigen Blutungen von Frau zu Frau variiert.
Eine Hormontherapie, die Medikamente mit Gestagenen oder Anti-Prostaglandin verwendet, kann bei vielen Frauen übermäßige Blutungen kurieren. Ihr Arzt empfiehlt vielleicht auch ein Eisenpräparat, wenn Sie anämisch sind.
Anomale Blutungen aus der Gebärmutter werden sehr ernst genommen, weil sie auf eine ernste Krankheit hinweisen können. Ihr Arzt schlägt vielleicht eine Ausschabung, bei der unter Vollnarkose Schleimhaut aus der Gebärmutter gekratzt wird. Das Gewebe wird dann unter dem Mikroskop untersucht.
Eine andere Diagnosemethode ist die Hysteroskopie. Ein spezielles Endoskop wird unter örtlicher Betäubung oder Vollnarkose durch den Zervixkanal in die Gebärmutter eingeführt. Dieses Instrument, das einem kleinen Teleskop ähnelt, ermöglicht es dem Arzt die Gebärmutterhöhle zu sehen. Es kann eingesetzt werden, um Polypen, Fibrome oder anomale Verdickungen zu entdecken, um Gewebe zu entnehmen und Narbengewebe zu teilen.
Wenn diese Methoden keine Ursache ans Tageslicht bringen oder wenn eine ernste Anomalie vorliegt, kann eine Hysterektomie (Entfernung der Gebärmutter) oder eine Entfernung der Gebärmutterschleimhaut (die dann meist nicht mehr nachwächst) nötig sein, um die Monatsblutungen zu beenden. Heutzutage werden diese chirurgischen Eingriffe nur als allerletztes Mittel eingesetzt, es sei denn die Untersuchung hat eine bösartige Geschwulst ergeben.
Noch andere Behandlungsmethoden sind möglich, Sie sollten diese mit Ihrem Gynäkologen besprechen.

Menstruationskopfschmerzen

Manche Frauen bekommen vor und manchmal auch während der Periode Kopfschmerzen.

Ursachen und Symptome: Zu geringe Hormonmengen im Blut oder die Ausschüttung von Prostaglandin führen zu Kopfschmerzen mit andauerndem dumpfem Schmerz. Manche Frauen haben Migräneanfälle.

Ich habe beobachtet, dass manche Frauen aufgrund eines geringen Blutzuckerspiegels vor der Periode Kopfschmerzen bekommen. Diese Frauen haben oft vor der Periode Heißhunger auf Schokolade oder Süßigkeiten. Schokolade kann ein Auslöser für Kopfschmerzen sein, daher lässt sich schwer entscheiden, ob die Kopfschmerzen auf den niedrigen Blutzuckerspiegel zurückzuführen sind oder ob die verzehrten Nahrungsmittel wesentlich dazu beitragen.

Bei manchen Frauen verhindert ein Östrogenpräparat die Kopfschmerzen. Allerdings können Kopfschmerzen auch als Nebenwirkung einer Hormontherapie oder der Einnahme einer Antibabypille auftreten. Einige Frauen sind sehr empfindlich auf synthetische Östrogene, vor allem auf Gestoden, und leiden als Folge davon unter Kopfschmerzen.

Weitere Ursachen für Kopfschmerzen können Muskelverspannungen oder Probleme mit der Wirbelsäule oder den Schädelknochen sein, außerdem Flüssigkeitsansammlungen und Verstopfung.

Einige Nahrungsmittel, chemische Zusatzstoffe und Alkohol können bei empfindlichen Menschen Kopfschmerzen hervorrufen. Zu den Nahrungsmitteln, die als Auslöser gelten, gehören Käse, Schokolade, Orangen, Eiscreme, überreife Bananen und Innereien. Glutamate (Geschmacksverstärker, E-Nummer 621-625) sind bekannt dafür, dass sie bei empfindlichen Menschen Kopfschmerzen auslösen können, die mit Verspannung im Nacken und den Schultern beginnen und sich dann über einem Auge festsetzen.

Mit einiger Sicherheit beruhen die Kopfschmerzen während der Periode nicht nur auf einem Faktor. Wahrscheinlich bekommen Sie Kopfschmerzen, wenn Ihre Periode fällig ist und Sie gleichzeitig Schokolade essen oder wenn Sie sehr viel

Stress haben und Ihr Östrogenspiegel zur gleichen Zeit niedrig ist.

Behandlung: Bei hormonell bedingten Kopfschmerzen helfen verschiedene Mittel der Schul- und Kräutermedizin.

Beruhen die Kopfschmerzen auf Haltungsproblemen und Muskelverspannungen, sind Therapieformen wie Alexandertechnik, Feldenkrais, Shiatsu, Akupunktur und Massage sehr wirksam. Zur Entwässerung und bei Verstopfung hilft es oft schon, wenn Sie sechs bis acht Gläser Wasser am Tag trinken.

Ernährungstipps: wie Menstruation – schmerzhafte (Dysmenorrhoe).

Kräutermedizin: Hier bieten sich verschiedene Heilpflanzen an:

- Silberkerze (*Cimicifuga racemosa*) – enthält Anti-Prostaglandin-Substanzen, die Krämpfe verhindern. Die Pflanze enthält pflanzliche Östrogene und wirkt beruhigend. Sie ist sehr wirksam bei der Behandlung von hormonell bedingten Kopfschmerzen.
- Hopfen (*Humulus lupulus*) – eine Heilpflanze mit pflanzlichen Östrogenen, die gut gegen Spannungskopfschmerzen ist.
- Rosmarin (*Rosmarinus officinalis*) – wirksam gegen Kopfschmerzen.
- Baldrian (Valeriana officinalis) – eine beruhigende Heilpflanze, die gegen Kopfschmerzen und Muskelkrämpfe hilft.
- Yam (*Dioscorea villosa*) – wirkt gut gegen Prostaglandine.

Bach-Blüten: Einige Bach-Blüten, die Sie in Betracht ziehen sollten, sind Hornbeam, Mustard, Willow und Rescue-Tropfen.

Ätherische Öle: Lavendel ist speziell für die Behandlung von Kopfschmerzen geeignet. Reiben Sie ein wenig auf Ihre Schläfen oder geben Sie einige Tropfen auf Ihr Kopfkissen.

Homöopathie: Hilfreich sind:

- Cimicifuga D6 oder D30 – gegen stechende, pulsierende Schmerzen im Kopf.
- Hypericum D6 – gegen stechende Nervenschmerzen.
- Lachesis D30 – wenn Sie mit Kopfweh aufwachen.

- Lycopodium D6 oder D30 – gegen Kopfschmerzen, die am späten Nachmittag kommen.

Heilsalze: Hier kommen in Frage:

- Ferrum phos – kann nützlich sein, wenn die Kopfschmerzen mit Übelkeit verbunden sind.
- Mag phos – lindert Krämpfe. Ein spezielles Mittel, um Kopfschmerzen zu verhindern oder zu behandeln.

Mittelschmerz

Einige Frauen haben in der Mitte des Zyklus beim Eisprung Schmerzen, wenn der Eifollikel reißt.

Ursache und Symptome: Wenn das Ei aus dem Follikel kommt, läuft gleichzeitig eine kleine Menge Flüssigkeit heraus. Diese kann das benachbarte Gewebe reizen und Empfindlichkeit und ein festes Gefühl im Unterleib verursachen.

Behandlung: Im Allgemeinen können die Ratschläge für Dysmenorrhoe (siehe Menstruationsblutung – schmerzhafte) auch auf den Mittelschmerz angewendet werden. Es gibt jedoch einige spezielle Heilmittel.

Kräutermedizin: Cranberry ist eine Heilpflanze, die speziell zur Behandlung des Mittelschmerzes geeignet ist.

Homöopathie: Lycopodium, Iodum und Apis sind gute Mittel gegen Schmerzen über dem rechten Eierstock.

Gegen Schmerzen über dem linken Eierstock sollten Sie es mit Lachesis, Lilium oder Xanthxylum versuchen.

Heilsalze: Calc phos stellt die Gesundheit des Gewebes wieder her und kann auch gegen Mittelschmerz helfen.

Müdigkeit

Es gibt viele Gründe, sich außergewöhnlich müde zu fühlen. Die Gründe können physisch, psychisch oder umweltbedingt sein.

Ursachen: Bei chronischer Müdigkeit kann das Immunsystem ernsthaft in Mitleidenschaft gezogen sein, vor allem, wenn Sie eine schwere Erkrankung hatten, unter Allergien oder wiederkehrenden Infektionen leiden. Wenn Sie anfällig für Allergien oder wiederkehrende Infektionen sind, ist es wichtig, die Auslöser herauszufinden. Es ist möglich, dass Ihre Ernährung nicht ausgewogen ist oder Sie unter starkem Stress stehen. Vielleicht trainieren Sie zu viel, dabei bleiben Ihnen nicht genug Nährstoffe. Körperliche Probleme wie eine Anämie oder eine zugrunde liegende Infektion müssen beseitigt werden, bevor Sie darauf hoffen können, sich besser zu fühlen.

Müdigkeit und Ernährungsmängel stehen in einem engen Zusammenhang. Hier einige Beispiele dafür, und was Sie dagegen tun sollten:

Ursache Blutzuckerspiegel: Wenn Sie unter Müdigkeit leiden, werden Sie versuchen, sich mit anregenden Stoffen wie Tee, Kaffee, Cola, zuckerhaltigen Lebensmitteln und Schokolade munter zu halten. Ein niedriger Blutzuckerspiegel kann wesentlich zur Müdigkeit beitragen. Häufig wird dabei Heißhunger auf Süßes empfunden. Obwohl dieser Heißhunger ziemlich intensiv sein kann, braucht Ihr Körper in Wirklichkeit stärkehaltige Lebensmittel wie Reis, Kartoffeln, Pasta und Brot, die dafür sorgen, dass im Blut Glukose freigesetzt wird, langsam, aber länger anhaltend. Zuckerhaltige und konservierte Lebensmittel geben Ihnen nur einen kurzzeitigen Kick. Danach fühlen Sie sich müder als vorher.

Ursache Nährstoffmangel: Wenn Sie sich so schwach fühlen, dass Sie kaum Ihre Arme heben können, haben Sie vielleicht einen Kaliummangel. Essen Sie täglich Bananen oder kochen Sie aus Kartoffelschalen und Gemüsen eine kaliumreiche Brühe.

Auch Zinkmangel kann zu Müdigkeit führen.

Wenn Sie Ihr Essen nicht mit Salz würzen, kann es sein, dass ein Natriummangel zu Ihrer Müdigkeit beiträgt. Nehmen Sie etwas Jodsalz und sehen Sie, ob das einen Unterschied macht. Dies

kann indirekt auch Ihrer Schilddrüse nützen. Die Schilddrüse kontrolliert Ihren Stoffwechselumsatz. Bei einer Schilddrüsenunterfunktion aufgrund von Jodmangel kann der Stoffwechselumsatz langsam sein.
Zu viel Eisen kann zu Müdigkeit führen. Lassen Sie bei Ihrem Arzt eine Blutuntersuchung durchführen, um den Wert festzustellen. Wenn er hoch ist, hilft es, starken schwarzen Tee zu trinken, um ihn zu senken.
Stress macht müde, weil er Vitamin C in ziemlich großen Mengen »verschlingt«. Besonders die Nebennieren brauchen aber Vitamin C, um richtig arbeiten zu können, essen Sie daher jeden Tag viel frisches Obst und frisches Gemüse.
Ursache Übergewicht: Übergewicht kann zu Müdigkeit beitragen. Vermeiden Sie stark fetthaltige Nahrungsmittel, da sie nicht nur die Verdauung belasten, sondern auch zu Trägheit und Übergewicht beitragen. Man hat bewiesen, dass wir nach dem Verzehr von fettem oder gebratenem Essen sofort Hunger auf Süßigkeiten haben. Beginnen Sie ein gutes Diätprogramm, um abzunehmen.
Ursache Rauchen: Wenn Sie rauchen, können Sie nie darauf rechnen, bei bester Gesundheit zu sein. Sie sind dann anfällig für wiederkehrende Infektionen und fühlen sich wahrscheinlich ungewöhnlich müde. Die meisten Raucherinnen, die zu mir kommen, klagen, dass sie nicht erfrischt sind, wenn sie aufwachen. Dies ist kaum erstaunlich, wenn man bedenkt, dass die Lungen mit Sauerstoff gefüllt sein sollten, während Raucher sie ständig mit den Giften füllen, die im Zigarettenrauch enthalten sind. Suchen Sie Hilfe, um das Rauchen aufzugeben, und schon bald wird Ihre Energie zurückkehren.
Kräutermedizin: Belebende Kräuter werden nicht bei jeder Art von Müdigkeit benötigt. Es hat keinen Sinn, stimulierende Substanzen bei chronischer Müdigkeit einzusetzen, denn es gibt nichts zu stimulieren.

- Luzerne (*Medicago sativa*) – eine alkalisierende Heilpflanze, die reich an Nährstoffen ist. Sie enthält die Vitamine A, D, E und K, dazu die Mineralstoffe Kalzium, Phosphor, Kalium und Eisen. Eine fantastische Pflanze bei geringer Energie und bei Anämie aufgrund zu starker Monatsblutung.

- Gingko (*Gingko biloba*) – hilft, den Kreislauf anzuregen.
- Orangenwurzel (*Hydrastis canadensis*) – eine antimikrobische, antibakterielle Heilpflanze, die auch ein herrliches Tonikum ist.
- Süßholz (*Glycorrhiza glabra*) – unterstützt die Nebennieren.
- Hafer (*Avena sativa*) – ein Tonikum für das Nervensystem. Gut während der Genesung.
- Borstige Fingeraralie (*Eleutherococcus senticosus*) – kann bei der Behandlung von Symptomen, die mit länger anhaltendem Stress zu tun haben, eingesetzt werden, zum Beispiel bei Erschöpfung, Schlaflosigkeit, leichter Depression und chronischer Müdigkeit. Diese Pflanze verbessert das geistige und körperliche Durchhaltevermögen wegen ihrer leichten anabolischen Wirkung, die Kraft und Fitness verbessert. Sie wirkt auch gegen die schwächenden Effekte von Chemo- und Strahlentherapie und Operationen. Sie scheint durch eine Verbesserung des gesamten Gesundheitszustandes zu wirken, nicht durch gezielte Wirkung auf eine Krankheit.

Bach-Blüten: Es gibt viele Bach-Blüten, die gegen Müdigkeit helfen, doch drei besonders geeignete sind Hornbeam, Vervain und Olive.

Ätherische Öle: Einige Öle, die gegen Müdigkeit wirken, können als Massageöl, für ein therapeutisches Bad oder in einer Duftlampe eingesetzt werden. Versuchen Sie es mit Wacholder, Rosmarin, Geranie oder Muskatellersalbei.

Homöopathie: Phosphorsäure kann bei nervlicher Erschöpfung besonders nützlich sein. Carbo veg hilft gegen allgemeine Trägheit und ist besonders gut für Menschen mit Übergewicht.

Heilsalze: Ferrum phos hilft bei Müdigkeit durch Anämie.
Kali phos ist Nervennahrung.

Pap-Abstriche

Die regelmäßige Untersuchung für Gebärmutterhalskrebs heißt Pap (Papanicolaou)-Abstrich.
Die Untersuchung: Sie erfolgt durch die Scheide, wobei der Arzt mit einem Spiegel die Scheidenwände vorsichtig auseinander hält. So hat er freien Blick auf den Gebärmutterhals und kann eine Probe der Zellen gerade innerhalb des Gebärmutterhalses entnehmen. Es sollte nicht wehtun und es dauert nicht lange. Die Zellen werden auf einen Glasträger gegeben und zum Test in ein Labor geschickt.
Das Ergebnis: Wenn das Ergebnis nach einigen Tagen kommt, ist es entweder positiv oder negativ.
Manchmal wird empfohlen den Abstrich zu wiederholen, weil keine endozervikalen Zellen gesehen wurden. Dies heißt nur, dass auf dem Glasträger nicht genügend Zellen vorhanden waren, um eine genaue Diagnose zu treffen.
Gibt Ihr Arzt Ihnen nicht über das Ergebnis Bescheid, sollten Sie ihn anrufen und nachfragen. Es hat Fälle gegeben, in denen Ergebnisse übersehen und einfach abgelegt wurden. Gehen Sie nie davon aus, dass alles in Ordnung ist, weil Sie nichts gehört haben.
Ein negatives Ergebnis bedeutet, dass keine entarteten Zellen gefunden wurden.
Ein positives Ergebnis besagt, dass entartete Zellen vorhanden sind, was aber kein Grund zur Panik ist. Es bedeutet nicht automatisch, dass Sie Krebs haben. Manchmal liegt es an einer Infektion oder Entzündung. Ihr Arzt wird Ihnen erklären, was das positive Ergebnis bedeutet, und mit Ihnen über die zu empfehlende Behandlung sprechen.
Ihr Pap-Ergebnis kann auf ein Feuchtwarzenvirus oder ein humanes Papillomavirus (HPV) hinweisen. Frauen mit diesem Virus haben ein höheres Risiko, eine zervikale Plattenepitheldysplasie zu entwickeln. Deshalb sollte dieses Virus sofort behandelt werden (vgl. »Feuchtwarzen«).

Behandlung: Wenn Ihr Abstrich zeigt, dass Sie Dysplasie haben, sollten Sie umgehend einen Spezialisten aufsuchen, der das Fortschreiten der Zellveränderung überwachen kann. Er kann Sie darüber informieren, wie fortgeschritten die Dysplasie ist, und Ihnen Behandlungsmethoden empfehlen. Wenn Plattenepitheldysplasie sofort behandelt wird, liegt die Erfolgsquote sehr hoch, dass die Zellen des Gebärmutterhalses sich wieder normalisieren.

Bevorzugt eine Frau in der Frühphase der Dysplasie Naturheilweisen, besteht dadurch keine Gefahr, vorausgesetzt, sie lässt alle drei bis sechs Monate einen Pap-Abstrich durchführen. Das Wichtigste ist eine regelmäßige Untersuchung durch einen erfahrenen Arzt oder Heilpraktiker. Wenn die Dysplasie sich nach drei Monaten nicht gebessert hat, ist es ratsam, die Hilfe der Schulmedizin zu suchen.

Es gibt unterschiedliche Meinungen darüber, wie oft ein Pap-Abstrich durchgeführt werden sollte, und die Empfehlungen liegen zwischen ein und drei Jahren. Man hat behauptet, dass bei älteren Frauen jedes Jahr ein Abstrich durchgeführt werden sollte, weil das Krebsrisiko höher ist als bei jüngeren Frauen. Ich glaube jedoch, dass es viele junge Frauen gibt, die mit mehreren Partnern sexuell aktiv sind und ebenfalls zur Gruppe mit hohem Risiko gehören. Auch Frauen, die einen Partner haben, der wechselnde Sexualpartner hat, haben ein höheres Risiko. Das Risiko liegt nicht nur in der Entwicklung von Gebärmutterhalskrebs. Es liegt auch darin, sich mit dem Feuchtwarzenvirus anzustecken, das die Häufigkeit einer Entwicklung von anomalen Zellen verstärkt.

Die Häufigkeit von Gebärmutterhalskrebs bei Frauen, die nie Sex haben, ist gering, während sie steigt bei Frauen, die eine Reihe von Sexualpartnern haben. Daher würde ich empfehlen, dass Frauen, so lange sie sexuell aktiv sind, alle zwölf Monate einen Pap-Abstrich durchführen lassen. Frauen, die gegenwärtig nicht sexuell aktiv sind, aber es früher waren, sollten alle zwei Jahre einen Abstrich machen lassen.

Scheidenausfluss

Wenn Frauen die Sekrete ihrer Scheide beobachten, gewinnen sie ein besseres Verständnis für ihren Menstruationszyklus, ihre Fruchtbarkeit, Hormone und Sexualgesundheit. Mir fiel in vielen Besprechungen mit Frauen auf, dass diese sich gar nicht klar waren über die Natur der natürlichen Sekrete, die ihre Scheide während des monatlichen Zyklus produziert. Manchmal glauben Frauen, einen unnatürlichen Ausfluss zu haben, und sind erleichtert, wenn sie erfahren, dass diese Sekretion nur mit ihrem Eisprung zu tun hat. Daher will ich, bevor ich von anomalem Ausfluss spreche, erst einmal erklären, was normal ist.

Was normal ist: Tag 1 des Menstruationszyklus ist der erste Tag der Blutung. Bei den meisten Frauen dauert die Blutung drei bis sieben Tage. Wenn sie aufhört, stellen Sie fest, dass Sie einige Tage lang einen leicht klebrigen oder gar keinen Schleim produzieren. Dann kommt das, was man »fruchtbaren Schleim« nennt. Er ähnelt in Aussehen und Struktur Eiweiß. Dieser Schleim tritt einige Tage vor dem Eisprung auf und ist der Stoff, den die Spermien brauchen, um länger überleben zu können. Sie schwimmen durch diesen Schleim, um das Ei zu befruchten, das beim Eisprung produziert wird.

Es ist unwahrscheinlich, dass Sie diesen Schleim an Ihrer Unterwäsche bemerken. Es ist wahrscheinlicher, dass Sie ihn beim Abwischen bemerken, nachdem Sie auf der Toilette waren, oder wenn Sie in Ihre Scheide fassen.

Während des Eisprungs bemerken Sie einen dickeren Ausfluss an Ihrer Unterwäsche, etwa vom 10. bis zum 14. Tag, obwohl dies je nach Menstruationszyklus variiert. Manche Frauen mit einem kurzen Zyklus von 21 Tagen haben den Eisprung mitunter schon kurz nach dem Ende der Regelblutung.

Dieser schwerere Schleim während des Eisprungs kann von Frau zu Frau sehr verschieden sein. Die Farbe bewegt sich im Bereich von weiß bis blassgelb, und die Struktur kann cremig oder dick und gelartig sein. Bei manchen Frauen ist es nur sehr

wenig, während andere zu dieser Zeit eine Slipeinlage brauchen. Die Sekretion ist tatsächlich ein dicker Pfropfen Schleim, der sich im Zervixkanal befindet. Wenn er sich löst, ermöglicht er dem fruchtbaren Sperma, in die Gebärmutter durch die Eileiter zu schwimmen, damit eine Befruchtung stattfinden kann.
Nach dem Eisprung produzieren Frauen noch einige Tage fruchtbaren Schleim und dann wieder klebrigen oder gar keinen Schleim, bis die Blutung um den 28. Tag wieder einsetzt. Dann beginnt der Zyklus von neuem.
Bei sexueller Erregung produzieren Frauen auch natürliche Sekrete, die am Eingang der Scheide bemerkbar sein können. Diese sind völlig normal und zeigen eine gute sexuelle Gesundheit an.

Weißfluss: Die Menge der Sekrete aus der Scheide kann von Frau zu Frau beträchtlich variieren. Sie wird durch unsere Hormone, Ernährung und unsere körperliche und seelische Gesundheit beeinflusst.
Wenn die natürlichen Sekrete in größeren Mengen auftreten und nicht dem oben beschriebenen natürlichen Schleimzyklus folgen, werden sie als Ausfluss bezeichnet. Es gibt übermäßigen Ausfluss, der nicht reizt und sich ohne Eingreifen wieder reguliert, während andere Reizungen und Beschwerden hervorrufen und einer Behandlung bedürfen. Der medizinische Begriff für Ausfluss aus Scheide und Harnröhre ist Weißfluss.
Die meisten unangenehmen Sekretionen rühren von einer Vaginitis (Scheidenkatarrh) oder einer Entzündung in der Scheide her (vgl. »Scheidenentzündung«).

Kräutermedizin: Es gibt eine ganze Reihe hilfreicher Pflanzen:

- *Geranium maculatum* – eine adstringierende Heilpflanze, die Blutungen stoppt. Kann bei Weißfluss zusammen mit Dreiblatt als Spülung verwendet werden.
- Dreiblatt (*Trillium erectum*) – kann bei Weißfluss als Spülung verwendet werden.
- Natterwurz (*Polygonum bistorta*) – eine lindernde, entzündungshemmende und adstringierende Heilpflanze. Sie enthält

natürlichen Pflanzenschleim, der sehr heilsam und schützend für entzündetes Gewebe ist. Die Pflanze kann als Spülung verwendet werden, vor allem, wenn Risse und Sprünge in der Haut sind.
- (*Vinca major*) – stark adstringierend und sehr wirksam in der Behandlung von Weißfluss.
- Frauenmantel (*Alchemilla alpina*) – eine adstringierende Heilpflanze, die auch entzündungshemmend ist. Sie hilft, um übermäßige Menstruation zu reduzieren.
- Weiße Teichrose (*Nymphaea odorata*) – eine adstringierende Heilpflanze, die ziemlich viel Pflanzenschleim enthält. Sie wirkt sehr lindernd auf entzündetes Gewebe und ist vor allem in der Kombination mit Dreiblatt und *Geranium maculatum* sehr wirksam als Spülung bei Weißfluss.

Bach-Blüten: Versuchen Sie Chestnut Bud, Crab Apple, Elm, Scleranthus und White Chestnut.

Ätherische Öle: Hilfreich sind zwei Öle, die Sie ins Badewasser geben sollten:
- Lavendel – lindert Ausschlag und Hautreizungen.
- Sandelholz – lindert vorübergehend Brennen und Wundsein.

Homöopathie: In Frage kommen:
- Calc carb – gegen Milchweißfluss und starke Menstruation, die zu lange anhält.
- Helonias D6 oder D30 – Weißfluss in Verbindung mit einer Gebärmuttersenkung und Rückenschmerzen.
- Hydrastis D30 – gegen sauren ätzenden Weißfluss, der nach der Menstruation schlimmer ist.

Heilsalze: Hier können helfen:
- Calc phos – gegen Ausfluss, der am Morgen schlimmer ist.
- Kali mur – gegen weißen, dicken, reizenden Ausfluss.
- Kali phos – gegen gelben oder orangefarbenen Ausfluss.
- Kali sulph – gegen schleimigen, wässrigen, gelben Ausfluss.
- Nat mur – gegen wässrigen Ausfluss, der am Gewebe brennt.
- Silicea – gegen große Mengen Ausfluss.

Scheidenentzündung (Vaginitis)

Vaginitis ist der Fachbegriff für eine Entzündung der Scheide.
Symptome: Wenn die Scheide sich entzündet, fühlt sie sich gereizt und wund an; sie kann geschwollen und empfindlich sein und jucken. Fast immer gehört ein anomaler Ausfluss dazu und eine Veränderung im Geruch.
Allgemeine Ursachen: Eine Entzündung der Scheide ist nicht immer eine Infektion und wird nicht zwangsläufig durch Geschlechtsverkehr übertragen. Sie kann durch die Einnahme mancher Antibiotika hervorgerufen werden oder durch einen extrem niedrigen Östrogenspiegel, durch direkte Reizung und manchmal durch Allergien.
Symptome für allergische Vaginitis: Wenn sich Ihre Scheide wund und gereizt anfühlt und ein Abstrich keine Infektion zeigt, ist es sehr wahrscheinlich, dass Sie eine allergische Vaginitis haben, die durch einen chemischen Reizstoff oder eine Allergie ausgelöst ist.
Der Ausfluss ist meist dünn, wässerig. Er kann nichtreizend sein, aber auch ätzend sein und ein Brennen auf der Haut erregen, von dem ein starkes Wundsein zurückbleibt.
Ursachen für allergische Vaginitis: Diese Art nichtinfektiöser Vaginitis kann durch Intimsprays, Deos, Talkumpuder, Schaumbäder, parfümierte Seifen und manche Waschmittel hervorgerufen werden.
Wenn Sie sehr empfindlich sind, können Sie manchmal auch eine Vaginitis bekommen von Produkten, die für den Genitalbereich bestimmt sind, wie Spermizide, Spülungen, Kondome, Damenbinden mit Deo, Tampons und Produkte aus Teebaumöl. Eine andere Ursache können vor allem parfümierte Feuchtigkeitslotions sein, wenn Sie diese als Gleitmittel verwenden.
In seltenen Fällen kann eine allergische Vaginitis auch eine Reaktion auf Schimmelpilze oder Chemikalien in Nahrungsmitteln sein, aber dann gehen meist noch andere Gesundheitsprobleme damit einher.

Behandlung: Die beste Behandlung für eine allergische Vaginitis ist es, die Substanz zu erkennen, die das Problem hervorruft, und sie nicht mehr zu verwenden.
Kräutermedizin: wie bei »Scheidenausfluss«.
Homöopathie: wie bei »Scheidenausfluss«. Spezielle Mittel sind unter Weißfluss aufgeführt.
Heilsalze: Hier kommen in Frage:

- Ferrum phos – gegen Hitze, Trockenheit und Entzündung in der Scheide.
- Kali phos – gegen sauren, ätzenden Ausfluss und Jucken in der Scheide.
- Nat mur – gegen Brennen und Wundsein in der Scheide.
- Silicea – gegen eine empfindliche Scheide mit starkem Ausfluss.

Ernährungstipps: Frauen, die erschöpft sind und/oder Probleme mit dem Immunsystem haben, können anfällig für Scheidenentzündungen sein. Deshalb ist es sehr wichtig, dass Jogurt, frisches Obst und Gemüse zur täglichen Ernährung gehören.

- Verwenden Sie Knoblauch und Zwiebeln beim Kochen oder nehmen Sie Knoblauch als Präparat ein.
- Vermeiden Sie alle konservierten Lebensmittel und essen Sie keine gebratenen oder fettreichen Nahrungsmittel.

Scheidengeruch

Es ist völlig natürlich und gesund, wenn Frauen gewisse Körpergerüche haben. Bei guter Hygiene im Genitalbereich sind diese Gerüche nicht unangenehm, und es gibt überhaupt keinen Grund, sich ihrer zu schämen.
Die meisten Frauen machen sich irgendwann einmal Sorgen wegen ihres Körpergeruchs und entschuldigen sich oft, dass sie vor einer Scheidenuntersuchung oder einem sexuellen Kontakt nicht mehr geduscht haben. Es besteht kein Grund zur Sorge, denn diesen Geruch nehmen wir selbst normalerweise bedeutend stärker wahr als andere.

Gesunde Sekrete aus der Scheide haben oft einen leicht süßen, Moschusgeruch, und diese Aromen wirken als Pheromone, die unsere Partner oft sexuell erregen.

Fühlen Sie sich wohl mit Ihrem Körper, mit seinen Gerüchen, dem Gefühl und seinem Aussehen. Es gibt keinen Grund, Ihre Sexualität und Spontaneität zu ersticken, indem Sie sexuell nicht aktiv werden, wenn Sie vorher nicht geduscht haben. Es ist auch völlig überflüssig, ihren natürlichen Körpergeruch mit Deos, Parfums und Pudern zuzudecken. Diese Substanzen können zu Reizungen oder Scheidenentzündungen führen.

Wenn Sie auf Ihre Körpergerüche achten und verstehen, woher sie kommen, kann Sie das sehr viel über Ihren Körper lehren. Es wird Ihnen helfen, mit sich selbst zufriedener zu sein. Außerdem werden Sie lernen, Veränderungen in Gerüchen und Sekreten zu entdecken, die Ihnen Gesundheitsprobleme aufzeigen können.

Woher kommen die Gerüche? Einige Drüsen in unserer Haut produzieren Öl und Schweiß, und der Körpergeruch entwickelt sich durch die Bakterien, die in diesen Sekreten aktiv sind.

Die Talgdrüsen am Schamberg und den großen und kleinen Schamlippen produzieren eine ölige Flüssigkeit, den Talg.

Andere winzige Drüsen, die ekkrinen Drüsen, die in der Haut liegen, produzieren bei Hitze und Körpertraining einen wässrigen Schweiß.

Von der Pubertät an produzieren Frauen auch eine milchige Flüssigkeit in den apokrinen Drüsen, sie kommt durch die Haarfollikel auf die Oberfläche der Haut. Diese Sekrete werden während Stress, Aufregung, Furcht oder Schmerzen abgesondert und produzieren die Flüssigkeit, aus der sich die Pheromone bilden.

Andere natürliche Gerüche entstehen durch die Aktivität von Bakterien im Schleim der Scheide oder in den Schamhaaren. Hinzu kommt der Geruch von Samen, der nach dem Geschlechtsverkehr aus der Scheide dringt.

Auch die Menstruation schafft einen leichten Geruch, der nicht unangenehm ist, wenn die Tampons oder Binden regelmäßig gewechselt werden. Wenn Sie jedoch einen Tampon in der Scheide vergessen, werden Sie bestimmt nach ein paar Tagen darauf aufmerksam, weil er anfängt, sehr übel zu riechen.

Andere unangenehme Gerüche kommen nur von Bakterieninfektionen oder durch Geschlechtsverkehr übertragenen Krankheiten.

Hygiene im Genitalbereich: Dazu gehören nur wenige grundlegende Schritte:

- Wischen Sie, wenn Sie auf der Toilette waren, immer von vorn nach hinten, um keine Bakterien vom After in die Scheide zu bringen.
- Waschen Sie den Analbereich mit einer milden, unparfümierten Seife, besser mit sauberen Händen als mit einem Waschlappen, in dem Bakterien nisten können. Spülen Sie mit Wasser, bis alle Seifenspuren verschwunden sind.
- Verwenden Sie frisches Wasser, um zwischen den Falten der Schamlippen zu reinigen. Tupfen Sie den Bereich anschließend mit einem sauberen weichen Handtuch trocken.

Scheidenmilieu (pH-Wert der Scheide)

Die fachliche Bezeichnung für den Säure- oder Basen-Wert lautet pH. Das Milieu der Scheide einer gesunden Frau hat einen pH-Wert von 4 bis 4,5, das ist ziemlich sauer. Die meisten Bakterien gedeihen in einer sauren Umgebung nicht. Das heißt, wenn der Körper die Säure in der Scheide aufrechterhält, hält er sie gesund, sauber und frei von Keimen.

Die Säure der Scheide bleibt durch freundliche Bakterien bestehen, die Döderlein-Bakterien, die sich von Glykogen, das unter dem Einfluss der Östrogene in den Zellen der Scheidenschleimhaut produziert wird, ernähren. Im Gegenzug wird Milchsäure produziert, die das Wachstum dieser speziellen Bakterien fördert. Für andere Bakterien ist Milchsäure unvorteilhaft. Als Ergebnis gedeihen die Döderlein-Bakterien, und so beginnt ein neuer Kreislauf, und die Scheide behält ihre Säure.

Wenn die Döderlein-Bakterien zerstört werden, wird die Scheide zu basisch. Schädliche Bakterien gedeihen in dieser Umgebung und machen die Scheide anfällig für Infektionen, Ausfluss und Reizungen. Deshalb sollten Sie nicht regelmäßig Scheidenspülungen durchführen. Sie riskieren dabei, genau jene Bakterien wegzuspülen, die Ihre Scheide gesund erhalten. Es gibt jedoch auch Zeiten, in denen eine Spülung nützlich ist, zum Beispiel bei einem Ungleichgewicht oder wenn bereits eine Infektion vorhanden ist.

Verwenden Sie in oder am Eingang der Scheide nie Produkte, die Chemikalien oder Parfums enthalten. Intimsprays, Deos, parfümierte Seifen, Feuchtigslotions und Schaumbäder stören alle das empfindliche Milieu.

Eine Therapie mit Breitband-Antibiotika kann die nützlichen Bakterien zerstören und das normale Milieu in der Scheide durcheinander bringen. Das erlaubt anderen Bakterien und Mikroorganismen einzudringen. Leider werden einige Frauen als Folge der Tabletteneinnahme anfällig für Scheidenprobleme wie Candidiasis oder Gardnerella. Sie können dieses Risiko durch tägliche Einnahme von Acidophilus verringern.

Schmierblutungen (Metrorraghie)

Metrorraghie ist der medizinische Begriff für Schmierblutungen, die in unregelmäßigen Abständen auftreten.

Ursachen: Es gibt einige natürliche Ursachen für eine solche Blutung, die nicht gefährlich sind, beispielsweise haben manche Frauen immer zur Zeit des Eisprungs eine kleine Schmierblutung. Doch sollte jede Blutung, die außerhalb der Menstruation auftritt, untersucht werden.

Eine Störung im Hormonhaushalt ist oft die Ursache für eine anomale Blutung. Wenn Ihr Progesteronspiegel zu weit absinkt, wird die Gebärmutterschleimhaut unregelmäßig abgestoßen, was zu Blutungen führen kann. Das kann einige Tage vor der eigentlichen Regelblutung geschehen, oder es kann die Regelblutung bis auf ein paar Wochen verlängern. Schmierblutungen, die durch Progesteronmangel entstehen, können schnell und leicht mit Kräutermedizin behoben werden, doch ist die genaue Diagnose schwierig.

Andere schwerwiegendere Ursachen können sein: Gebärmutterhalskrebs oder Krebs der Gebärmutterschleimhaut, Infektionen, Entzündungen des Gebärmutterhalses oder der Gebärmutter, Fibrome, Zysten oder Polypen in der Gebärmutter oder dem Gebärmutterhals, Endometriose sowie Fehlgeburt, Abtreibung oder Bauchhöhlenschwangerschaft.

Behandlung: Ein regelmäßiger Pap-Abstrich ist eine ausgezeichnete Methode, um entartete Zellen am Eingang ihrer Gebärmutter zu entdecken. Unter normalen Bedingungen wird ein Pap-Abstrich durchgeführt, wenn eine Frau ihre Periode nicht hat. Deshalb schrecken manche Frauen mit unregelmäßigen Blutungen vor einem Pap-Abstrich zurück, weil sie untersucht werden möchten, wenn sie nicht bluten. Doch Frauen mit einer unregelmäßigen Blutung müssen sofort gründlich gynäkologisch untersucht werden, um die Möglichkeit einer bösartigen Geschwulst auszuschließen. Frühe Entdeckung ist wichtig und kann Ihr Leben retten.

Ernährungstipps und Kräutermedizin: siehe Menstruationsblutung, übermäßige (Menorraghie)

Homöopathie: Es gibt viele homöopathische Mittel, die sehr gut zur Behandlung von Metrorraghie geeignet sind. Ich habe zu Ihrer Information nur einige wenige aufgelistet.

- Hamamelis D6 oder D30 – gegen Blutungen in der Zyklusmitte mit Mittelschmerz.
- Phosphorus D6 oder D30 – häufige und starke Schmierblutungen.

- Sabina D6 oder D30 – gegen blutigen Ausfluss zwischen den Perioden.

Trichomoniasis vaginalis

Ursache: Diese Scheideninfektion wird durch einen einzelligen Trichomonas-Parasiten verursacht. Er kann die Scheide, die Harnröhre, die Blase und manchmal auch die Drüsen am Eingang zu Scheide und Harnröhre infizieren.
Symptome: Normalerweise merken Sie es, wenn Sie diese Infektion haben, denn der Organismus produziert einen starken Ausfluss, der einen speziellen fischigen Geruch hat, dem Geruch auf Ihrem örtlichen Fischmarkt gar nicht so unähnlich. Wenn Sie Hosen tragen, werden Sie merken, dass der Geruch stark genug ist, auch durch die Kleidung zu dringen. Der Ausfluss selbst kann gelblich sein, ist aber meist grau bis grün und schaumig. Manchmal können die Symptome ähnlich wie bei Soor sein und schwere Reizungen, Jucken und Wundsein hervorrufen. Bei einer Untersuchung Ihrer Scheide stellen Sie fest, dass das Gewebe in der Vagina kleine rote Flecken hat.
Übertragung: Trichomoniasis wird meist durch Geschlechtsverkehr übertragen, aber sie kann auch die Folge schlechter Hygiene im Genitalbereich sein. Bei Männern kann der Erreger unter der Vorhaut des Penis existieren, aber er wird häufiger bei Frauen gefunden. Einige Frauen wissen nicht, dass sie Trichomoniasis haben, denn wie bei vielen anderen Organismen besteht die Möglichkeit, dass die Erreger im Körper sind, die Krankheit aber nur aufflammt, wenn die Bedingungen entsprechend sind, zum Beispiel in Zeiten mit großem Stress oder bei schlechter Ernährung.
Diagnose: Die Krankheit kann aufgrund der Symptome leicht diagnostiziert werden, doch um sicherzugehen, sollten Sie einen Abstrich vornehmen lassen; unter dem Mikroskop ist der Erreger ganz deutlich zu sehen.

Selbsthilfe: Ich habe Trichomoniasis sehr erfolgreich mit der folgenden Knoblauchkur behandelt:
Machen Sie einige Beutelchen mit Zugband aus einem locker geschlagenen Stoff wie Verbandsmull oder Musseline. Ein Ende sollte offen bleiben und mit einem Zugband (wie bei einem Tampon) versehen werden. Geben Sie in dieses Beutelchen eine geschälte Knoblauchzehe, die nicht mit einem Messer angeschnitten worden ist, und geben Sie dies in Ihre Scheide. Lassen Sie das Band herabhängen, damit Sie das Beutelchen wieder erwischen. Tauschen Sie es drei- oder viermal am Tag gegen ein frisches aus (das benutzte wegwerfen). Nach einigen Tagen sollte die Infektion vorbei sein. Dann sollten Sie einen Abstrich machen lassen, um sicherzugehen, dass der Erreger verschwunden ist.
Es kommt zwar nur selten vor, doch manche Frauen reagieren empfindlich auf Knoblauch. Wenn Sie eine Reizung spüren, beenden Sie bitte die Behandlung.
Achten Sie auf gute Hygiene und tragen Sie auf der Haut Baumwolle.
Duschen Sie lieber anstatt zu baden.
Vielleicht benötigen Sie eine Essigspülung, um die Säure der Vagina wiederherzustellen.
Kräutermedizin: Stärken Sie Ihr Immunsystem mit Kräutern wie Knoblauch, Sonnenhut oder Orangenwurzel. Sie können Ringelblumentinktur zu einer Spülung zugeben.
Homöopathie: In Frage kommen zum Beispiel:
- Bovista D30 – bei grünlichem Ausfluss.
- Carbo veg D6 – bei dickem, grünlichem, milchigem Ausfluss, der ätzend ist.
- Mercurious D6 oder D30 – bei grünlichem Ausfluss, der Jucken und Rauheit hervorruft.
- Sulphur D30 – bei Ausfluss, der Rötung und Brennen in der Scheide hervorruft.

Schulmedizin: Ihr Arzt verschreibt Ihnen wahrscheinlich Antibiotika. Diese Medikamente dürfen während des ersten

Schwangerschaftsdrittels und der Stillzeit nicht eingenommen werden. Auch Ihr Sexualpartner sollte auf eine Infektion untersucht und behandelt werden.

Unterschenkelgeschwüre

Ursache: Wenn Krampfadern nicht behandelt werden, ist es möglich, dass sich an den Beinen Geschwüre bilden. Wenn die Durchblutung schlecht ist, mangelt es an frischem Blut, damit Schnitte oder Verletzungen der Haut heilen. Dadurch kann die Stelle von Geschwüren befallen werden.
Symptome: Die Geschwüre sind um und über den Knöcheln oder am unteren Teil der Beine zu finden. Das Zentrum des Geschwürs nässt, und die umgebende Haut ist oft rot und juckt.
Kräutermedizin: Ein Breiumschlag kann aus Schwarzwurz, Schafgarbe und Königskerze zubereitet werden. Diesen Kräutern können Sie Haferflocken oder Rotulme zugeben. Alles zusammen wird mit kochendem Wasser zu einer dicken Paste vermischt. Tragen Sie den Breiumschlag immer heiß auf, decken Sie eine Gazebandage darüber und lassen Sie ihn über Nacht an Ort und Stelle. Am Morgen sollte er entfernt und weggeworfen werden. Ein solcher Umschlag ist nützlich, wenn das Geschwür geschwollen und entzündet ist, denn er zieht allen Schmutz heraus.

Urethralsyndrom

Symptome und Ursachen: Manche Frauen haben wiederkehrende Schmerzen und einen Drang zum Wasserlassen, ohne dass eine Infektion mit Bakterien vorliegt. Das hängt meist mit Geschlechtsverkehr zusammen, kann aber auch von einer Verletzung mit einem Katheter, einer vorangegangen Operation oder einer Geburt herrühren. Manchmal können auch Allergien oder Chemikalien zu Reizungen des Gewebes führen, auch Druck von einem Diaphragma kann eine Entzündung auslösen. Es ist nicht ungewöhnlich, dass Frauen mit einem niedrigen Östrogenspiegel anfälliger für Infektionen sind, weil das Gewebe dadurch empfindlicher werden kann.

Wenn Ihr Urin sehr sauer ist, sind Sie anfällig für eine Blasenentzündung. Vermeiden Sie größere Mengen Vitamin C und Zitronensäure in belebenden Mitteln sowie Tomaten und Obst aus der Dose.

Behandlung: Wenn sich die Symptome unmittelbar nach dem Geschlechtsverkehr zeigen, liegt vielleicht keine Infektion vor, und die Entzündung sollte gut auf Selbsthilfe-Maßnahmen ansprechen. Antibiotika sind für diese Art von Zystitis nicht nötig. Wenn die Symptome sich erst einige Stunden nach dem Geschlechtsverkehr entwickeln, zeigt das normalerweise eine Infektion an und Antibiotika könnten nötig sein. Es kann etwa acht Stunden dauern, bis sich eine Infektion in der Blase einnistet.

Selbsthilfe: Trinken Sie täglich zwei Liter Wasser, um den Druck von den Nieren zu nehmen.

Gerstenwasser ist ein großartiges Mittel bei Zystitis oder Niereninfektionen. Dazu Gerste in Wasser kochen, die Flüssigkeit abgießen und die gekochte Gerste beiseite stellen. (Sie können die Gerste essen oder in eine Suppe geben.) Geben Sie etwas Zitronensaft an das Gerstenwasser und süßen Sie es mit Honig. Bewahren Sie es im Kühlschrank auf und trinken Sie es regelmäßig. Es ist ein wunderbares Getränk für Nieren und Blase.

Trinken Sie jeden Tag ein Glas Cranberry-Saft, da er einem Bakterienbefall der Harnwege vorbeugt. Er verändert das Gewebe der Blasenschleimhaut, sodass Bakterien keinen Halt finden.

Vermeiden Sie Cola, Schokolade, Kaffee und Tee, weil sie Koffein enthalten und dadurch die Blase reizen können.

Trinken Sie so wenig Alkohol wie möglich und vermeiden Sie ihn ganz, solange eine Entzündung vorliegt.

Duschen Sie, anstatt zu baden, und verwenden Sie kein Schaumbad, keinen Puder, keine scharfen Seifen oder Intimsprays. Manche Frauen finden, dass Tampons reizen, während andere empfindlich auf die Deos in einigen Damenbinden reagieren. Vielleicht müssen Sie auch Ihr Waschmittel wechseln, um zu sehen, ob es eine chemische Reizung auslöst.

Waschen Sie Ihren Genitalbereich, anstatt Toilettenpapier zu verwenden, mit kaltem Wasser. Das wirkt adstringierend, festigt den Blasenschließmuskel und verringert das Risiko von Harnwegsinfekten.

Entleeren Sie Ihre Blase vor und nach dem Geschlechtsverkehr. Versuchen Sie, sich während des Geschlechtsverkehrs immer zu entspannen, und verwenden Sie immer ein Gleitmittel, das für die Scheide gedacht ist. Dadurch werden Reibung und Gewebeverletzungen durch Trockenheit vermieden.

Frauen, die vom Geschlechtsverkehr immer wieder Infektionen davontragen, müssen mit den Positionen experimentieren, um Druck und Reibung an der Öffnung der Harnröhre zu vermeiden.

Kräutermedizin: Hilfreich sind:

- *Agathosma betulina* – eine Heilpflanze, die stark lindernd auf die Harnwege wirkt.
- Mais (*Zea mays*) – wirkt lindernd bei chronischen Entzündungen der Harnwege.
- Gemeine Quecke (*Agropyron repens*) – gegen Zystitis mit Reizung und Entzündung.
- Orangenwurzel (*Hydrastis canadensis*) – eine gute Heilpflanze gegen Mikroben und Bakterien.
- Eibisch (*Althaea officinalis*) – eine lindernde Heilpflanze, die reich an Pflanzenschleim ist, der die Harnwege auskleidet und schützt.
- *Arctostaphylos uva-ursi* – eine gute entzündungshemmende Heilpflanze bei sehr saurem Urin.

Bach-Blüten: Denken Sie an Aspen, Hornbeam, Impatiens und Mimulus.

Homöopathie: Hier kommen in Frage:
- Berberis D30 – gegen ein Brennen ohne Wasserlassen.
- Cantharis D6 – gegen Harndrang mit starkem Ziehen anschließend.
- Thuja D30 – ein gutes Heilmittel für unspezifische Harnwegsinfektionen.

Heilsalze: Probieren Sie:
- Calc phos – gegen häufiges und verstärktes Wasserlassen.
- Calc sulph – gegen chronische Zystitis mit Eiter.
- Ferrum phos – gegen Zystitis mit Fieber und häufiges Wasserlassen.
- Kali mur – gegen akute Blasen- und Nierenentzündung mit dunklem saurem Urin.
- Kali phos – gegen häufiges brennendes Wasserlassen.
- Kali sulph – gegen chronische Zystitis in Verbindung mit einer bakteriellen Infektion.

Schulmedizin: Ihr Arzt wird eine Probe vom Mittelurin nehmen, um festzustellen, ob eine Infektion vorliegt. Sie bekommen ein spezielles Antibiotikum, und der Urin wird an ein Labor gesandt, um zu klären, welche Bakterien vorhanden sind. Es wird später eine erneute Urinprobe vorgenommen, um festzustellen, ob keine Infektion mehr vorliegt.
Diabetes kann verstärkt zu Harnwegsinfektionen führen, deshalb wird Ihr Arzt vielleicht überprüfen, ob Ihr Blutzuckerspiegel in Ordnung ist.

Vaginismus

Symptome: Vaginismus nennt man es, wenn die Muskeln um den Eingang der Scheide krampfen, sodass eine sexuelle Penetration oder eine Scheidenuntersuchung schmerzhaft oder unmöglich sind. Der Krampf beginnt, sobald irgendeine Penetration sich ankündigt und dieser Muskelkrampf kann so stark sein, dass jede Form der Penetration unmöglich ist.

Behandlung: Meist ist eine Psycho- und Sexualtherapie oder -beratung nötig, um die Ursache festzustellen und bei der Überwindung des Problems zu helfen. Es kann aber auch ein körperliches Problem sein.

Bach-Blüten: Versuchen Sie es mit Rescue-Tropfen als gutes allgemeines Mittel gegen Furcht und Angst. Wählen Sie andere für Ihre persönlichen Bedürfnisse aus, eventuell Aspen, Mimulus, Star of Bethlehem, Elm, Pine und Sweet Chestnut.

Homöopathie: Sprechen Sie mit einem Homöopathen über:

- Aurum metallicum – gegen Empfindlichkeit der Scheide; Selbstverurteilung und ein Gefühl von Wertlosigkeit.
- Cactus – gegen Enge der Scheide.
- Hamamelis – gegen Empfindlichkeit der Scheide.
- Plumbum met – gegen Nervenschmerzen mit einem Gefühl der Enge in der Scheide.

Heilsalze: Hier kommen in Frage:

- Ferrum phos – gegen Scheidenkrampf mit Trockenheit.
- Mag phos – gegen Muskelkrampf.
- Nat mur – gegen Schmerzen beim Geschlechtsverkehr und Scheidentrockenheit.

Nährstoffe und ihre Quellen verstehen

Der wichtigste Faktor, der unsere Gesundheit beeinflusst und erhält, ist eine gute Ernährung. Versuchen Sie immer, die nötigen Nährstoffe über Ihre Mahlzeiten aufzunehmen, denn Lebensmittel enthalten nicht nur Makro- und Mikro-Nährstoffe in ausgewogenen Mengen, sondern sie liefern uns auch Ballaststoffe für die Entschlackung und Wasser und Pflanzenschleim, um das Innere unseres Darms zu schützen.

Im Gefühlsbereich kann die Erfahrung und die Freude am Wachsen, Zubereiten und Essen von Lebensmitteln therapeutisch wirken. Essen befreit uns nicht nur vom Hunger und beruhigt einen nervösen Magen, sondern wir haben viele wichtige Rituale, die seine Zubereitung und seinen Verzehr umgeben. Oft machen wir aus Mahlzeiten gesellschaftliche Veranstaltungen, bei denen wir das Essen im freundschaftlichen Rahmen mit anderen teilen. Um besondere Anlässe und Erfolge zu feiern, bereiten wir ein Festessen oder ein intimes Mahl.

Essen kann auch dem sexuellen Vergnügen dienen, und es kann die sexuelle Bereitschaft vergrößern, je nachdem, was Sie essen und wie Sie es essen. Aromen, die während des Kochens entstehen, können Erinnerungen an Orte, Menschen und unsere Vergangenheit wachrufen.

Wenn wir in einer entspannten Umgebung essen und uns die Zeit nehmen, unsere Nahrung gut zu kauen, können wir tatsächlich Stress reduzieren und die Fähigkeit unseres Körpers, Nährstoffe aufzunehmen, steigern. Kauen fördert den Speichelfluss und die Sekretion von Enzymen. Es löst in unserem Körper eine Reihe von Reaktionen aus, die ihn auf die Verdauung, Aufnahme und Auswertung von Lebensmitteln vorbereiten.

Als traditioneller Therapeut bevorzuge ich, so eng mit der Natur zu arbeiten wie möglich, und ich setze Nahrungsmittel oft als Heilmittel ein. Manchmal ist es jedoch auch nötig, dass ich zusätzliche Vitamine verordne; Gründe dafür gibt es verschiedene:

- Einige Menschen weigern sich, ihre Ernährung umzustellen, oder mögen gewisse Nahrungsmittel einfach nicht essen.
- Viele Menschen haben Lebensmittelunverträglichkeiten und -allergien. Wenn sie bestimmte Lebensmittel oder Lebensmittelgruppen zu sich nehmen, zeigen sich unangenehme und manchmal ernste Reaktionen.
- Es gibt Krankheiten, die der Aufnahme von Nährstoffen im Weg stehen und/oder größere Anforderungen an die Nährstoffaufnahme des Körpers stellen, zum Beispiel Immunschwächen oder Magen-Darm-Krankheiten.
- Drogenkonsum, einschließlich Zigaretten- und Alkoholabhängigkeit, kann zur Zerstörung oder Erschöpfung wichtiger Nährstoffe führen.
- Bei anhaltendem psychischen und physischen Stress fordert unser Körper größere Nährstoffmengen.
- Trotz Aufklärung über gesunde Ernährung essen die meisten Menschen nicht ausgewogen und nehmen sich nicht die Zeit, nährstoffreiches Essen zuzubereiten und zu essen.
- Einige Menschen nehmen einfach gern Vitaminpräparate. Sie sehen darin einen bequemen Weg, um sicherzugehen, dass sie die täglich benötigten Nährstoffe bekommen. Ich möchte jedoch betonen, dass Ernährungszusatzstoffe nie als Ersatz für Lebensmittel verwendet werden können. Sie gleichen dauernde schlechte Ernährungsgewohnheiten nicht aus, und es gibt vieles, was uns eine Vitaminpille nicht gibt.

Ernährungsmängel

In diesem Kapitel stelle ich Nährstoffe und ihre Quellen vor und beschreibe, wie sich ein möglicher Mangel äußert. Ich erkläre auch einige der traditionellen Diagnosemethoden, die ich verwende, um gesundheitliche Probleme festzustellen, zum Beispiel die Analyse der Zunge und die Untersuchung von Augen und Fingernägeln.
Lernen Sie, genau auf Ihren Körper zu achten, er kann Ihnen sehr viel sagen. Wenn Sie glauben, irgendeine Mangelerscheinung zu haben und die Symptome identifizieren zu können, suchen Sie in der Liste der Quellen nach diesem bestimmten Nährstoff. Finden sich diese Lebensmittel in Ihrer täglichen Ernährung? Wenn die Antwort nein lautet, ist es vernünftig anzunehmen, dass ein Mangel vorliegt. Denken Sie immer daran, dass Ihr Körper die für den Erhalt Ihrer Gesundheit nötigen Nährstoffe nicht selbst herstellt, sondern dass sie ihm täglich zugeführt werden müssen. Wenn Sie eine Vielzahl jener Lebensmittel in Ihre Ernährung aufnehmen, werden die Symptome vielleicht ohne weitere Therapie wieder verschwinden.

Empfohlene tägliche Höchstmengen

Die empfohlenen täglichen Höchstmengen sind ein Standard – RDA (Recommended Daily Allowence). Es handelt sich dabei um eine Empfehlung, die von Nährstoffexperten allgemein anerkannt wird. Wobei aber betont werden muss, dass der persönliche Bedarf und die genaue Dosierung von einem Arzt oder Nährstoffexperten festgelegt werden muss. Dies betrifft ganz besonders Menschen, die Gesundheitsstörungen haben, oder Frauen, die schwanger werden wollen oder es bereits sind. Man gibt diese Empfehlungen für gesunde Menschen.
Wenn Sie sich für Fertigpräparate entscheiden, sollten Sie sich genau an die angegebene Dosierung halten. Sie dient Ihrer

Sicherheit und versorgt Sie mit den nötigen Mengen an Nährstoffen.

Die therapeutische Dosierung von Nährstoffzusätzen kann oft viel höher als die empfohlene tägliche Höchstmenge sein. Es gibt Zeiten, in denen diese höheren Dosierungen nötig sind, um einen Nährstoffmangel auszugleichen oder einen Heilungsprozess zu unterstützen. Obwohl eine therapeutische Dosis noch im Sicherheitsbereich liegt, sollte sie nur von einem erfahrenen Therapeuten verordnet werden, der das nötige Wissen hat, um zu entscheiden, wann sie gebraucht wird, wann sie nicht mehr nötig ist und der auch die nötige Überwachung vornehmen kann.

Wenn Menschen feststellen, dass es ihnen mit einem Nährstoffzusatz besser geht, sind sie versucht, eine höhere Dosis zu nehmen. Mehr ist jedoch nicht immer besser. Überschüssige Nährstoffe werden nicht immer ausgeschieden, manche werden auch im Körper gespeichert. Übermäßige Einnahme kann zu einem zu hohen Nährstoffspiegel führen. Die Selbstverordnung großer Mengen von Nährstoffen über einen längeren Zeitraum ist oft unnötig und kann sowohl Ihrer Gesundheit als auch Ihrem Geldbeutel teuer zu stehen kommen.

Wenn Sie ein gesundheitliches Problem haben oder wenn Sie einfach gesund bleiben wollen und sich deshalb überlegen, zusätzlich Nährstoffpräparate einzunehmen, lohnt sich im Allgemeinen der Besuch bei einem Naturheilkundler. Dieser ist dafür ausgebildet, Ihren Gesundheitszustand zu erkennen, und die Behandlung wird speziell auf Ihre Bedürfnisse zugeschnitten sein.

Nahrungsmittel und Kräuter als Quellen für Nährstoffe

Es ist zwar sehr wichtig, zu wissen, welche Lebensmittel welche Nährstoffe liefern, doch es kann sehr schwierig sein, genaue

Informationen zu geben. Die Nährstoffmenge in Lebensmitteln hängt stark von den Wachstumsbedingungen, der Ernteweise, der Frische, der Zubereitungs- und Kochmethode ab.

Die empfohlenen täglichen Höchstmengen sind nur Schätzwerte, wie viel ein Mensch zur Gesunderhaltung braucht, und es ist unmöglich, genau festzustellen, wie viele der Nährstoffe aus einem Lebensmittel absorbiert werden. Deshalb habe ich keine Nährstoffinformationen zu einzelnen Lebensmitteln aufgelistet. Stattdessen habe ich Lebensmittel aufgeführt, von denen bekannt ist, dass sie mäßige bis große Mengen an bestimmten Nährstoffen enthalten. Viele dieser Lebensmittel werden als nährstoffreich bezeichnet, und sie spielen eine wichtige Rolle für eine gute Gesundheit.

Es gibt auch viele pflanzliche Heilmittel, die reich an Nährstoffen sind und wichtige Vitamine und Mineralstoffe liefern können. Die Zubereitung der Kräuter entscheidet darüber, welche Nährstoffe für unseren Körper zu verwerten sind. Kräutertee versorgt uns mit den wasserlöslichen Nährstoffen, die eine Heilpflanze enthält. Zum Beispiel enthält Hagebuttentee normalerweise die Vitamine A, C, B_2 und B_3 sowie einige Mineralsalze.

Um einer Pflanze die fettlöslichen Nährstoffe zu entziehen, müssen wir sie anders aufbereiten. Ein gutes Beispiel ist Bockshornklee-Samen, der Eisen sowie die Vitamine A und D und Lecithin enthält. Diese Samen haben eine Zusammensetzung, die stark dem von Kabeljau-Lebertran ähnelt. Sie liefern Fettsäuren, und die Samen können auf verschiedene Art zubereitet werden, ohne die fettlöslichen Nährstoffe zu zerstören. Sie können mit Alkohol getränkt und zu Medizin verarbeitet werden, sie können auch zerstoßen, gemahlen und als Gewürz verwendet werden, man kann sie keimen lassen und essen, einweichen und essen oder eine Paste daraus bereiten.

Nährstoffe sind in vielen Heilpflanzen enthalten, und obwohl die Menge gering erscheinen mag, haben sie dort oft eine sehr wünschenswerte Form. Luzerne enthält beispielsweise mehrere Mineralsalze, darunter Kalziumphosphat. Forschungen zeigen,

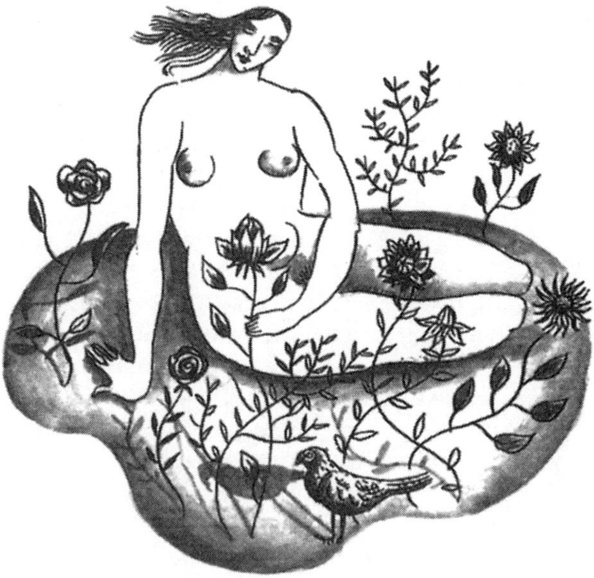

dass wir diese Form von Kalzium wesentlich besser aufnehmen und verarbeiten als Kalzium allein. Luzerne enthält auch Vitamin D und Silizium, die zur wirksamen Aufnahme von Kalzium nötig sind.
Ich habe in dieses Kapitel Kräuter mit aufgenommen, weil sie als Quelle für Nährstoffe oft unterschätzt werden. Wenn Nährstoffe aus Pflanzen stammen, sind sie meist wohl ausgewogen, gut verträglich und gut zu verarbeiten.

Heilsalze – Schüsslersalze

Biochemie ist die Wissenschaft, die sich mit der Chemie des lebenden Gewebes befasst. 1873 analysierte Dr. Wilhelm Schüssler menschliches Blut, fand grundlegende Mineralstoffe und

nannte sie Heilsalze. Wir nennen sie heute meist Schüssler-Salze. Er schrieb die Entstehung von Krankheiten einem Mangel an solchen Salzen zu und hielt einige Symptome für Notsignale, die den Bedarf an gewissen Elementen anzeigen. Um Krankheiten zu behandeln, verordnete er seine Salze in homöopathischer Dosierung, in winzigen Dosen, die potenziert werden.
Eine Analyse unseres Blutes deckt auf, dass es aus organischen Stoffen (Zucker, Fetten und Eiweißen – der physikalischen Grundlage des Gewebes) und aus anorganischen Stoffen (Wasser und bestimmten Mineralien) besteht. Diese anorganischen Stoffe bezeichnen wir meist als Gewebesalze, und sie vereinen sich mit den organischen Stoffen und aktivieren diese, damit unsere Zellen normal funktionieren. Unser Blut ist ein wunderbares Transportsystem, und wenn man die richtigen Salze in homöopathischer Form zuführt, gelangen sie leicht in den Blutkreislauf und werden von ihm aufgenommen und den Zellen zur Verfügung gestellt. Die Zellen können sich dann die Nährstoffe wählen, die sie brauchen, um wieder normal zu funktionieren.
Dr. Schüsslers Salze sind preiswert, und ihre Gefahrlosigkeit und Wirksamkeit ist gut dokumentiert. Sie können zusammen mit anderen medizinischen Methoden angewendet werden. Wie wir im Garten fruchtbaren Boden brauchen, um gesunde Pflanzen zu züchten, so brauchen wir eine richtige Versorgung mit allen zwölf Schüssler-Salzen, damit unser Körper gesund und stark ist.

Ferrum phos – Ferrum phosphoricum

Eisenphosphat kann man den Sauerstoffträger nennen. Ohne eine ausgewogene Eisenmenge im Blut können wir nicht gesund bleiben. Dieses Heilsalz dient der Behandlung bei Anämie. Es ist das erste Salz, das bei allen Leiden, mit Entzündungen und Stauungen in Betracht gezogen werden sollte, wie Halsschmerzen, Fieber, Husten und Erkältungen. Auch bei Scheidentrockenheit, Stauungen im Gebärmutterbereich und starker,

schmerzhafter Menstruation kann es eingesetzt werden. Eisenphosphat stärkt auch die Gefäßwände.
Zunge: Die Zunge ist normalerweise nicht belegt und dunkelrot.

Kali mur – Kalium chloratum

Kaliumchlorid ist ein Tonikum für die Drüsen, das als »Blutauffrischer« und Lebersalz wirkt. Es ist ein Heilmittel für langsame Leiden wie Verdauungsstörungen, Magenverstimmungen und Verstopfung. Der Stuhl ist oft blass oder lehmfarben und zeigt eine Galleninsuffizienz an. Dieses Mittel kann bei leichten Schwellungen von Drüsen oder Erkältungen des Mittelohrs eingesetzt werden. Ebenso wenn das Menstruationsblut sehr dunkel und verklumpt ist oder wenn Sie ständigen dicken, weißen, nichtreizenden Weißfluss haben.
Zunge: grau-weiß belegt, kann trocken oder schleimig sein.

Kali phos – Kalium phosphoricum

Kaliumphosphat ist als Nervennahrung bekannt. Es kommt in den grauen Zellen des Gehirns und im Nervengewebe vor. Wenn Sie überarbeitet sind und sich gestresst fühlen, kann dies das Heilsalz sein, das sie brauchen. Es wird bei nervösen oder Spannungskopfschmerzen, nervösen Verdauungsstörungen, Müdigkeit, Depression, Reizbarkeit, Geräuschempfindlichkeit und Schlaflosigkeit empfohlen. Auch bei der Behandlung der Gürtelrose kann es angewendet werden. Lassen Sie es bei PMS und unregelmäßiger Menstruation nicht außer Acht.
Zunge: dicker, gelber Belag, beim Aufwachen trocken mit unangenehmem Geruch.

Kali sulph – Kalium sulfuricum

Kaliumsulfat wird als Hautsalz verwendet. Es hilft bei der Bildung der inneren Auskleidung unserer Organe, unserer Schleimhäute und der Schichten unserer Haut. Die Sulfate sind am Sauerstofftransport beteiligt, und Kaliumsulfat kann als Sauer-

stoffträger bezeichnet werden. Es kann mit Eisenphosphat kombiniert werden, um beim Sauerstofftransport zu den Zellen zu helfen. Es dient der Behandlung von rheumatischen Beschwerden, eingeschlafenen Gliedern, Schwindel und Bronchialasthma. Mangelerscheinungen zeigen sich in der Haut, beispielsweise Schuppenflechte, Schuppen und Ekzeme. Denken Sie an dieses Mittel, wenn Ihre Periode zu spät kommt und Sie sich im Unterleib schwer und voll fühlen. Es kann bei Leukorrhoe helfen, wenn der Ausfluss gelb oder grünlich und schleimig ist.
Zunge: Die Zunge fühlt sich schleimig an und hat einen gelben Belag.

Calc fluor – Calcium fluoratum
Kalziumfluorid kann für alle Leiden, die mit erschlafftem Gewebe zusammenhängen, angewendet werden, zum Beispiel bei Krampfadern, Gebärmuttersenkung und einem Mangel an Muskeltonus im Gebärmutterbereich. Kalziumfluorid hilft, die Elastizität der Muskelfasern, des Muskelgewebes und der Blutgefäße zu erhalten. Es ist Bestandteil der harten Oberfläche von Knochen und Zahnschmelz.
Zunge: geschwollene und eingerissene Zunge.

Calc phos – Calcium phosphoricum
Kalziumphosphat dient dem Gewebeaufbau. Es verbindet sich mit Eiweiß, um unseren Knochen und Zähnen Kraft zu geben, und ist auch Bestandteil der Blutzellen und der Magensäfte. Dieses Heilsalz kann als allgemeines Tonikum bei verringerter Vitalität verwendet werden, um die Verdauung und Aufspaltung der Nährstoffe während einer Rekonvaleszenz zu verbessern. Man sollte es in Betracht ziehen, um die Knochendichte zu verstärken und den Gewebeaufbau zu unterstützen. Es kann auch bei Frostbeulen eingesetzt werden.
Bitte beachten Sie, dass Heilsalze nicht die nötige Kalziummenge enthalten, um bei Osteoporose als einzige Behandlung

auszureichen. Bei diesem Leiden ist ein weiteres Mittel mit höheren Kalzium- und Magnesiummengen nötig.
Zunge: Bläschen an der Spitze; sie kann sich taub und geschwollen anfühlen.

Calc sulph – Calcium sulfuricum
Kalziumsulfat ist ein Blutreiniger. Setzen Sie es ein, um Abfallstoffe aus dem Blut, dem Gewebe und den Lymphdrüsen zu entfernen. Probieren Sie es mit diesem Heilsalz, wenn Sie an Leukorrhoe leiden und der Ausfluss dick und gelb ist. Kalziumsulfat ist gut für langsam heilende Wunden, Stauungen in den Nebenhöhlen und Hautkrankheiten (Pickel, Akne, Furunkel, Geschwüre und Abszesse).
Zunge: Die Zunge kann entzündet sein.

Magn phos – Magnesium phosphoricum
Magnesiumphosphat ist ein Bestandteil des Nervengewebes und wird als entspannungsfördernd für Nerven und Muskeln angesehen. Es sollte das erste Heilmittel in der Behandlung von Muskelkrämpfen im ganzen Körper sein. Setzen Sie es gegen Menstruationsbeschwerden, Kopfschmerzen, Neuralgien, Schluckauf, Zuckungen, nervöse Tics und Hustenanfälle ein. Am besten wird es mit warmem Wasser eingenommen.
Zunge: Die Zunge ist meist nicht belegt.

Nat mur – Natrium chloratum
Natriumchlorid ist der Wasser- oder Flüssigkeitsverteiler in unserem Körper. Es hält den nötigen Feuchtigkeitsgrad aufrecht, damit unsere Zellen sich teilen und wachsen können, und man bringt es mit der Drüsentätigkeit und der Verdauung in Zusammenhang. Natriumchlorid kann entweder bei übermäßiger Sekretion oder Trockenheit und Durst eingesetzt werden, weil es Unausgewogenheiten im Flüssigkeitshaushalt korrigiert. Es kann ein Heißhunger auf salzige Nahrungsmittel und starker Speichelfluss bestehen. Die Augen tränen vielleicht übermäßig

und werden durch Wind leicht gereizt. Verwenden Sie dieses Mittel bei Erkältungen, die mit Niesen beginnen und bei denen der Ausfluss aus der Nase dünn und wässerig ist. Natriumchloridmangel kann zu dauerndem Schlafbedürfnis führen, und Sie wachen müde und unerfrischt auf. Scheidenausfluss und Menstruationsblut können dünn und wässerig sein und zu Jucken und Wundsein führen. Es ist ein gutes Heilmittel für Hautleiden, die mit wässerigen Blasen beginnen, wie Herpes.
Zunge: Kann schaumig sein mit Bläschen an der Spitze und an den Seiten, Geschwüre im Mund.

Nat phos – Natrium phosphoricum

Natriumphosphat neutralisiert Säuren und ist deshalb nützlich bei rheumatischen Leiden, übersäuertem Magen und Sodbrennen. Es reguliert die Konsistenz der Gallenflüssigkeit und hilft dadurch der Fettverdauung. Mängel können zu verstärkter Harnsäureablagerung an den Gliedern führen (Gicht). Denken Sie bei beißendem Scheidenausfluss, der sauer riecht und zu Wundsein und Jucken führt, an dieses Mittel.
Zunge: Feuchte Zunge und der Zungengrund erscheint cremig gelb.

Nat sulph – Natrium sulfuricum

Natriumsulfat ist für die Wasser- und Flüssigkeitsbeseitigung zuständig. Ein Mangel kann die Ausscheidung verhindern und zu Flüssigkeitsstauungen und Vergiftungserscheinungen führen. Es kann auch zu übermäßiger Gallenproduktion kommen, die Durchfall, Gallenbeschwerden und Erbrechen hervorruft.
Zunge: Grünlich grauer oder grünlich brauner Belag an der Zungenwurzel. Der Mund kann sich schleimig mit einem bitteren Geschmack anfühlen.

Silicea (Kieselsäure)

Dieses Heilsalz ist ein Reiniger und Auffrischer, der das Ausscheiden von Giften verbessert. Es ist bei allen Störungen mit

Eiter, wie wiederkehrenden Furunkeln oder Abszessen nützlich. Silicea kann auch verwendet werden, um übermäßiges Schwitzen, Nachtschweiß und schwitzige, riechende Füße in den Griff zu bekommen. Es erhält unser Haar und unsere Haut gesund und hilft gut bei brüchigen Nägeln.
Zunge: Geschwüre und Verhärtungen.

Vitamine

Vitamine zählen zu den wichtigsten Nährstoffen, mit denen wir unseren Körper zuverlässig versorgen müssen.

Vitamin A

Vitamin A ist ein fettlösliches Vitamin. Es ist wichtig für die Gesunderhaltung unserer Haut, Haare und aller Schleimhäute unseres Körpers, wie im Mund- und Rachenraum, im Verdauungsapparat, dem Magen, der Lunge, der Gebärmutter, der Scheide, der Blase, dem Darm, den Augen, den Ohren, der Nase, der Nebenhöhlen usw. Vitamin A ist an der Zahnentwicklung, dem Knochenwachstum und der Fortpflanzung beteiligt und spielt eine wichtige Rolle bei der Aufrechterhaltung des Immunsystems.
Es gibt zwei Formen von Vitamin A. Eine heißt Retinol, ist leicht erhältlich und wird aus Tierprodukten wie Leber aufgenommen. Die andere Form ist Betakarotin (auch Provitamin A genannt), das in Pflanzen produziert wird.
Bei Betakarotin besteht keine Vergiftungsgefahr, denn unser Körper nimmt nur das auf, was er braucht. Manchmal bekommen Menschen jedoch eine gelbe Hautfarbe, auch wenn sie zu viel zu sich nehmen. Dies kann zum Beispiel bei einer Diät mit Karottensaft der Fall sein. Diese Färbung wird nicht als gefährlich erachtet und geht wieder weg, wenn Sie die hohe Betakarotinzufuhr absetzen.

Vitamin-A-Mangel: Die ersten Anzeichen für einen Mangel an Vitamin A sind gewöhnlich Probleme mit den Augen, die oft trocken, rot und wund werden. Auch Sehschwierigkeiten bei geringem Licht können auftreten, Anzeichen für Nachtblindheit. Dem ist leicht mit einer Ernährungstherapie, die den Mangel behebt, vorzubeugen. Ein weiteres Anzeichen für einen Vitamin-A-Mangel ist die Neigung zu Heuschnupfen oder Nebenhöhlenproblemen. Wenn das Gewebe, das die Nebenhöhlen und die Nase auskleidet, durch einen Vitamin-A-Mangel in einem schlechten Zustand ist, reagiert es empfindlicher auf Reizstoffe aus der Luft wie Staub oder Blütenpollen. Sie können diese Reizstoffe nie loswerden, doch können Sie das innere Milieu Ihres Körpers weniger anfällig machen. Dies gilt auch für Entzündungen im Magen-Darm-Trakt. Bei einer Entzündung kommt es immer zu Rötung, Schwellung und Empfindlichkeit. Um dies zu lindern, müssen wir die Unversehrtheit des Gewebes verbessern.
Augen: trocken, juckend, rot, entzündet; Nachtblindheit
Haar: trocken
Mund: Geschmacksverlust; Zahnfleischprobleme
Nase: trocken, grindig; schlechter Geruchssinn; Nebenhöhlen
Skelett: Verdickung der Knochen; langsames Wachstum
Kopfhaut: trocken, schuppig, juckend, rau
Haut: trocken, rau; Akne
Allgemein: Allergien; schlechtes Wachstum; Anfälligkeit für Infektionen
Empfohlene Höchstmenge: 5000–10 000 IU
Während der Schwangerschaft: 5000 IU
Kräuter: Augentrost, Cayennepfeffer, Eibisch, Himbeerblätter, Löwenzahn, Minze, Paprika, Petersilie, Veilchen, Orangenwurzel.
Nahrungsmittel: Vitamin-A-reiche Nahrungsmittel liefern nicht nur Nährstoffe, sondern sie sind auch heilende Nahrungsmittel, reich an Pflanzenschleim, die lindern und heilen, anstatt zu reizen. Vitamin-A-reiche Nahrungsmittel sind oft gelb oder dun-

kelgrün, weil das natürliche Karotin fast orange ist. Je dunkler ein Gemüse ist, desto mehr Betakarotin enthält es. Gemüse, die Betakarotin enthalten, sollten leicht gekocht werden, um die Absorption zu verbessern. Dieses fettlösliche Vitamin ist in den Zellulosefasern der Gemüse eingeschlossen. Wir müssen diese Fasern erweichen, um den Nährstoff aufzuschließen, daher sollten gelbe Gemüse gekocht werden, während man grüne Gemüse roh oder gedämpft essen kann. Beispiel für diese gelben Gemüse sind Kürbis, Karotte und Süßkartoffel. Andere gute Quellen für Betakarotin sind: getrocknete Aprikosen, Brokkoli, Brunnenkresse, Grünkohl, Mangos, Nektarinen, Okra, Papaya, Pfirsiche, Rote Bete, rote Paprika, Sonnenblumenkerne, Spinat, Zitronengras.

Retinolquellen: Hühnerleber, Lebertran, Rindsleber, Schweineleber.

Vitamin-B-Komplex

Die Vitamine des B-Komplexes sind wasserlösliche Nährstoffe, die aus der gleichen Quelle stammen und meist zusammenwirken. Sie sind in ihrer Funktion eng verwandt und sollten immer gemeinsam eingenommen werden. Die richtige Aufnahme eines einzelnen B-Vitamins hängt normalerweise von der Anwesenheit der anderen ab. So hat es beispielsweise keinen therapeutischen Wert, Vitamin B_6 allein einzunehmen, da es nicht aufgenommen werden kann. Wenn es jedoch innerhalb des B-Komplexes genommen wird, ist die Wahrscheinlichkeit, dass es verwertet wird, größer.

Wenn Sie die Auswirkungen von großem Stress in Ihrem Leben spüren, sollten Sie ein Präparat des Vitamin-B-Komplexes einnehmen. Die Nährstoffe des B-Komplexes werden zur Behandlung des Nervensystems und damit verbundener Krankheiten wie Schlaflosigkeit, Angst und Depression empfohlen. Wenn Sie rauchen oder viel Alkohol trinken, sind diese Nährstoffe wesentlich. Obwohl die einzelnen B-Vitamine verschieden wirken können, kommt in der Natur nie eines getrennt vom Rest vor.

Vitamin B_1 – Thiamin – tut der Gesundheit unseres gesamten Nervensystems gut und ist besonders für die Übermittlung von Nervenimpulsen wichtig. Es spielt auch bei der Verdauung eine Rolle und ist Teil eines Coenzyms, das für mehr als 24 Enzymsysteme verantwortlich ist.

Thiaminmangel: Findet man am häufigsten bei Menschen mit hohem Alkoholkonsum und Frauen mit Magersucht.

Zeichen für Thiaminmangel:

Verdauung: Verstopfung; Appetitverlust; Übelkeit; Erbrechen

Geist: Konzentrationsschwäche

Stimmung: Depression; Reizbarkeit; unbestimmte Angstgefühle und Unwohlsein

Muskeln: Schmerzen in den Wadenmuskeln

Allgemein: Müdigkeit; Kopfschmerzen; schlechte Koordination von Hand und Auge; angestrengtes Atmen; Schlaflosigkeit

Empfohlene Höchstmenge: 1–5 mg; therapeutische Dosierung 50–100 mg

Kräuter: Bockshornklee, Eibisch, Himbeerblätter, Löwenzahn, Riementang.

Nahrungsmittel: Gerste, Hülsenfrüchte, Leber, Okra, Paranüsse, Pecannüsse, Pinienkerne, Rindfleisch, Schweinefleisch, Spargel, Walnüsse, Weizenkeime, Weizenkleie.

Thiamin ist hitzeempfindlich; wenn Sie grüne Gemüse zubereiten, lieber dämpfen als kochen.

Vitamin B_2 – Riboflavin – ist für die Reproduktion der Zellen notwendig und wichtig für das Wachstum und die Regeneration von Körpergewebe, einschließlich Nervengewebe. Man findet es in jeder Körperzelle, und es dient der Erhaltung der Normalsichtigkeit, gesunder Haut, Nägel und Haare. Es wirkt eng mit Vitamin A zusammen.

Riboflavinmangel:

Augen: Lichtempfindlichkeit; verschwommenes Sehen; juckende Augenlider; erhöhter Tränenfluss; blutunterlaufenes Aussehen; Star

Lippen: rot; brennen; sich häuten

Mund: Risse und wunde Stellen in den Mundwinkeln
Nase: Schuppen um die Nasenlöcher
Nägel: eingerissene Haut um das Nagelbett
Kopfhaut: Seborrhoe (wie Kopfschorf)
Haut: Dermatitis; schuppig um Nase und Augenbrauen
Zunge: sieht aus wie eine Landkarte; purpurrot; wunde/entzündete Zunge
Urin: Schwierigkeiten beim Wasserlassen
Allgemein: überempfindlich gegen Kälte und Schmerzen
Empfohlene Höchstmenge: 1,5–2 mg
Kräuter: Bockshornklee, Eibisch, Hagebutten, Riementang, Safran.
Nahrungsmittel: Bierhefe, Eier, Leber, Mandeln, Milchprodukte, Okra, Schweinefleisch, Weizenkeime.

Vitamin B_3 – Niacin ist an der Verdauung von Makro-Nährstoffen beteiligt, da es die Galle und den Magensaft anregt. Es senkt auch das Cholesterin und hilft die Blutfettwerte zu regulieren. Niacin ist für die Hormonproduktion notwendig. Es ernährt unsere Nerven, Haut, Gehirn und Haar und wird für das richtige Funktionieren der Leber benötigt. Synthetische Formen von Niacin sind Niacinamid und Nikotinamid.

Niacinmangel:
Stimmung: Reizbarkeit; Depression
Mund: schlechter Atem; empfindliches Zahnfleisch; Geschwüre
Muskeln: Schwäche
Haut: Dermatitis; raue, entzündete Haut
Magen: Verdauungsstörungen; Appetitlosigkeit; Übelkeit; Erbrechen; Entzündung
Zunge: rot; entzündet
Allgemein: Müdigkeit; Gedächtnisverlust; wiederkehrende Kopfschmerzen; Spannung; Zittern
Empfohlene Höchstmenge: 13–18 mg
Kräuter: Bockshornklee, Luzerne, Riementang.
Nahrungsmittel: Eier, Erdnusskerne, Hähnchen, Hülsenfrüchte, Lachs, Makrele, Mandel, Okra, Sardinen, Sonnenblumenkerne, Weizenkeime.

Vitamin B_5 – Pantothensäure kann die Fähigkeit unseres Körpers verbessern, Stresssituationen durchzustehen, und sie hilft mit, Glukose für Energie aufzuspalten und zu speichern. Sie erhöht die Vitalität und ist besonders nützlich für Leute, die viel Adrenalin brauchen, wie beispielsweise Athleten. Pantothensäure ist wesentlich fürs Zellwachstum und für die Bildung von Cholesterin, Fettsäuren und Hormonen. Zusammen mit anderen Nährstoffen kann sie vorzeitiges Altern und Falten verhindern.

Pantothensäuremangel: Ist äußerst selten, denn dieser Nährstoff ist in vielen Nahrungsmitteln. Eine geringe Zufuhr kann jedoch zu einem langsamen Stoffwechselumsatz beitragen.
Darm: Verstopfung
Füße: Brennen; empfindliche Fersen
Haare: trocken, Haarausfall; vorzeitiges Ergrauen
Immunsystem: verminderte Bildung von Antikörpern
Mund: Geschwüre
Muskeln: Krämpfe
Nägel: Splittern
Haut: Dermatitis
Magen: zu wenig Magensäure, Erbrechen
Allgemein: Müdigkeit; niedriger Blutzuckerspiegel; Ruhelosigkeit

Empfohlene Höchstmenge: 5–10 mg

Nahrungsmittel: Avocado, Bierhefe, Eidotter, Erdnusskerne, Gelée royale, grüne Blattgemüse, Leber, Melasse, Vollkornprodukte.

Andere Quellen: Pantothensäure wird von der Darmflora hergestellt.

Vitamin B_6 – Pyridoxin wird für die Produktion von Salzsäure im Magen und für die Bildung von mehr als 60 Enzymen gebraucht. Pyridoxin hat eine wesentliche Rolle bei vielen biochemischen Vorgängen, dazu gehören die Regulierung des Blutzuckerspiegels und die Herstellung von Hämoglobin für den Transport des Sauerstoffs im Blut. Es hilft bei der Bildung von

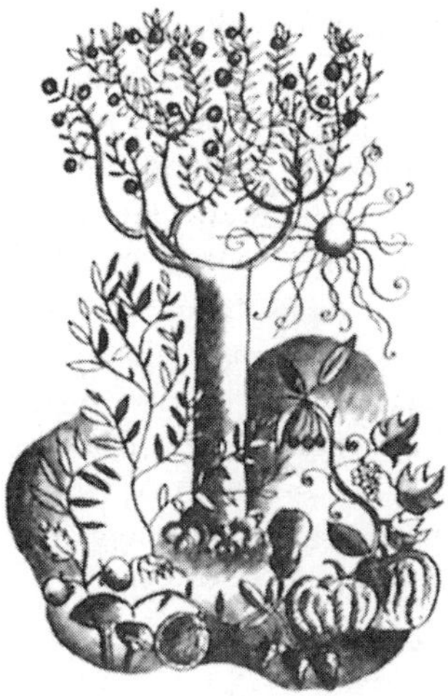

Hormonen und Neurotransmittern und hilft in unserem Körper ein ausgewogenes Verhältnis von Natrium und Kalium aufrechtzuerhalten. Dies reguliert den Flüssigkeitshaushalt und fördert ein gesundes Nervensystem. B_6 arbeitet auch mit Magnesium, um überschüssige Hormone über die Leber auszuscheiden; daher ist es nützlich, um Nebenwirkungen der Pille zu behandeln.

Pyridoxinmangel: Ist ziemlich häufig, da Pyridoxin nicht in unserem Körper gespeichert, sondern acht Stunden nach der Aufnahme mit dem Urin ausgeschieden wird. Frauen haben oft einen erhöhten Bedarf an Nahrungsmitteln, die Vitamin B_6 enthalten, und wenn sie über längere Zeit eine kalorienarme Diät machen, können sie anfällig für einen Mangel sein.

Es gibt drei klassische Zeichen: Risse in den Mundwinkeln, Entzündung der Zunge und Stellen mit juckender, schuppiger Haut.

Andere Mangelerscheinungen sind:

Gliedmaßen: Kribbeln; Taubheit; brennende Füße

Augen: Risse in den Winkeln; Sehstörungen

Haare: Dünnwerden und Haarausfall

Stimmung: Depression; Reizbarkeit

Mund: Schrunden und Risse in den Winkeln

Muskeln: Schwäche und Krämpfe

Haut: Akne; Dermatitis; Ekzeme; Schuppenflechte

Urin: verstärktes Wasserlassen

Allgemein: Flüssigkeitsstauungen; Arthritis in Verbindung mit der Menopause; niedriger Blutzuckerspiegel

Empfohlene Höchstmenge: 1,5–2,6 mg; therapeutische Dosis: 50–100 mg.

Wirkt gegen das Medikament Levadopa, das in der Behandlung der Parkinson-Krankheit eingesetzt wird. Nehmen Sie in Verbindung mit diesem Medikament nicht mehr als 5 mg Vitamin B_6 pro Tag, oder es könnte wirkungslos werden.
Nahrungsmittel: Bananen, Bierhefe, getrocknete Aprikosen, Hähnchen, Johannisbeeren, Kartoffeln, Lachs, Leber, Pflaumen, Sojabohnen, Sonnenblumenkerne, Süßkartoffeln, Thunfisch, Truthahn, Walnüsse, Vollkornprodukte.
Vitamin B_{12} ist wichtig für die Bildung von neuem Blut, für normales Wachstum und gesundes Nervengewebe. Eisen arbeitet mit der Hilfe von Vitamin B_{12} im Körper wirksamer. Es wird durch Magensäfte auf die Aufnahme vorbereitet, und ein spezielles Enzym, der Intrinsic-Faktor, muss vorhanden sein. Wenn dieses Enzym nicht produziert wird, führt das zu perniziöser Anämie.
Vitamin-B_{12}-Mangel: Vitamin B_{12} wird in der Leber gespeichert und vom Körper sparsam verbraucht, sodass Mängel selten auftreten, solange Sie tierische Produkte essen. Veganer, die keine Eier oder Milchprodukte essen, müssen sehr genau auf ihre Ernährung achten, um Mangelerscheinungen vorzubeugen. Andere Risikogruppen sind alle Menschen mit Magen-Darm-Erkrankungen wie Morbus Crohn oder *Kolitis ulcerosa*, da diese Krankheiten die Aufnahme verhindern können.
Mangel an Vitamin B_{12} und Folsäure kann eine Art von Anämie hervorrufen, die megaloblastäre Anämie heißt. Bei dieser Krankheit reifen die roten Blutkörperchen im Knochenmark nicht richtig, sondern werden groß und unförmig. Symptome sind Müdigkeit und Kurzatmigkeit.
Die Symptome eines B_{12}-Mangels können Jahre brauchen, um sich zu entwickeln. Wenn sie unentdeckt und unbehandelt bleiben, können Sie irreversible Nervenschäden hervorrufen.
Gliedmaßen: Taubheit und Kribbeln; Schwierigkeiten beim Gehen
Augen: doppelt sehen
Muskeln: Schwäche

Magen: schlechter Appetit
Zunge: entzündet, wund
Allgemein: verminderte Reflexe; Hitze- und Kältegefühle; Gedächtnisverlust; Nervosität, Stammeln; Verwirrung; unangenehmer Körpergeruch; Gewichtsabnahme
Suchen Sie Ihren Arzt auf, wenn Sie einen B_{12}-Mangel vermuten, denn um diesen zu beheben, kann es sein, dass Sie eine Reihe regelmäßiger B_{12}-Spritzen brauchen, um den Nährstoff direkt in den Blutkreislauf zu bringen.
Empfohlene Höchstmenge: 2–5 Mikrogramm (µg)
Kräuter: Luzerne, Riementang
Nahrungsmittel: Tierische Proteine, zum Beispiel aus Nieren und Leber; Eier, Fische, Melasse, Milchprodukte (besonders fettarmes Milchpulver), Muscheln, Pilze, Tempeh, Weizenkeime.
Biotin ist ein wesentlicher Nährstoff, der bei der Herstellung von Fettsäuren und der Produktion von Energie in unserem Körper hilft. Es unterstützt unseren Körper bei der Verwendung von Proteinen, Folsäure, Vitamin B_5 und B_{12} und ist eine wirksame Anregung für das Wachstum der Zellen.
Biotinmangel: Mängel können entstehen, wenn man große Mengen an rohem Eiweiß verzehrt, da es ein Protein enthält, das Biotin bindet und seine Aufnahme verhindert. Dasselbe Protein wird durch Hitze wirkungslos, daher löst das Kochen des Eis das Problem.
Symptome können Muskelschmerzen, Müdigkeit, schlechter Appetit oder Schlaflosigkeit sein.
Haut: trocken; graue Färbung; Dermatitis kann sich entwickeln
Haare: Kahlheit kann mit Biotinmangel zusammenhängen
Allgemein: Ein Biotinmangel kann zu erhöhten Cholesterinwerten im Blut führen
Empfohlene Höchstmenge: 200 Mikrogramm (µg)
Nahrungsmittel: Bohnensprossen, Bierhefe, Eidotter, Leber, Milch, Sojabohnen.
Andere Quellen: Kann von Bakterien im Darm produziert werden.

Vitamin C – Ascorbinsäure

Ist ein Antioxydans, das ein wasserlöslicher wesentlicher Nährstoff ist. Ein Antioxydans hindert Stoffe in unserem Körper daran, aufgespalten zu werden und sich mit anderen Substanzen zu verbinden, die schaden können. Vitamin C produziert und erhält Kollagen, das für die Bildung und Erhaltung des Bindegewebes, der Muskeln, Knochen, Zähne und Haut wichtig ist. Es hilft auch bei der Bildung der roten Blutkörperchen und verhindert Blutungen. Es bekämpft Infektionen und wirkt entzündungshemmend. Es schützt die Vitamine B_1, B_2, Folsäure, Panthotensäure A und E vor Oxydation.

Vitamin-C-Mangel:

Gliedmaßen: geschwollene oder schmerzende Gelenke
Magen-Darm-Trakt: schlechte Verdauung
Zahnfleisch: Bluten
Stimmung: Depression
Nase: Nasenbluten
Haut: brüchige Kapillargefäße; häufige Bildung von Blutergüssen; schlechte Wundheilung; raue Haut
Allgemein: Kurzatmigkeit; schlechter Milchfluss; Infektionsanfälligkeit; empfindlicher Zahnschmelz

Empfohlene Höchstmenge: 70–150 mg; therapeutische Dosis 500–1000 mg.

Wenn Sie ein Präparat einnehmen, sollten Sie wissen, dass nur sehr wenig Vitamin C in hoher Dosierung aufgenommen wird; die Aufnahme wird verbessert, wenn Sie es in mehreren kleinen Gaben nehmen. Es ist beispielsweise besser, viermal am Tag 250 mg zu nehmen als einmal 1000 mg. Wenn Sie sich große Mengen Vitamin C zuführen, sollten Sie auch Ihre Kalziumzufuhr erhöhen.

Hohe Dosen Vitamin C können zu Kopfschmerzen führen. Dies tritt nicht auf, wenn es intravenös verabreicht wird.

Kräuter: Brennnessel, Eibisch, Hagebutten, Himbeerblätter, Holunderbeeren, Kerbel, Klette, Paprika, Petersilie, Ringelblume.

Nahrungsmittel: Brokkoli, Brunnenkresse, Erdbeeren, Grünkohl, Guaven, Johannisbeeren, Kiwis, Kohl, Melone, Paprika, Papaya, Tomaten, Zitrusfrüchte.
Vitamin C verliert an Wirksamkeit, wenn es Licht, Hitze und Luft ausgesetzt ist. Daher sollten Lebensmittel, die diesen Nährstoff enthalten, frisch und am besten roh gegessen werden. Diese Lebensmittel durch Kochen zuzubereiten kann den Nährstoff zerstören.

Cholin

Cholin hilft bei der Verdauung und hält das Nervensystem gesund. Es ist ein Hauptbestandteil von Lecithin und an der Aufspaltung und dem Transport von Fetten in unserem Körper beteiligt. Dies verhindert Fettansammlungen in der Leber und unterstützt die Vorbeugung gegen Gallensteine.
Cholinmangel: Durch länger andauernde Mangelerscheinungen entstehen Fettablagerungen in der Leber. Diese können zu schlechter Verdauung, hohem Blutdruck, Nieren- und Herzproblemen führen. Einige Zeichen sind auch Herzklopfen, Schwindel, Ohrgeräusche, Verstopfung, Kopfschmerzen und Sehstörungen.
Empfohlene Höchstmenge: 1 Gramm
Nahrungsmittel: Bierhefe, Eidotter, Leber, Lecithin, Milch, Weizenkeime.

Vitamin D

Vitamin D ist ein fettlösliches Vitamin, das die Aufnahme und Verwendung von Kalzium und Phosphor zur Bildung von Knochen und Zähnen unterstützt.
Die Beziehung, die es mit diesen beiden Mineralstoffen verbindet, lässt es einen starken Beitrag zur Erhaltung und Stabilität unseres Nervensystems, zu normaler Herztätigkeit und normaler Blutgerinnung leisten. Es ist auch an Enzymreaktionen beteiligt und beeinflusst die Magensäure.

Wir erhalten Vitamin D durch die Nahrung und die Sonne. Die ultravioletten Strahlen der Sonne aktivieren eine Art von Cholesterin in der Haut und verändern es zu Vitamin D.

Vitamin-D-Mangel: Da Vitamin-D-Mangel zu ungenügender Aufnahme von Kalzium und Phosphor führt, beeinträchtigt er die Knochenstruktur.

Anzeichen für einen Mangel ist eine Schwächung der Knochen (Rachitis); Knochenmissbildungen wie O-Beine und Skoliose; vergrößerte Gelenke; Verlust an Knochendichte. Auch die Muskeln können durch Taubheit, Kribbeln und Krämpfe betroffen sein. Es kann erhöhte nervöse Reizbarkeit auftreten, und da Vitamin D an der Produktion der Schilddrüsenhormone beteiligt ist, kann ein Mangel den Stoffwechsel beeinträchtigen. Vitamin-D-Mangel ist auch mit Karies und Zahnfleischerkrankungen in Verbindung gebracht worden.

Empfohlene Höchstmenge: 400 IU; Vitamin D muss mit entsprechenden Mengen Kalzium und Phosphor verbunden werden, um wirksam zu werden.

Kräuter: Löwenzahn (Blüte), Luzerne.

Nahrungsmittel: Brunnenkresse, Fischöle, Milch, Salat, Sonnenblumenkerne, Sprossen, Weizenkeime.

Andere Quellen: Sonnenbestrahlung.

Vitamin E – Tocopherole

Vitamin E ist ein fettlösliches Vitamin und gehört zu den Antioxidantien. Als Antioxydans schützt es vor Krebs, Herzkrankheiten, Alterung, Augenproblemen, Diabetes und Arthritis.

Viele Studien haben die Vorzüge von Vitamin E zur Vorbeugung bei Herzkrankheiten und der Bildung von Blutgerinnseln gezeigt. Es hat eine positive Wirkung auf alle Gewebe unseres Körpers, weil es die Gewebeelastizität erhält, den Heilungsprozess unterstützt und die Narbenbildung verringert.

Die Zugabe von Vitamin E zur Ernährung kann den Menstruationszyklus regulieren und Hitzewallungen und Kopfschmerzen während der Menopause verringern.

Vitamin-E-Mangel: Eines der ersten Zeichen für einen Vitamin-E-Mangel können geplatzte Äderchen aufgrund von brüchigen Kapillargefäßen sein. Das Gefäß- und Immunsystem können geschwächt sein, sodass sich Krampfadern und Unterschenkelgeschwüre verschlimmern. Die Haut kann trocken und unelastisch werden mit einem erhöhten Infektionsrisiko.
Vitamin E ist am Sauerstofftransport im Körper beteiligt, und ein Mangel kann zu zahllosen ernsten Gesundheitsproblemen führen.
Die Wahrscheinlichkeit starker Blutungen während der Monatsblutung ist größer, und die Fruchtbarkeit kann beeinträchtigt sein.
Ein schwerer Vitamin-E-Mangel kann auch zu einem erhöhten Risiko für eine Fehlgeburt beitragen.
Empfohlene Höchstmenge: 12–18 mg; therapeutische Dosierung 500–1000 IU.
Kräuter: Hagebutten, Himbeerblätter, Löwenzahnblätter, Luzerne, Riementang.
Nahrungsmittel: Brauner Reis, Leinsamen, Mandeln, Nüsse, Sesamsamen, Sonnenblumenkerne, Weizenkeime.

Folsäure

Folsäure ist eine grundlegende Verbindung in einer Gruppe von wasserlöslichen Nährstoffen, zu denen Folat und Folacin gehören.
Folsäure spielt eine wichtige Rolle beim Zellwachstum und der Zellteilung. Sie ist für die Bildung der roten Blutkörperchen notwendig und hilft Proteine aufzuspalten und zu verwenden.
Sie wirkt appetitanregend und regt die Salzsäure im Magen an, die zur richtigen Verdauung benötigt wird. Dies beugt auch gegen Würmer und Lebensmittelvergiftung vor.
Dieser Nährstoff kann helfen, die Leberfunktion zu verbessern.
Und wenn schwangere Frauen sie nehmen, hilft sie, Missbildungen an der Wirbelsäule (Spina bifida) des Embryos zu verhindern.

Folsäuremangel
Haare: vorzeitiges Ergrauen; Haarausfall (besonders nach der Schwangerschaft)
Stimmung: Reizbarkeit
Mund: Geschwüre
Nägel: Schuppen
Zunge: Entzündung, Rötung
Allgemein: Müdigkeit; geringe Libido
Empfohlene Höchstmenge: 400 Mikrogramm (µg); therapeutische Dosierung 500–1000 mg.
Während krampflösende Mittel Folsäure zerstören können, beachten Sie bitte, dass hohe Dosen dieses Nährstoffes Anfälle verstärken können.
Nahrungsmittel: Avocados, Cashewkerne, Eier, grüne Blattgemüse, Innereien, Linsen, Pastinaken, Sojabohnen, Sonnenblumenkerne, Weizenkeime.

Inositol
Wie Cholin findet man Inositol in hoher Konzentration in Lecithin, und es hat im Körper eine ähnliche Funktion. Es spaltet Fette auf und transportiert sie, und es hilft Cholesterin zu reduzieren. Inositol ist nützlich in der Zellernährung unseres Gehirns, Knochenmarks, der Augen und der Eingeweide. Es beugt Kahlheit und dem Dünnerwerden des Haares vor.
Inositolmangel: Große Mengen Kaffee oder Cola können Inositol schwächen. Mangelzeichen sind Verstopfung, Haut- und Augenprobleme.
Empfohlene Höchstmenge: 500–1000 mg
Nahrungsmittel: Bierhefe, Leber, Mais, Melasse, Nüsse und Samen, Zitusfrüchte.
Andere Quellen: Produktion durch Bakterien im Darm.

Vitamin K
Vitamin K ist ein fettlösliches Vitamin, das zur Vorbeugung gegen Blutungen nötig ist. Es wird im Darm durch Darmbakte-

rien produziert, mit Galle vermischt und in die Leber transportiert. In der Leber hilft es bei der Bildung einer Chemikalie namens Prothrombin, die zur richtigen Blutgerinnung nötig ist. Die Vitamin-K-Produktion wird verbessert, wenn Sie Jogurt, das an Acidophilus reich ist, in Ihre Ernährung aufnehmen.

Vitamin-K-Mangel: Mangelerscheinungen findet man bei Menschen mit entzündlichen Darmkrankheiten. Die Symptome sind Blutungen, Blutergüsse, Menstruationsprobleme, verringerte Blutgerinnung, Fehlgeburten, Nasenbluten und langsame Wundheilung.

Empfohlene Höchstmenge: 150 Mikrogramm (µg)

Kräuter: Hirtentäschel, Luzerne, Riementang.

Nahrungsmittel: Brokkoli, Erdnusskerne, Jogurt, Kohl, Kastanien, Leber, Schweinefleisch, Sojabohnen, Sonnenblumenkerne, Spinat.

Bioflavonoide

Bioflavonoide sind Rutin, Quercetin, Citrin und Hesperidin, und sie sind eng mit Vitamin C verwandt. Sie sind Bestandteile vieler Früchte und Gemüse und wurden zuerst in den weißen Teilen und der Haut der Zitrusfrüchte entdeckt. Sie verbessern die Aufnahme von Vitamin C, schützen vor Infektionen und helfen das Kollagen (unser Zell-Zement) gesund zu erhalten. Bioflavonoide stärken unsere Blutgefäße, beugen gegen Blutungen vor und verringern Blutergüsse. Sie helfen Besenreiser an Wangen und Schenkeln zu verhindern. Eines der Bioflavonoide, Rutin, ist besonders wirksam bei der Behandlung von Krampfadern und Hämorrhoiden.

Kräuter: Hagebutten, Luzerne, Paprika, Zitronengras.

Nahrungsmittel: Paprika, schwarze Johannisbeeren, Buchweizen, Mark und Schale von Zitrusfrüchten, Kirschen, Hagebutten und Pflaumen.

Para-Aminobenzoesäure (PABA)

PABA ist ein Bestandteil der Folsäure und beteiligt an der Bildung der roten Blutkörperchen.

Sie spielt eine wichtige Rolle bei der Gesunderhaltung unserer Eingeweide, Haut und Haare. Sie beeinflusst auch die Pigmentierung unserer Haut und unserer Haare und kann zur Vorbeugung und Behandlung grauer Haare eingesetzt werden. Sie wirkt als natürlicher Sonnenblocker und ist oft Bestandteil von Sonnencremes.
Nahrungsmittel: Bierhefe, Jogurt, Leber, Melasse, Weizenkeime.

Mineralstoffe und Spurenelemente

Mineralstoffe, oft auch Mineralien genannt, und Spurenelemente sind im Zusammenklang mit den Vitaminen für unsere Gesundheit unentbehrlich.

Chlor

Dies ist ein wesentlicher Mineralstoff, der in vielen Teilen unseres Körpers als Chlorid vorkommt. Er hilft, den Säuren-Basen-Haushalt im Blut zu regulieren, und regt die Produktion von Salzsäure im Darm zur richtigen Verdauung an. Es hilft bei der Verteilung der Hormone und bei der Entsorgung von Giftstoffen aus dem Körper.
Chlormangel: Es treten kaum Mangelerscheinungen auf, da die meisten Menschen diesen Nährstoff durch Salz und das Trinkwasser bekommen. Symptome für einen Mangel sind Haar- und Zahnausfall, schlechte Verdauung und schlechte Muskelkontraktion.
Empfohlene Höchstmenge: keine
Kräuter: Luzerne, Riementang.
Nahrungsmittel: Feigen, Kartoffel, Kokosnuss, Oliven, Rettich, Roggen, Rote Bete.

Chrom

Chrom ist wichtig für den Stoffwechsel und die Regulierung des Blutzuckers in unserem Körper.

Chrommangel: Mangelerscheinungen können Angst, Müdigkeit und Gewichtsabnahme sein. Chrom ist schwierig aufzunehmen, und ein Mangel betrifft den Körper meist ernsthaft. Dies liegt daran, dass er die Fähigkeit unseres Körpers, Glukose in Energie umzusetzen, beeinträchtigen kann. In schweren Fällen kann dies Diabetes hervorrufen.
Empfohlene Höchstmenge: 50–200 Mikrogramm (µg)
Nahrungsmittel: Austern, Bierhefe, Eidotter, Käse, Leber, Melasse, Nüsse, Pflaumen, Pilze, Spargel, Vollkornprodukte.

Eisen

Eisen transportiert Sauerstoff durch den Körper und ist für viele Enzymreaktionen verantwortlich.
Eisenmangel: Die häufigste Eisenmangelerscheinung ist Anämie, die zu blasser Haut, Verstopfung, Müdigkeit, spröden, löffelförmigen Nägeln, wunder Zunge, blauer Sklera (Weiß des Augapfels) und Kurzatmigkeit führt. Eisenmangel kann auch zum Ausbleiben der Regelblutung (Amenorrhoe) und chronischen Scheideninfektionen führen.
Empfohlene Höchstmenge: 10–20 mg
Kräuter: Brennnessel, Himbeerblätter, Klette, Königskerze, Löwenzahn, Luzerne, Mädesüß, Petersilie, Wiesenklee.
Nahrungsmittel: Aprikosen, Brunnenkresse, Erdbeeren, Gerste, Kleie, Leber, Linsen, rotes Fleisch, Salat, Spargel, Spinat.

Fluor

Zum Thema Fluor hat es lange Diskussionen gegeben. In den meisten Städten wird es routinemäßig in Form von Natriumfluorid dem Trinkwasser beigegeben. Natriumfluorid ist ein Nebenprodukt der Aluminiumveredelung. Als Kalziumfluorid kommt dieses Spurenelement in der Natur vor. Es ist als Heilsalz erhältlich. Gute natürliche Quellen sind Makrele, Sardinen und Sonnenblumenkerne.
Es besteht kein Zweifel, dass Fluor eine Schutzfunktion für die Zähne hat. Umfangreiche Untersuchungen haben gezeigt, dass

die Zugabe von Fluor in Zahnpasten und im Trinkwasser zu einer deutlichen Abnahme an Karies und Löchern in den Zähnen geführt hat. Dies funktioniert durch eine Verbesserung der Aufnahme von Kalzium, das die Zähne kräftigt, außerdem verringert Fluor den Säuregehalt im Mund. Zuckerhaltige Lebensmittel und Fruchtsäfte enthalten Säuren, die den Zahnschmelz weich werden lassen und das Risiko für Löcher erhöhen.

Übermäßige Mengen von Fluor im Körper können jedoch zur Entwicklung von Fluorose führen. Wenn Fluor eine gefährliche Menge erreicht, sehen die Zähne gefleckt aus. Chronische Fälle von Fluorvergiftung wurden mit Krebs und Knochenanomalien in Verbindung gebracht.

Wenn Sie Bedenken haben, dass Sie zu viel Fluor zu sich nehmen, können Sie Mineralwasser oder gefiltertes Wasser trinken und eine Zahnpaste ohne Fluor verwenden. Es kann schwierig sein, über die Fluormenge zu entscheiden. Einige Studien zeigen, dass in Gegenden, wo das Wasser mit Fluor angereichert ist, verstärkt Probleme auftreten. Andere Studien beweisen, dass in Gegenden, wo kein Fluor zugegeben wird, Karies wesentlich häufiger ist.

Sie können die Sache natürlich auch ausgewogen angehen und gefiltertes Wasser trinken, aber eine Zahnpaste mit Fluor verwenden. Ihre Zähne profitieren vom Fluor in der Zahnpaste, aber Sie verringern das Risiko, Ihren Körper mit Fluor zu überladen.

Es gibt zwei Arten von Fluor: Natriumfluorid, das dem Trinkwasser zugesetzt wird, und Kalziumfluorid, das in der Natur vorkommt.

Fluormangel: Äußerst selten.

Empfohlene Höchstmenge: Angabe nicht möglich.

Kräuter: Knoblauch.

Nahrungsmittel: Brunnenkresse, Kohl, Spinat.

Jod

Jod wird in unserem Körper zu Jodid umgewandelt und unterstützt die richtige Funktion der Schilddrüse. Es ist an der Produktion des Hormons Thyroxin beteiligt. Das Hormon be-

einflusst unsere körperliche und geistige Entwicklung. Es spielt eine wichtige Rolle durch die Beeinflussung unseres Stoffwechselumsatzes und die Regulierung der Energieproduktion, Außerdem hilft es bei der Verbrennung von Körperfett.
Jodmangel: Mangelerscheinungen sind mit einer Schilddrüsenunterfunktion verbunden, die zu Gewichtszunahme, Tieferwerden der Stimme, allgemeiner Trägheit, trockenem Haar, langsamen geistigen Reaktionen, Herzklopfen, Nervosität und Reizbarkeit führt. Die Schilddrüse am Hals kann sich zu einem Kropf vergrößern.
Empfohlene Höchstmenge: 150 µg
Kräuter: Knoblauch, Irisch Moos, Riementang, Schwarze Walnuss.
Nahrungsmittel: Agar agar, Artischocke, Austern, Bohnen, Jodsalz, Kabeljau, Pilze, Sonnenblumenkerne.

Kalium

Kalium ist das dritthäufigste Element in unserem Körper, und es ist lebenswichtig. Es wird oft als das Muskelmineral bezeichnet, weil es eine Schlüsselrolle in der Funktion von Nerven- und Muskelgewebe, einschließlich dem Herzen, spielt. Es wirkt als Elektrolyt, der eine winzige elektrische Ladung trägt, um eine Muskelkontraktion auszulösen. Das meiste Kalium in unserem Körper wird in Muskelgewebe gespeichert.
Kalium und Natrium wirken zusammen, um das Flüssigkeitsvolumen in unseren Zellen zu erhalten – und die richtige Flüssigkeitsverteilung auf beiden Seiten der Zellwände zu beachten. Es ist an der Verdauung beteiligt und hilft, das Säuren-Basen-Verhältnis in unserem Körper zu regulieren.
Sowohl zu viel als auch zu wenig Kalium kann den empfindlichen Stoffwechselprozess unseres Körpers durcheinander bringen.
Kaliummangel: Ein schwerer Kaliummangel kann zu Herzversagen führen. Ein plötzlicher Tod kann die Folge von Hunger, Fasten, schwerem, anhaltendem Durchfall oder kalorienarmen flüssigen Eiweiß-Diäten sein.

Das erste Anzeichen eines Kaliummangels ist ein Fehlen von Energie. Sie fühlen sich so schwach, dass Sie kaum Ihren Arm heben können. Wenn Sie einen Kaliummangel vermuten, sprechen Sie erst mit Ihrem Hausarzt, bevor Sie ein Präparat einnehmen. Wenn Sie ein harntreibendes Mittel nehmen, fragen Sie Ihren Arzt, ob es kaliumschonend ist, ansonsten kann eine zusätzliche Gabe nötig sein.
Kreislauf: unregelmäßiger Herzschlag
Verdauung: ständiger Durst; Verstopfung
Stimmung: Reizbarkeit, Depression
Muskeln: Schwäche, Lähmung; Krämpfe
Fortpflanzung: zeitweise Sterilität aufgrund des Fehlens von follikelstimulierendem Hormon (FSH)
Skelett: Brüchigkeit der Knochen wegen Kalziumverlust
Haut: Akne; Trockenheit
Allgemein: Azidose; Konzentrationsschwierigkeiten; Schlaflosigkeit; Müdigkeit; Gewichtsabnahme
Großer Konsum von Süßholz, egal ob als Heilpflanze oder als Lakritze, kann den Kaliumspiegel senken. Dies kehrt sich völlig um, sobald der Süßholzkonsum eingestellt wird.
Empfohlene Höchstmenge: 2–5 Gramm
Kräuter: Ampfer, Augentrost, Brennnessel, Bohnenkraut, Borretsch, Brombeere, Eichenrinde, Fenchel, Kalmus, Kamille, Königskerze, Löwenzahn, Luzerne, Minze, Petersilie, Pfefferminze.
Nahrungsmittel: Aprikosen, Avocado, Banane, Bierhefe, Brunnenkresse, Cashewkerne, Datteln, Feigen, Gemüse (alle), Johannisbeeren, Kartoffeln (Schalen), Kokosnuss, Kürbiskerne, Linsen, Mandeln, Milch, Pekannüsse, Pfirsiche (getrocknet), Pflaumen, Rosinen, Salat, Sardinen, Sonnenblumenkerne, Truthahn, Weizenkeime, Zitrusfrüchte.

Kalzium

Kalzium ist der meistvertretene Mineralstoff in unserem Körper. Es verbindet sich mit Phosphor zu Kalziumphosphat, das unseren Zähnen und Knochen Dichte und Härte gibt. Es ist wichtig für gesundes Blut und hilft bei der Regulierung unseres Herzschlags. Kalzium dient auch der Gesunderhaltung unseres Nerven- und Muskelsystems.

Kalziummangel: Das verstärkte Auftreten von Osteoporose hat Frauen für die Notwendigkeit einer ausreichenden täglichen Kalziummenge sensibilisiert. Trotzdem nehmen einige Frauen immer noch sehr wenig Kalzium auf und bereiten so Mangelerscheinungen den Weg.

Die Kalziumaufnahme kann sehr unwirksam sein. Kalzium benötigt die Vitamine A, C, D, dazu Magnesium, Phosphor und Kieselerde, um verwendet werden zu können.

Es ist möglich, über lange Zeit an einem Mangel zu leiden und keine Symptome zu bemerken, was schließlich zu einem ernsten Verlust an Knochendichte führt.

Zeichen für einen Mangel sind

Gliedmaßen: Taubheit und Kribbeln in Armen und Beinen; Gelenkschmerzen

Herz: Herzklopfen; langsamer Puls

Allgemein: Karies, Muskelkrämpfe; Schlaflosigkeit; Reizbarkeit der Nerven und Muskeln; langsame Blutgerinnung

Empfohlene Höchstmenge: 800–1400 mg. Es ist nicht gut, Kalzium allein ohne den Puffereffekt von Magnesium zu nehmen. Das Verhältnis Kalzium zu Magnesium sollte zwei zu eins betragen.

Kräuter: Brennnessel, Himbeerblätter, Hirtentäschel, Kamille, Löwenzahn, Luzerne, Mädesüß, Pisang, Sauerampfer, Schachtelhalm, Schnittlauch.

Nahrungsmittel: Eidotter, Lachs, Mandel, Melasse, Milchprodukte, Hummus, Rhabarber, Sardinen.

Kobalt

Kobalt ist ein Mineralstoff, der für das normale Funktionieren der roten Blutkörperchen nötig ist. Unser Körper ist für diesen Mineralstoff ganz auf tierische Quellen angewiesen, obwohl

einige Meerespflanzen auch geringe Mengen liefern. Die größte Kobaltmenge wird nach dem Gebrauch in unserem Körper über den Urin ausgeschieden.
Kräuter: Riementang.
Nahrungsmittel: Austern, Leber, Milch, Muscheln, Nieren.

Kupfer

Kupfer ist ein wichtiger, in Spuren vorhandener Mineralstoff, der beim Transport des Sauerstoffs in unserem Körper hilft. Es ist Bestandteil vieler Enzyme und wirkt als Antioxydans. Es trägt zur Gesunderhaltung unserer Haut, Haare, Knochen und dem richtigen Funktionieren unserer Nerven bei. Der Mineralstoff wirkt eng mit Vitamin C zusammen, um die Gesundheit des Körpergewebes und der Muskelfasern zu erhalten.
Kupfermangel: Symptome sind Schwäche und wunde Hautstellen.
Empfohlene Höchstmenge: 2 mg
Nahrungsmittel: Grüne Blattgemüse, Hülsenfrüchte, Kartoffeln, Leber, Mandeln, Vollkornprodukte.

Magnesium

Magnesium ist für viele biologische Funktionen im Körper wichtig. Es ist an der Muskelkontraktion, den Nervenimpulsen und der Umwandlung von Blutzucker in Energie beteiligt. Es spielt eine Rolle bei der Verhütung von Herzkrankheiten und kann den Schmerz bei Gefäßkrankheiten verringern.
Magnesium hilft bei der Bildung des harten Zahnschmelzes und findet sich in hoher Konzentration in den Knochen. Es ist ein sehr wichtiger Nährstoff für die Behandlung und Vorbeugung bei Osteoporose. Forschungen zeigen, dass diesem Mineralstoff eine Schlüsselstellung bei der Verbesserung der Knochendichte zukommt.
Es ist ein hochalkalischer Stoff, der als Säure neutralisierendes Mittel im Körper wirkt und unsere Temperatur regeln hilft.

Um die Bildung von Kalziumsteinen in den Nieren und Cholesterinablagerungen in den Arterien zu verhindern, muss unsere Ernährung magnesiumreiche Nahrungsmittel enthalten.

Die Ausgewogenheit zwischen Magnesium und Kalzium ist sehr wichtig. Wenn der Magnesiumspiegel hoch und der Kalziumspiegel niedrig ist, können sich Vergiftungssymptome zeigen. Umgekehrt, wenn der Kalziumspiegel sehr hoch ist, muss auch sehr viel Magnesium zugeführt werden, um das Kalzium zu puffern. Daran sollten Sie denken, wenn Sie täglich ein Kalziumpräparat einnehmen, das nicht die entsprechende Menge Magnesium enthält. Das Verhältnis von Kalzium zu Magnesium sollte 2:1 sein. Wenn Sie beispielsweise 800 mg Kalzium täglich einnehmen, brauchen Sie auch 400 mg Magnesium.

Kalziummangel: Im Allgemeinen wird der Körper die Magnesiumaufnahme seinen Bedürfnissen entsprechend regeln. Einige Krankheiten wie Alkoholismus, Nierenkrankheiten oder Diabetes ebenso wie gewisse Medikamente können die Aufnahme dieses Nährstoffs beeinträchtigen.

Anzeichen für einen Mangel sind Depression, Schlaflosigkeit, Ruhelosigkeit, Muskelzucken und Zittern, Furcht, Verwirrung und Desorientierung.

Um einen Magnesiummangel zu beheben, müssen Sie vielleicht die Milch aus Ihrer Ernährung weglassen.

Empfohlene Höchstmenge: 350 mg

Therapeutische Dosierung 400–800 mg

Kräuter: Löwenzahn, Riementang, Mädesüß, Königskerze, Petersilie, Pfefferminze, Walnussblätter.

Nahrungsmittel: Brunnenkresse, Cashewkerne, Grünkohl, Hülsenfrüchte, Mandeln, Nüsse und Samen, Okra, Pflaumen, Tofu (Bohnenquark), Weizenkeime, Weizenkleie, Zitrusfrüchte.

Mangan

Mangan ist ein Spurenelement, das in der Verdauung eine Schlüsselrolle spielt. Es wirkt bei der Aktivierung von Enzymen und dem Fett- und Kohlenhydrat-Stoffwechsel mit. Mangan

hilft die Produktion von Sexualhormonen aufrechtzuerhalten und unser Nervensystem zu nähren.
Manganmangel: Wir benötigen nur kleine Mengen von Mangan, doch die Aufnahme kann Schwierigkeiten bereiten, wenn wir große Mengen Kalzium zu uns nehmen.
Mangelsymptome können Ohrgeräusche, Schwindel und Hörverlust sein.
Empfohlene Höchstmenge: 2,5–7 mg
Kräuter: Kapuzinerkresse-Blüten, Minze, Petersilie, Riementang.
Nahrungsmittel: Brunnenkresse, Endiviensalat, Erdnusskerne, Kartoffeln, Kokosnuss, Mais, Mandeln, Oliven, Walnüsse, Weizenkeime.

Molybdän

Dies ist ein Spurenelement, das in fast jedem pflanzlichen oder tierischen Gewebe vorhanden ist. Es hilft wesentlich, Eisen aus den Reserven unserer Leber herauszuholen, und beugt gegen Karies vor.
Molybdänmangel: Man findet es in sehr vielen Nahrungsmitteln, daher sind Mangelerscheinungen äußerst selten.
Empfohlene Höchstmenge: 0,15–5 Mikrogramm (µg)
Kräuter: Himbeerblätter, Nesseln, Petersilie.
Nahrungsmittel: Dunkelgrüne Blattgemüse, Hafer, Hülsenfrüchte, Leber, Sonnenblumenkerne, Vollkornprodukte, Weizenkeime.

Natrium

Natrium ist ein wesentlicher Nährstoff in unserer Ernährung, der den Blutdruck reguliert und für die Übermittlung von Nervenimpulsen und das Muskelgewebe nötig ist. Er spielt auch eine wichtige Rolle in der Ausgewogenheit der Flüssigkeiten und Elektrolyte.
Natriummangel: Es ist äußerst selten, dass ein Natriummangel auftritt, weil unser Bedarf so gering und der Mineralstoff in unserer Nahrung so weit verbreitet ist.

Die folgenden Symptome können während übermäßigen Trainings, bei Einnahme mancher harntreibender Mittel oder nach Verbrennungen auftreten: Kopfschmerzen, niedriger Blutdruck, Tachykardie (Herzrasen), Schwäche, Übelkeit, Durchfall, schwere Muskelkrämpfe, geistige Verwirrung.
Empfohlene Höchstmenge: Im Allgemeinen geht man davon aus, dass wir 200 bis 300 mg pro Tag brauchen. Ein Teelöffel Natriumchlorid (Salz) liefert 2000 mg Natrium. Eine Scheibe Brot enthält etwa 150 mg.
Kräuter: Brennnessel, Fenchel, Hirtentäschel, Luzerne, Mädesüß, Riementang, Sellerie, Weide.
Nahrungsmittel: Erbsen, Käse, Lachs, Leber, Linsen, Oliven, Paprika, Sardinen, Sojasauce, Thunfisch.

Nickel

Nickel ist ein wesentliches Spurenelement, das man in unserem Körper findet, doch über dessen Anwendung in der menschlichen Ernährung nur wenig bekannt ist.

Phosphor

Phosphor gibt es in jeder Zelle unseres Körpers, und es spielt bei fast jeder chemischen Reaktion eine Rolle. Es wirkt oft mit Kalzium zusammen, und damit beide effektiv verwendet werden, müssen sie im richtigen Verhältnis auftreten.
Phosphor hilft Phospholipide wie Lecithin zu bilden, um wirksam Fette und Fettsäuren in unserem Körper zu transportieren. Es trägt zur Produktion von Energie, der Knochen- und Zahnentwicklung, der Nierenfunktion und den Muskelkontraktionen bei. Phosphor hilft unser Nervensystem gesund und unseren Verstand scharf zu erhalten.
Phosphormangel: Kann zu unregelmäßiger Atmung, geistiger und körperlicher Müdigkeit, nervösen Störungen, Arthritis und schlechten Knochen und Zähnen führen.
Empfohlene Höchstmenge: 800 mg

Kräuter: Hafer, Himbeerblätter, Luzerne, Kalmus, Knoblauch, Kümmel, Mädesüß, Ringelblume, Süßholz, Vogelmiere.
Nahrungsmittel: Mandeln, Brunnenkresse, Erbsen, Kohl, Linsen, Okra, Roggen, Sesamsamen, Sauerampfer.

Schwefel

Schwefel ist ein Element, das in der Natur weit verbreitet ist. Es wird das »Schönheitsmineral« genannt, weil es unser Haar glänzend und unsere Haut klar und jung erhält. Es hat eine Reihe von Aufgaben im Körper und ist Bestandteil vieler verschiedener Stoffe, die für unsere Gesundheit nötig sind.
Empfohlene Höchstmenge: Der Schwefelbedarf wird gedeckt, wenn die Proteinzufuhr ausreichend ist.
Kräuter: Augentrost, Fenchel, Hirtentäschel, Knoblauch, Königskerze, Mädesüß, Meerrettich.
Nahrungsmittel: Blumenkohl, Brunnenkresse, Feigen, Kartoffeln, Kastanien, Kohl, Okra, Orangen, Zwiebeln.

Selen

Dieses Spurenelement ist ein Antioxydans, das Verschlechterung auf Zellebene verhindert. Es hilft bei der chemischen Entgiftung, verbessert das Immunsystem und hilft gegen Krankheiten vorbeugen.
Eine gesunde Menge Selen kann die Funktion von Vitamin E wirksamer machen, ein Selenmangel kann einen Vitamin-E-Mangel hervorheben.
Selen ist ein Mikronährstoff, der im Körper nur in kleinen Mengen gebraucht wird. Man hat nachgewiesen, dass es bei der Produktion der Geschlechtshormone eine Rolle spielt.
Wenn Sie eine schwere Krankheit, etwa Krebs, haben, und möchten ein Selenpräparat in Ihr Ernährungsprogramm aufnehmen, müssen Sie Ihren Arzt bitten, es zu verschreiben.
Selenmangel: Vorzeitiges Altern; übermäßige Blutergüsse; Herzkrankheiten; Infektionen; Leberschäden; Muskelabbau.
Empfohlene Höchstmenge: 50–200 Mikrogramm (µg)

Kräuter: Knoblauch.
Nahrungsmittel: Austern, Baked beans, Eier, Garnelen, Hähnchen, Hüttenkäse, Innereien, Lachs, mageres Fleisch, Milch, Paranüsse, Thunfisch, Vollkornprodukte.
Die oben genannten Quellen liefern eigentlich ausreichende Mengen Selen, doch der Gehalt hängt stark vom Boden ab, auf dem die Pflanzen gewachsen sind.

Silizium

Dies ist ein Hauptbestandteil von Kollagen, der Substanz, die unsere Zellen zusammenhält. Man findet es buchstäblich in allen Zellen unseres Körpers, und es wirkt wie das Gerüst in Zement. Es ist im Bindegewebe, in Knochen, Zähnen, der Haut, Augen, Drüsen und Nägeln. Dieser Mineralstoff ist nötig für die Elastizität unserer Haut und die Spannkraft des Bindegewebes. Silizium verringert auch das Eindringen von Cholesterin in die Arterienwände.
Siliziummangel: Ein Mangel an Silizium kann dazu führen, dass auch andere Nährstoffe, wie Kalzium, nicht richtig aufgenommen werden.
Nägel: weich, brüchig oder spröde
Haare: stumpf, leblos, gespalten, dünner werdend
Knochen: brüchig; Osteoporose
Zähne: vermehrt Löcher; schwacher Zahnschmelz
Haut: leicht zu verletzen
Empfohlene Höchstmenge: 9–14 mg
Kräuter: Luzerne, Schachtelhalm (gute Quelle), Sellerie.
Nahrungsmittel: Alle faserigen Früchte und Gemüse, wie Artischocke, Erdbeeren, Kohl, Kürbis, Lauch, Mango, Pilze, Rettich, Rhabarber, Rübe, Sellerie, Spargel, Spinat, Tomate, Sonnenblumenkerne. Es sollte leicht sein, mit der Ernährung genug Silicium aufzunehmen. Wenn Sie jedoch immer noch die Fäden von Sellerie, Bohnen oder Rhabarber entfernen und Mangos kaufen, die keine Fäden haben, versäumen Sie einige exzellente Quellen für diesen Nährstoff.

Vanadium

Dies ist ein Spurenelement, das verhindert, dass Cholesterin sich an den Arterienwänden ablagert. Es sollte immer in natürlicher Form genommen werden.

Kräuter: Riementang.

Nahrungsmittel: Leinsamen, Mais, Meeresfrüchte und Fische, Roggen, Sojabohnen.

Zink

Zink ist ein Spurenelement, das für die Geweberegeneration, die Zellvermehrung, das richtige Wachstum und die sexuelle Reifung verantwortlich ist. Es ist an der Proteinverdauung beteiligt, an der Regulierung des Insulins und der zahlreichen Enzymsysteme unseres Körpers. Zink spielt eine Rolle bei der Regulierung des Immunsystems und beschleunigt die Wundheilung. Unsere Sinnesfunktionen werden von Zink aufrechterhalten, und es ist wichtig für die richtige Gehirnentwicklung. Zink wirkt mit Vitamin A zusammen und konzentriert sich hauptsächlich in unseren Augen, Haut, Haaren und Nägeln.

Zinkmangel: Heute ist ein ernsthafter Zinkmangel selten, obwohl leichte Mängel häufig auftreten. Frauen müssen darauf achten, zinkhaltige Nahrungsmittel in ihre Ernährung aufzunehmen, besonders während der Schwangerschaft, um Geburtsfehlern vorzubeugen. Ältere Frauen können anfällig für einen Mangel sein, weil die Aufnahme gestört ist und die Ernährungsgewohnheiten schlecht sind. Ein hoher Kalziumkonsum kann die Aufnahme von Zink stören.

Das erste Anzeichen für einen Zinkmangel ist oft der Verlust von Geschmacks- und Geruchssinn. Andere Zeichen sind

Verdauung: Appetitmangel

Haare: stumpf, leblos; Haarausfall

Stimmung: Depression; allgemeine Launenhaftigkeit

Nägel: weiße Flecken auf den Fingernägeln

Fortpflanzung: Sterilität; Impotenz (bei Männern); verspätete Geschlechtsreife

Haut: Dermatitis; Zahnfleischerkrankungen; langsame Wundheilung (kann auch ein Eiweißmangel sein); Schwangerschaftsstreifen
Allgemein: Demenz; Lernstörungen; schwaches Immunsystem; Konzentrationsschwäche; schlechtes Gedächtnis; Schlafprobleme
Empfohlene Höchstmenge: 15 mg; Schwangerschaft: 20 mg. Denken Sie daran, dass Zink ein Spurenelement ist und dass diese Mineralstoffe nur in sehr geringen Mengen in unserem Körper vorkommen. Es ist zwar nötig, Mängel zu vermeiden und auszugleichen, doch wir müssen auch vorsichtig sein, nicht mehr zu nehmen als wir brauchen. Untersuchungen zeigen, dass wir mehr Zink aufnehmen, wenn nur wenig in der Nahrung enthalten ist. Wenn wir Zink in hoher Dosierung einnehmen, wird wenig aufgenommen und viel ausgeschieden.
Nahrungsmittel: Austern, Hefe, Kürbiskerne, Magermilch, Muscheln, Paranüsse, Pekannüsse, Pinienkerne, Rindfleisch, Sonnenblumenkerne, Truthahn, Vollkornprodukte, Weizenkeime.

Hinweise

Ich habe diese Hinweise zu einzelnen Nährstoffen als Leitlinie und allgemeinen Führer zu ihren Quellen beigefügt, damit Sie von der Nährstoffmedizin profitieren können. Behalten Sie diese Information im Auge und versuchen Sie immer die Nahrungsmittel als Selbsthilfemittel zu guter Gesundheit heranzuziehen.

Wenn Sie den Verdacht haben, dass Sie wegen eines möglichen Mangels krank sind, und Sie haben das Gefühl, dass Sie einen Rat zur Ernährungstherapie möchten, dann suchen Sie einen qualifizierten Heilpraktiker auf, der Ernährung studiert hat. Dort wird Ihre Gesundheit und Ihre Ernährung überprüft werden, und Sie bekommen einen Ernährungsplan genau auf Ihre persönlichen Bedürfnisse zugeschnitten.

Zum Abschluss

Dieses Buch entstand aus meinem Wunsch, Informationen weiterzugeben und Frauen zu ermutigen, auf ihre Fähigkeit, sich selbst und andere zu heilen, zu vertrauen. Frauen als Heilkundige haben eine lange Tradition, nicht nur als Hebammen, Kräuterheilkundler und Krankenschwestern, sondern auch in unserer Rolle als Mutter und Pflegerin. Wir haben über eine lange Zeit heilende Kräfte entwickelt, und die Wichtigkeit dieser Kräfte wird in unserer heutigen Gesellschaft mehr und mehr erkannt und geschätzt.

Wir müssen die Kontrolle über unsere Gesundheit behalten und den Überblick über Möglichkeiten zur Erhaltung unserer Gesundheit erweitern. Der Prozess der Arzneimittelvermarktung für Frauen, beispielsweise, sollte angezweifelt werden. Wir sollten aus den Fehlern der Vergangenheit lernen, die einige Tausende von Frauen betroffen haben und noch immer betreffen. Ich habe viele ältere Frauen gesehen, die von Tranquillizern abhängig waren, die man ihnen unnötigerweise während der Menopause verschrieben hatte. Medikamente wie Valium oder Librium können Nebenwirkungen haben, zu denen Angst, Desorientierung, Nervosität, Vergesslichkeit und Verwirrung gehören. Frauen, die diese Medikamente nehmen, haben Angst, sie abzusetzen; die Medikamente machen hochgradig süchtig, und Frauen haben Angst, dass sie ohne sie nicht zurechtkommen. Wer kann Thalidomid (Contergan) vergessen, das Medikament gegen Übelkeit am Morgen, das so schreckliche Geburtsfehler hervorrief. In manchen Ländern der Dritten Welt wird es fruchtbaren Frauen immer noch als Mittel gegen Lepra von Ärzten verschrieben.

Tausenden von Müttern wurde ein Medikament gegen Fehlgeburten namens Diethylstilbestrol (DES) verschrieben. Es war ein synthethisches Östrogen, das von den vierziger bis in die sechziger Jahre des 20. Jahrhunderts verordnet wurde. Dann traten die ersten Fälle von Vaginakrebs bei Teenagern auf. Diese Frauen waren im Mutterleib dem gefährlichen Medikament ausgesetzt gewesen. Die Frauen, die das Medikament eingenommen hatten, hatten ein erhöhtes Brustkrebsrisiko, ihre Töchter waren von Vagina- und Gebärmutterhalskrebs, Fehlgeburten, Anomalien der Fortpflanzungsorgane und im Genitalbereich bedroht. Man weiß nicht, wie viele junge Frauen betroffen sind. Ist es möglich, dass dies ein Grund ist, weshalb die Brust- und Gebärmutterhalskrebs-Raten so hoch sind?

Dann gab es da die Probleme mit Brustimplantaten. Einige Frauen bekamen auch oder haben das Risiko, sie zu bekommen, die Creutzfeldt-Jakob-Krankheit, weil sie mit verseuchten Wachstumshormonen behandelt wurden. Und eine zunehmende Anzahl Frauen bekommt nach chirurgischen Eingriffen Hepatitis C.

Ich verzweifle, wenn ich an die Frauen denke, die zu mir kommen und die Gebärmutter- und Eierstockentfernungen hatten, manche kaum 18 Jahre alt, die jetzt mit Osteoporose, Unfruchtbarkeit und hormonellen Schwankungen fertig werden müssen. Es ist tragisch festzustellen, dass viele dieser Frauen diese schwerwiegenden chirurgischen Eingriffe völlig unnötigerweise hatten, weil sie starke oder schmerzhafte Monatsblutungen hatten. Dies war in den 1979er und 1980er Jahren gängige Praxis. Die Langzeit-Effekte für manche waren niederschmetternd. Anhaltende Sterilität, vorzeitiges Altern, emotionelle Unausgewogenheit und Osteoporose sind ein hoher Preis für diese Methode.

Eine wachsende Mehrheit von Frauen hat es heute satt, Tabletten einzunehmen. Nur sehr wenige Frauen machen eine Hormontherapie mit, auch kehren viele zu natürlichen Familienplanungstechniken zurück. Frauen aller Generationen hin-

terfragen ein medizinisches System, das die Pharma-Industrie unterstützt und Medikamentenabhängigkeit fördert.
Es gibt andere Schulen der Medizin, die eine ganzheitliche Methode des Heilens vorziehen und sichere und wirksame Wege kennen, um gute Gesundheit und Wohlfühlen zu erreichen. Die Natur hat uns eine Menge Stoffe in die Hand gegeben, ohne schädliche Nebenwirkungen, die seit Jahrhunderten unsere Körper erfolgreich heilen. Es erfolgt eine zunehmende Hinwendung zu diesen natürlicheren Formen der Medizin, und viele traditionelle Heilweisen erleben eine neue Popularität. Ich hoffe, dieses Buch hat den Mythos einiger dieser Therapien und ihre Rolle in der heutigen Frauengesundheit aufgedeckt.
Auf der persönlichen Ebene habe ich sehr viel Zeit mit Planen, Denken, Recherchieren und Schreiben verbracht, und obwohl das Buchprojekt beendet ist, werde ich weiterhin Informationen über Frauengesundheit sammeln. Ich lade meine Leser ein, ihre Heilerfahrungen mit mir zu teilen, denn ihre Beiträge und Vorschläge sind mir eine wertvolle Hilfe, um diese Veröffentlichung in Zukunft weiterzuführen und verbessern zu können.

Dank

Ein Buch wie dieses wird erst durch das Teilen von Geschichten, Erfahrungen und Informationen möglich. Ich möchte allen Frauen danken, die mir geholfen haben, Wissen zu sammeln.

Mein aufrichtiger Dank gilt auch meinen Eltern, Gwen und Derrick, die mir erlaubt haben, meinen eigenen Weg zu gehen und immer an meine Fähigkeiten glaubten. Einen besonderen Dank auch meinen Schwestern, Barbara, Dianne und Joanne, die alle starke und schöne Frauen sind. Ihr wart mir eine große Ermutigung, während ich an diesem Buch schrieb. Auch dir, Paul, danke ich für deine fortwährende Unterstützung, deine Liebe und Freundschaft. Danke, dass du mir den Freiraum für Kreativität lässt und danke für all die Zeiten, wo du mehr als deinen Teil an Arbeit in der Familie übernommen hast. Du hast mir die Hilfe gegeben, die nur von einem liebenden Partner kommen kann. Danke auch meinem Sohn Daniel. Deine Geduld, dein Verständnis und deine Hilfe weiß ich sehr zu schätzen. Meiner Tochter Ki – vielen Dank für deinen Sinn für Humor.

Ein ganz besonderer Dank gilt auch Nancy Evelyn, die ich sehr schätze und bewundere. Es ist dir immer gelungen, ein Fenster zu öffnen und etwas Licht einzulassen, wenn mein Schreiben seinen Zweck oder seine Richtung verloren hatte.

Auch den folgenden Menschen möchte ich danken: Dr. Oscar Horky und Caroline Riley für die Überprüfung des Manuskripts. Herzlichen Dank für Ihre Freundlichkeit. Dem Team der Albion Street Clinic, das mich mit Informationen zu HIV und AIDS bei Frauen versorgt hat. Meiner Lektorin Bernadette Foley für ihre Anregungen, ihre Führung und ihr Wissen. Margaret Sullivan, der verantwortlichen Redakteurin, danke ich, dass sie mir die Möglichkeit bietet, mein Wissen mit anderen Frauen zu teilen.

Register